儿科疾病临床诊治策略

王军红　等◎主编

U0304406

长江出版传媒　湖北科学技术出版社

图书在版编目(CIP)数据

儿科疾病临床诊治策略/王军红等主编. -- 武汉:
湖北科学技术出版社，2022.8
　ISBN 978-7-5706-2153-8

Ⅰ. ①儿… Ⅱ. ①王… Ⅲ. ①小儿疾病-诊疗 Ⅳ.
①R72

中国版本图书馆CIP数据核字(2022)第131949号

责任编辑：许可　　　　　　　　　　　　　　　　　　封面设计：胡博

出版发行:湖北科学技术出版社　　　　　　　　　　电话:027-87679426
地　　　址:武汉市雄楚大街268号　　　　　　　　邮编:430070
　　　　　(湖北出版文化城B座13-14层)
网　　　址:http://www.hbstp.com.cn

印　　　刷:山东道克图文快印有限公司　　　　　　邮编:250000

787mm×1092mm　　1/16　　　　　　　　14.25印张　　334千字
2022年8月第1版　　　　　　　　　　　　　　2022年8月第1次印刷
　　　　　　　　　　　　　　　　　　　　　　　定价：88.00元

前　言

随着现代科学技术的发展和医疗技术的进步,儿科疾病的诊疗技术有了突飞猛进的发展。为了进一步提高广大儿科临床医务工作者的诊疗水平,帮助儿科医师正确诊断及防治儿科各种疾病,编者结合自身的临床实践心得编写了本书。

全书基本涵盖了儿科各类常见病及多发病,就儿科呼吸系统疾病、儿科消化系统疾病、儿科循环系统疾病、儿科血液系统疾病等内容展开论述,介绍了儿科各系统常见疾病的诊断、治疗等,资料新颖,内容丰富,覆盖面广,科学实用,充分吸收近几年的新理论、新知识和新技术。本书在编撰过程中,将科学的临床思维、渊博的医学知识及丰富的临床经验融汇合一,深入浅出,尽可能地满足广大基层儿科医务工作者的临床需要。

由于篇幅所限,加之编写经验不足,书中不足之处在所难免,敬请广大读者不吝赐教,以期再版时完善。

编　者

目　　录

第一章　儿科呼吸系统疾病

第一节　急性上呼吸道感染

急性上呼吸道感染（AURI）简称上感，俗称"感冒"，是小儿最常见的疾病。系由各种病原引起的，上呼吸道炎症，主要侵犯鼻、咽、扁桃体及喉部。一年四季均可发病。若炎症局限在某一组织，即按该部炎症命名，如急性鼻炎、急性咽炎、急性扁桃体炎、急性喉炎等。急性上呼吸道感染主要用于上呼吸道局部感染定位不确切者。

一、病因

各种病毒和细菌均可引起，以病毒感染为主，可占原发性上呼吸道感染的 90% 以上，主要有鼻病毒、呼吸道合胞病毒、流感病毒、副流感病毒、腺病毒、单纯疱疹病毒、柯萨奇病毒、埃可病毒、冠状病毒、EB 病毒等。少数可由细菌引起。由于病毒感染，上呼吸道黏膜失去抵抗力而继发细菌感染，最常见致病菌为 A 组溶血性链球菌、肺炎链球菌、流感嗜血杆菌、葡萄球菌等。近年来肺炎支原体亦不少见。

婴幼儿时期由于上呼吸道的解剖生理特点及免疫特点易患本病。营养障碍性疾病，如维生素 D 缺乏性佝偻病、锌或铁缺乏症，以及护理不当、过度疲劳、气候改变和不良环境因素等，给病毒、细菌的入侵造成了有利条件，则易致反复上呼吸道感染或使病程迁延。

二、临床表现

本病多发于冬春季节，潜伏期 1～3d，起病多较急。由于年龄大小、体质强弱及病变部位的不同，病情的缓急、轻重程度也不同。年长儿症状较轻，而婴幼儿症状较重。

（一）一般类型上感

1.症状

（1）局部症状：流清鼻涕、鼻塞、打喷嚏，也可有流泪、微咳或咽部不适。患儿多于 3～4d 内自愈。

（2）全身症状：发热、烦躁不安、头痛、全身不适、乏力等。部分患儿有食欲缺乏、呕吐、腹泻、腹痛等消化系统的症状。有些患儿病初可出现脐部附近阵发性疼痛，多为暂时性，无压痛。可能是发热引起反射性肠痉挛或蛔虫骚动所致。如腹痛持续存在，多为并发急性肠系膜淋巴结炎应注意与急腹症鉴别。

婴幼儿起病急，全身症状为主，局部症状较轻。多有发热，有时体温可达 39～40℃，热程 2～3d至 1 周左右不等，起病 1～2d 由于突发高热可引起惊厥，但很少连续多次，退热后，惊厥及其他神经症状消失，一般情况良好。

年长儿以局部症状为主，全身症状较轻，无热或轻度发热，自诉头痛、全身不适、乏力。极轻者仅鼻塞、流稀涕、喷嚏、微咳、咽部不适等，多于 3～4d 内自愈。

2.体征

检查可见咽部充血,咽后壁滤泡肿大,如感染蔓延至鼻咽部邻近器官,可见相应的体征,如扁桃体充血肿大,可有脓性分泌物,颌下淋巴结肿大,压痛。肺部听诊多数正常,少数呼吸音粗糙或闻及痰鸣音。肠病毒感染者可见不同形态的皮疹。

(二)两种特殊类型上感

1.疱疹性咽峡炎

由柯萨奇 A 组病毒引起,多发于夏秋季节,可散发或流行。临床表现为骤起高热,咽痛,流涎,有时呕吐、腹痛等。体查可见咽部充血,在咽腭弓、腭垂、软腭或扁桃体上可见数个至十数个 2~4mm 大小灰白色的疱疹,周围有红晕,1~2d 后疱疹破溃形成小溃疡。病程一周左右。

2.咽-结合膜热

由腺病毒 3、7 型引起,多发生于春夏季,可在集体儿童机构中流行。以发热、咽炎和结膜炎为特征。

临床表现为多呈高热、咽痛、眼部刺痛、结膜炎,有时伴有消化系统的症状。体查可见咽部充血、有白色点块状分泌物,周边无红晕,易于剥离,一侧或两侧滤泡性眼结膜炎,颈部、耳后淋巴结肿大。病程 1~2 周。

三、并发症

婴幼儿上呼吸道感染波及邻近器官,引起中耳炎、鼻窦炎、咽后壁脓肿、颈部淋巴结炎,或炎症向下蔓延,引起气管炎、支气管炎、肺炎等。年长儿若患 A 组溶血性链球菌性咽峡炎可引起急性肾小球肾炎、风湿热等。

四、实验室检查

病毒感染者血白细胞计数在正常范围内或偏低,中性粒细胞减少,淋巴细胞计数相对增高。病毒分离、血清反应、免疫荧光、酶联免疫等方法,有利于病毒病原体的早期诊断。细菌感染者血白细胞可增高,中性粒细胞增高,在使用抗菌药物前进行咽拭子培养可发现致病菌。链球菌引起者可于感染 2~3 周后血中 ASO 滴度增高。

五、诊断和鉴别诊断

根据临床表现不难诊断,但应与以下疾病相鉴别。

(一)流行性感冒

由流感病毒、副流感病毒所致,有明显的流行病史。局部症状轻,全身症状重,常有发热、头痛、咽痛、四肢肌肉酸痛等,病程较长。

(二)急性传染病早期

上呼吸道感染常为急性传染病的前驱症状,如麻疹、流行性脑脊髓膜炎、脊髓灰质炎、猩红热、百日咳、伤寒等,应结合流行病史、临床表现及实验室资料等综合分析,并观察病情演变加以鉴别。

(三)急性阑尾炎

上呼吸道感染同时伴有腹痛应与急性阑尾炎鉴别,本病腹痛常先于发热,腹痛部位以右下腹为主,呈持续性,有肌紧张和固定压痛点,白细胞及中性粒细胞增高。

六、治疗

(一)一般治疗

(1)注意适当休息,多饮水,发热期间宜给流质或易消化食物。

(2)保持室内空气新鲜及适当的温度、湿度。

(3)加强护理,注意呼吸道隔离,预防并发症。

(二)抗感染治疗

1.抗病毒药物应用

病毒感染时不宜滥用抗生素。常用抗病毒药物如下。

(1)利巴韦林:具有广谱抗病毒作用,$10\sim15mg/(kg \cdot d)$,口服或静脉滴注,或$2mg$含服,1次$/2h$,6次$/d$,疗程为$3\sim5d$。

(2)双嘧达莫(潘生丁):有抑制RNA病毒及某些DNA病毒的作用,$3\sim5mg/(kg \cdot d)$,疗程为$3d$。

(3)双黄连针剂:$60mg/(kg \cdot d)$,加入5%或10%葡萄糖液中静脉滴注,采用其口服液治疗也可取得良好的效果。局部可用1%的利巴韦林滴鼻液,4次$/d$;病毒性结膜炎可用0.1%阿昔洛韦滴眼,1次$/1\sim2h$。

2.抗生素类药物

如果细菌性上呼吸道感染、病情较重、有继发细菌感染,或有并发症者可选用抗生素治疗,常用者有青霉素、复方新诺明和大环内酯类抗生素,疗程$3\sim5d$。如证实为溶血性链球菌感染或既往有风湿热、肾炎病史者,青霉素疗程应为$10\sim14d$。

(三)对症治疗

(1)退热:高热应积极采取降温措施,通常可用物理降温如冷敷、冷生理盐水灌肠、温湿敷或$35\%\sim50\%$酒精(乙醇)溶液擦浴等方法,或给予阿司匹林、对乙酰氨基酚、布洛芬制剂口服或20%安乃近肌内注射或滴鼻、小儿退热栓(吲哚美辛栓)肛门塞入,均可取得较好的降温效果。非超高热最好不用糖皮质激素类药物治疗。

(2)高热惊厥者可给予镇静、止惊等处理。

(3)咽痛者可含服咽喉片。

(4)鼻塞者可在进食前或睡前用0.5%麻黄素液滴鼻。用药前应先清除鼻腔分泌物,每次每侧鼻孔滴入$1\sim2$滴,可减轻鼻黏膜充血肿胀,使呼吸道通畅,便于呼吸和吮乳。

七、预防

(1)加强锻炼,以增强机体抵抗力和防止病原体入侵。

(2)提倡母乳喂养,经常到户外活动,多晒阳光,防治营养不良及佝偻病。

(3)患儿应尽量不与健康小儿接触,在呼吸道发病率高的季节,避免去人多的公共场所。

(4)避免发病诱因,注意卫生,保持居室空气新鲜,在气候变化时注意增减衣服,避免交叉感染。

(5)对反复呼吸道感染的小儿可用左旋咪唑每日$2.5mg/kg$,每周服$2d$,3个月一疗程。或用转移因子,每周注射1次,每次$4U$,连用$3\sim4$个月。中药黄芪每日$6\sim9g$,连服$2\sim3$个月,对减少复发次数也有一定效果。

第二节　反复呼吸道感染

一、定义和诊断标准

呼吸道感染是儿童尤其婴幼儿最常见的疾病,据统计发展中国家每年每个儿童患 4.2～8.7次的呼吸道感染,其中多数是上呼吸道感染,肺炎的发生率则为每年每 100 个儿童 10 次。反复呼吸道感染是指一年内发生呼吸道感染次数过于频繁,超过一定范围。根据反复感染的部位可分为反复上呼吸道感染和反复下呼吸道感染(支气管炎和肺炎),对于反复上呼吸道感染或反复支气管炎国外文献未见有明确的定义或标准,反复肺炎国内外较为一致的标准是 1 年内患 2 次或 2 次以上肺炎或在任一时间框架内患 3 次或 3 次以上肺炎,每次肺炎的诊断需要有胸部 X 线的证据。我国儿科学会呼吸学组于 1987 年制定了反复呼吸道感染的诊断标准,并于 2007 年进行了修订。

二、病因和基础疾病

小儿反复呼吸道感染病因复杂,除了与小儿时期本身的呼吸系统解剖生理特点以及免疫功能尚不成熟有关外,微量元素和维生素缺乏环境因素、慢性上气道病灶等是反复上呼吸道感染常见原因。对于反复下呼吸道感染尤其是反复肺炎患儿,多数存在基础疾病,有学者对某儿童医院 106 例反复肺炎患儿回顾性分析发现其中 88.7％存在基础病变,先天性或获得性呼吸系统解剖异常是最常见的原因,其次为呼吸道吸入、先天性心脏病、哮喘、免疫缺陷病和原发纤毛不动综合征等。

(一)小儿呼吸系统解剖生理特点

小儿鼻腔短,后鼻道狭窄,没有鼻毛,对空气中吸入的尘埃及微生物过滤作用差,同时鼻黏膜嫩弱又富于血管,极易受到损伤或感染,由于鼻道狭窄经常引起鼻塞而张口呼吸。鼻窦黏膜与鼻腔黏膜相连续,鼻窦口相对比较大,鼻炎常累及鼻窦。小儿鼻咽部较狭小,喉狭窄而且垂直,其周围的淋巴组织发育不完善,防御功能较弱。婴幼儿的气管、支气管较狭小,软骨柔软,缺乏弹力组织,支撑作用薄弱,黏膜血管丰富,纤毛运动较差,清除能力薄弱,易引起感染,并引起充血、水肿、分泌物增加,易导致呼吸道阻塞。小儿肺的弹力纤维发育较差,血管丰富,间质发育旺盛,肺泡数量较少,造成肺含血量丰富而含气量相对较少,故易感染,并易引起间质性炎症或肺不张等。同时,小儿胸廓较短,前后径相对较大呈桶状,肋骨呈水平位,膈肌位置较高,使心脏呈横位,胸腔较小而肺相对较大,呼吸肌发育不完善,呼吸时胸廓活动范围小,肺不能充分地扩张、通气和换气,易因缺氧和二氧化碳潴留而出现面色青紫。以上特点容易引起小儿呼吸道感染,分泌物容易堵塞且感染容易扩散。

(二)小儿反复呼吸道感染的基础病变

1.免疫功能低下或免疫缺陷病

小儿免疫系统在出生时发育尚未完善,随着年龄增长逐渐达到成人水平,故小儿特别是婴幼儿处于生理性免疫低下状态,是易患呼吸道感染的重要因素。新生儿外周血 T 细胞数量已达成人水平,其中 CD4 细胞数较多,但 CD4 辅助功能较低且具有较高的抑制活性,一般 6 个月时 CD4 的辅助功能趋于正常。与细胞免疫相比,体液免疫的发育较为迟缓,新生儿 B 细胞能分化产生 IgM 的浆细胞,但不能分化为产生 IgG 和 IgA 的浆细胞,有效的 IgG 类抗体应答需在生后 3 个月后才出现,2 岁时分泌 IgG 的 B 细胞才达成人水平,而分泌 IgA 的 B 细胞 5 岁时才达成人水平。婴儿自身产生的 IgG 从 3 个月开始增多,1 岁时达成人的 60%,6~7 岁时接近成人水平。IgG 有 IgG1、IgG2、IgG3 和 IgG4 四个亚类,在正常成人血清中比率为 70%、20%、6% 和 4%,其中 IgG1、IgG3 为针对蛋白质抗原的主要抗体,而 IgG2、IgG4 为抗多糖抗原的重要抗体成分,IgG1 在 5~6 岁,IgG3 在 10 岁左右,IgG2 和 IgG4 在 14 岁达成人水平。新生儿 IgA 量极微,1 岁时仅为成人的 20%,12 岁达成人水平。另外,婴儿期非特异免疫如吞噬细胞功能不足,铁蛋白、溶菌酶、干扰素、补体等的数量和活性不足。

除了小儿时期本身特异性和非特异性免疫功能较差外,许多研究表明反复呼吸道感染患儿(复感儿)与健康对照组相比多存在细胞免疫、体液免疫或补体某种程度的降低,尤其是细胞免疫功能异常在小儿反复呼吸道感染中起重要作用,复感儿外周血 $CD3^+$ 细胞、$CD4^+$ 细胞百分率及 $CD4^+/CD8^+$ 比值降低,这种异常标志着辅助性 T 细胞功能相对不足,不利于对病毒等细胞内微生物的清除,也不利于抗体产生,因只有在抗原和辅助性 T 细胞信号的协同作用下,B 细胞才得以进入增生周期。在 B 细胞应答过程中,辅助性 T 细胞(Th)除提供膜接触信号外,还分泌多种细胞因子,影响 B 细胞的分化和应答特征。活化的 Th1 细胞可通过分泌白细胞介素 2(IL-2),使 B 细胞分化为以分泌 IgG 抗体为主的浆细胞;而活化的 Th2 细胞则通过分泌白细胞介素 4(IL-4),使 B 细胞分化为以分泌 IgE 抗体为主的浆细胞。活化的抑制性 T 细胞(Ts)可通过分泌白细胞介素 10(IL-10)而抑制 B 细胞应答,就功能分类而言,CD8T 细胞属于抑制性 T 细胞。反复呼吸道感染患儿 CD8 细胞百分率相对升高必然会对体液免疫反应产生不利影响,有报道复感儿对肺炎链球菌多糖抗原产生抗体的能力不足。分泌型 IgA(SIgA)是呼吸道的第一道免疫屏障,能抑制细菌在气道上皮的黏附及定植,直接刺激杀伤细胞的活性,可特异性或非特异性地防御呼吸道细菌及病毒的侵袭,因此对反复呼吸道感染患儿注意 SIgA 的检测。IgM 在早期感染中发挥重要的免疫防御作用,且 IgM 是通过激活补体来杀死微生物的。补体系统活化后可通过溶解细胞、细菌和病毒发挥抗感染免疫作用,补体成分降低或缺陷时,机体的吞噬和杀菌作用明显减弱。

呼吸系统是免疫缺陷病最易累及的器官,因此需要特别注意部分反复呼吸道感染患儿不是免疫功能低下或紊乱,而是存在各种类型的原发免疫缺陷病,最常见的是 B 淋巴细胞功能异常导致体液免疫缺陷病,如 X 连锁无丙种球蛋白血症(XLA),常见变异型免疫缺陷病(CVID)、IgG 亚类缺乏症和选择性 IgA 缺乏症等。106 例反复肺炎患儿发现 6 例原发免疫缺陷病,其中 5 例为体液免疫缺陷病,年龄均在 8 岁以上,反复肺炎病程在 2~9 年,均在 2 岁后发病,表现间断发热、咳嗽和咳痰,肝脾大 3 例,胸部 X 线合并支气管扩张 3 例,诊断根据血清免疫球蛋白的检查,2 例常见变异性免疫缺陷病反复检查血 IgG、IgM 和 IgA 测不出或明显降低。1 例 X 连锁无丙种球蛋白血症为 11 岁男孩,2 岁起每年肺炎 4~5 次,其兄 3 岁时死于多发性骨结核;查体扁桃体未发育,多次测血 IgG、IgM 和 IgA 含量极低,外周血 B 淋巴细胞明显减少,细胞免疫功能正常。1 例选择性 IgA 缺乏和 1 例 IgG 亚类缺陷年龄分别为 10 岁和 15 岁,经检测免疫球蛋白和 IgG 亚类诊断,这例 IgG 亚类缺陷患儿反复发热、咳嗽 6 年半,每年患肺炎住院 7～8 次。查体:双肺可闻及大量中等水泡音,杵状指(趾)。免疫功能检查 IgG 略低于正常低限,IgG2,IgG4 未测出。肺 CT 提示两下肺广泛支气管扩张。慢性肉芽肿病是一种原发吞噬细胞功能缺陷病,由于遗传缺陷导致吞噬细胞杀菌能力低下,临床表现婴幼儿期反复细菌或真菌感染(以肺炎为主)及感染部位肉芽肿形成,四唑氮蓝(NBT)试验可协助诊断,近年来我们发现多例反复肺炎和曲霉菌肺炎患儿存在吞噬细胞功能缺陷。

继发性免疫缺陷多考虑恶性肿瘤、免疫抑制剂治疗和营养不良,目前 HIV 感染已成为获得性免疫缺陷的常见原因,2 例艾滋病患儿年龄分别为 4 岁和 6 岁,病程分别为 3 月和 2 年,均表现间断发热、咳嗽,1 例伴腹泻和营养不良,2 例均有输血史,X 线表现为两肺间质性肺炎,经查血清 HIV 抗体阳性确诊。

2.先天气道和肺发育畸形

气道发育异常包括喉气管支气管软化、气管性支气管、支气管狭窄和支气管扩张,其中以喉气管支气管软化症最为常见,软化可发生于局部或整个气道,气道内径正常,但由于缺乏足够的软骨支持这些患儿在呼气时气道发生内陷,气道阻力增加,气道分泌物排出不畅,易于感染,41 例反复肺炎患儿中 16 例经纤维支气管镜诊断为气管支气管软化症,其中 1 例 2 岁男孩,1 年内患"肺炎"5 次,纤支镜检查提示左总支气管软化症。气管性支气管是指气管内额外的或异常的支气管分支,通常来自气管右侧壁,这种异常损害了右上肺叶分泌物的排出或造成气管的严重狭窄。先天性支气管狭窄导致的肺部感染可发生于主干支气管或中叶支气管,而肺炎和肺不张后的支气管扩张发生于受累支气管狭窄部位的远端。

支气管扩张是先天或获得性损害。获得性支气管扩张多是由于肺的严重细菌感染后导致的局部气道损害,麻疹病毒、腺病毒、百日咳杆菌、结核分枝杆菌是最常见的病原,近年发现支原体感染也是支气管扩张的常见病原。支气管扩张分为柱状和囊状扩张,早期柱状扩张损害仅涉及弹性和气道肌肉支撑组织,积极治疗可部分或完全恢复。晚期囊状扩张损害涉及气道软骨,这时支气管形成圆形的盲囊,不再与肺泡组织交流。抗菌药物不能渗入到扩张区域的脓汁和潴留的黏液中,囊状支气管扩张属于不可逆性,易形成反复或持续的肺部感染。

肺发育异常包括左或右肺发育不良、肺隔离症、肺囊肿和先天性囊性腺瘤畸形均可引起反复肺炎。肺隔离症是一块囊实性成分组成的非功能性肺组织团块异常连接到正常肺,其血供来自主动脉而不是肺血管,通常表现为学龄儿童反复肺炎。支气管源性肺囊肿常位于气管周围或隆突下,囊肿被覆纤毛柱状上皮、平滑肌、黏液腺和软骨,感染可发生于囊肿本身或被囊肿压迫的周围肺。很多患儿在婴儿期表现呼吸困难,这些患儿肺炎的发生往往是邻近正常肺蔓延而来,而一旦感染发生由于与正常的支气管树缺乏连接使感染难于清除。先天性囊性腺瘤畸形约 80% 的出生前经超声诊断,表现为生后不久出现的呼吸窘迫,一小部分表现为由于支气管压迫和分泌物清除障碍引起的反复肺炎。

3.原发纤毛不动综合征

本病是由于纤毛先天结构异常导致纤毛运动不良,气道黏液纤毛清除功能障碍,表现反复呼吸道感染和支气管扩张,可同时合并鼻窦炎、中耳炎。部分病例有右位心或内脏转位称为 Kartagener 综合征。

4.囊性纤维化

囊性纤维化属遗传性疾病,遗传缺陷引起跨膜传导调节蛋白功能障碍,气道和外分泌腺液体和电解质转运失衡,呼吸道分泌稠厚的黏液并清除障碍,在儿童典型表现为反复肺炎、慢性鼻窦炎、脂肪痢和生长落后。囊性纤维化是欧洲和美洲白人儿童反复肺炎的常见原因,在我国则很少见。

(三)反复呼吸道感染的原因

1.反复呼吸道吸入

许多原因可以造成反复呼吸道吸入(以下简称反复引入),可能是由于结构或功能的原因不能保护气道,或由于不能把口腔分泌物(食物、液体和口腔分泌物)传送到胃,或由于不能防止胃内容物反流。肺浸润的部位取决于吸入发生时患儿的体位立位时多发生于中叶或肺底,而仰卧位时则易累及上叶。

吞咽功能障碍可由中枢神经系统疾病、神经肌肉疾病或环咽部的解剖异常引起。闭合性脑损伤,或缺氧性脑损伤形成的完全性中枢神经系统功能障碍经常发生口咽分泌物控制不良,通常伴有严重的智力落后和脑性瘫痪。慢性反复发作的癫痫也可导致反复吸入发生。外伤、肿瘤、血管炎、神经变性等引起的脑神经损伤或功能障碍也与吞咽功能受损有关。某些婴儿吞咽反射成熟延迟可以引起环咽肌肉不协调导致反复吸入。神经肌肉疾病(如肌营养不良)可以有吞咽功能异常,气道保护反射(如咳嗽、呕吐反射减弱或缺乏),易于反复的微量吸入和感染。上气道的先天性或获得性的解剖损害(如腭裂、喉裂和黏膜下裂)引起吸入与吞咽反射不协调、气道清除能力下降和喂养困难。

食管阻塞或动力障碍也可引起呼吸道反复的微量吸入,血管环是外源性的食管阻塞最常见的原因,经肺增强 CT 和血管重建可确诊。其他较少见原因有肠源性的重复畸形、纵隔囊肿、畸胎瘤、心包囊肿、淋巴瘤和神经母细胞瘤等。食管异物是内源性食管阻塞的最常见原因,最重要的主诉是吞咽困难、吞咽痛和口腔分泌物潴留,部分患儿表现为反复喘鸣和胸部感染。食管蹼和食管狭窄也可引起食管内容物的吸入,表现为反复下呼吸道感染。

气管食管瘘与修复前和修复后的食管运动障碍有关,多数的气管食管瘘在出生后不久诊断,但小的"H"形的瘘可引起慢性吸入导致儿童期反复下呼吸道感染。许多儿童在气管食管瘘修复后仍有吸入是由于残留的问题,如食管狭窄、食管动力障碍、胃食管反流和气管食管软化持续存在。胃食管反流的儿童可表现慢性反应性气道疾病或反复肺炎。

2.支气管腔内阻塞或腔外压迫

(1)腔内阻塞:异物吸入是儿科患儿腔内气道阻塞最常见的原因。常发生于 6 个月～3 岁,窒息史或异物吸入史仅见于 40% 的患儿,肺炎可发生于异物吸入数日或数周,延迟诊断或异物长期滞留于气道是肺炎反复或持续的原因。例如,1 例 2 岁女孩,临床表现反复发热、咳嗽 4 个月,家长否认异物吸入史,外院反复诊断左下肺炎。查体左肺背部可闻及管状呼吸音及细湿啰音,杵状指(趾)。胸片:左肺广泛蜂窝肺改变,右肺大叶气肿,纤维支气管镜检查为左下异物(瓜子壳)。造成腔内阻塞的其他原因有支气管结核、支气管腺瘤和支气管内脂肪瘤等。

(2)腔外压迫:肿大的淋巴结是腔外气道压迫最常见的原因。感染发生是由于管外压迫导致局部气道狭窄引起黏液纤毛清除下降,气道分泌物在气道远端至阻塞部位的潴留,这些分泌物充当了感染的根源,同时反复抗生素治疗可引起耐药病原菌的感染。

气道压迫最常见原因是结核分枝杆菌感染引起的淋巴结肿大,肿大淋巴结可以发生在支气管旁、隆突下和肺门周围区域。在某些地区真菌感染如组织胞质菌病或球孢子菌病也可引起气道压迫和继发细菌性肺炎。

非感染原因引起的肺淋巴结肿大也可导致外源性气道压迫。结节病可引起淋巴组织慢性非干酪性肉芽肿样损害,往往涉及纵隔淋巴结。纵隔的恶性疾病如淋巴瘤偶然引起腔外气道压迫,但以反复肺炎为主要表现并不常见。

心脏和大血管的先天异常也可导致大气道的管外压迫,压迫导致气道狭窄或引起局部的支气管软化,感染的部位取决于血管压迫的区域。这些异常包括双主动脉弓、由右主动脉弓组成的血管环、左锁骨下动脉来源异常、动脉韧带、无名动脉压迫和肺动脉索,其中最常见的是双主动脉弓包围气管和食管,症状通常始于婴儿早期,除了感染并发症外,可能包括喘息、咳嗽和吞咽困难。肺动脉索为一实体,左肺动脉阙如,供应左肺的异常血管来自右肺动脉,这一血管压迫了右支气管。

3.支气管哮喘

支气管肺炎是哮喘的一个常见并发症,同时也有部分反复肺炎患儿实际上是未诊断的哮喘,这在临床并不少见。造成哮喘误诊为肺炎原因是部分哮喘患儿急性发作时,临床表现不典型,如以咳嗽为主要表现,无明显的喘息症状,由于黏液栓阻塞胸部 X 线表现为肺不张,也有部分原因是对哮喘的认识不够。

4.营养不良、微量元素及维生素缺乏

营养不良能引起广泛免疫功能损伤,由于蛋白质合成减少,胸腺、淋巴结萎缩,各种免疫激活剂缺乏,免疫功能全面降低,尤其是细胞免疫异常,营养不良引起免疫功能低下容易导致感染;反复感染又可引起营养吸收障碍而加重营养不良,造成恶性循环。

钙剂能增强气管、支气管纤毛运动,使呼吸道清除功能增强,同时又可提高肺巨噬细胞的吞噬能力,加强呼吸道防御功能。因此血钙降低必然会影响机体免疫状态导致机体抵抗力下降以及易致呼吸道感染。维生素 D 缺乏性佝偻病患儿可出现肋骨串珠样改变、赫氏沟、肋骨外翻、鸡胸等骨骼的改变,能使胸廓的生理活动受到限制而影响小儿呼吸,并加重呼吸肌的负担。

微量元素锌、铁缺乏可影响机体的免疫功能与反复呼吸道感染有关。锌对免疫系统的发育和免疫功能的正常会产生一定的影响。锌参与体内 40 多种酶的合成,并与 200 多种活性酶有关。缺锌可引起体内相关酶的活性下降,导致核酸、蛋白、糖、脂肪等多种代谢障碍。同时缺锌可使机体的免疫器官胸腺、脾脏和全身淋巴器官重量减轻、甚至萎缩,致使 T 细胞功能下降,体液免疫功能受损而削弱机体免疫力而导致反复呼吸道感染。

铁是人体中最丰富的微量元素,婴幼儿正处在生长发育的黄金时期,对铁的需要相对增多,如体内储蓄铁减少,不及时补充,可导致铁缺乏。铁也与多种酶的活性有关,如过氧化氢酶、过氧化物酶、单氨氧化酶等。缺铁时这些酶的活性降低,影响机体的代谢过程及肝内 DNA的合成,儿茶酚胺的代谢受抑制,并且铁能直接影响淋巴组织的发育和对感染的抵抗力。缺铁性贫血或铁缺乏症儿童的特异性免疫功能(包括细胞和体液免疫功能)和非特异性免疫功能均有一定程度的损害,故易发生反复呼吸道感染。有研究表明反复呼吸道感染患儿急性期血清铁水平明显低于正常,感染发生频度与血清铁下降程度有关,补充铁剂后感染次数明显减少,再感染症状也明显减轻。

铅暴露对儿童及青少年健康可产生多方面危害,除了对神经系统、精神记忆功能、智商及行为能力等方面的影响外,铅暴露对幼儿免疫系统功能也有影响,且随着血铅水平的增高,这种影响越显著;有研究表明铅能抑制某些免疫细胞的生长和分化,削弱机体的抵抗力,使机体对细菌、病毒感染的易感性增加;血铅含量与血 IgA、IgG 水平存在较明显的负相关,因此血铅升高也是反复呼吸道感染的一个原因。

维生素 A 对维持呼吸道上皮细胞的分化及保持上皮细胞的完整性具有重要的作用。正常水平的维生素 A 对维持小儿的免疫功能具有重要的作用。而当维生素 A 缺乏时,呼吸道黏膜上皮细胞的生长和组织修复发生障碍,带纤毛的柱状上皮细胞的纤毛消失,上皮细胞出现角化,脱落阻塞气道管腔,而且腺体细胞功能丧失,分泌减少,呼吸道局部的防御功能下降。此时病毒和细菌等微生物易于侵入造成感染。有研究表明反复呼吸道感染患儿血维生素 A 的水平降低,且降低水平与疾病严重程度呈正相关,回升情况与疾病的恢复水平平行,补充维生素 A 可降低呼吸道感染的发生率。

5.环境因素

环境的变化与呼吸道的防卫有密切关系,尤其是小儿对较大的气候变化的调节能力较差,在北方多见于冬春时,南方多见于夏、秋两季气温波动较大时。当白天与夜间温差加大、气温多变、忽冷忽热时,小儿机体内环境不稳定,对外界适应力差,很易患呼吸道感染。此外空气污染程度与小儿的呼吸道感染密切相关,居住在城镇比在农村儿童发病率高,与城镇内汽车尾气、工业污水、废气等对空气污染有关,家庭内化纤地毯、室内装修、油漆和被动吸烟等,有害气体吸入呼吸道,直接破坏支气管黏膜的纤毛上皮,降低呼吸道黏膜抵抗力,易患呼吸道感染。居住人口密集,人员流动多,空气流动差,也会增加发病率。

家庭中有呼吸系统病患儿、人托、家里饲养宠物也是易患反复呼吸道感染的环境因素,原因是这些情况下儿童易受生活环境中病原体的传染、变应原刺激以及脱离家庭进入陌生的环境(托儿所)发生心理、生理、免疫方面的改变和缺少了父母的悉心照顾。

6.上呼吸道慢性病灶

小儿上呼吸道感染如治疗不及时,可形成慢性病灶如慢性扁桃体炎、鼻炎和鼻窦炎,细菌长期处于隐伏状态,一旦受凉、过劳或抵抗力下降时,就会引起反复发病。小儿鼻窦炎症状表现不典型,常因鼻涕倒流入咽以致流涕症状不明显,而以咳嗽为主要症状。脓性分泌物流入咽部或吸入支气管导致咽炎、腺样体炎、支气管炎等疾病。因此慢性扁桃体炎,慢性鼻-鼻窦炎和过敏性鼻炎是部分患儿反复呼吸道感染的原因。

三、诊断思路

对于反复呼吸道感染患儿首先是根据我国儿科呼吸组制定的标准确定诊断,然后区分该患儿是反复上呼吸道感染,还是反复下呼吸道感染(支气管炎,肺炎),或者是二者皆有。

对于反复上呼吸道感染患儿,多与免疫功能不成熟或低下、护理不当、人托幼机构的起始阶段、环境因素(居室污染和被动吸烟)、营养因素(微量元素缺乏,营养不良)有关,部分儿童与慢性病灶有关,如慢性扁桃体炎、慢性鼻窦炎和过敏性鼻炎等,进一步检查包括血常规、微量元素和免疫功能检查,摄鼻窦片,请五官科会诊等。

对于反复支气管炎的学前儿童,多由于反复上呼吸道感染治疗不当,使病情向下蔓延,少数有潜在基础疾病,如先天性喉气管支气管软化症,伴有反复喘息的患儿尤其应与婴幼儿哮喘、支气管异物相鉴别。反复支气管炎的学龄儿童,多与反复上呼吸道感染治疗不当、鼻咽部慢性病灶、咳嗽变应性哮喘和免疫功能低下引起一些病原体反复感染有关;进一步的检查包括血常规、免疫功能、变应原筛查、病原学检查(咽培养,支原体抗体等)、肺功能、五官科检查(纤维喉镜),必要时行支气管镜检查。

对于反复肺炎患儿多数存在基础疾病,应进行详细检查,首先根据胸部 X 线片表现区分是反复或持续的单一部位肺炎还是多部位肺炎,在此基础上结合病史和体征选择必要的辅助检查。对于反复单一部位的肺炎,诊断第一步应进行支气管镜检查,对于支气管异物可达到诊断和治疗目的。也可发现其他的腔内阻塞如结核性肉芽肿、支气管腺瘤或某些支气管先天异常如支气管软化、狭窄,开口异常或变异。如果支气管镜正常或不能显示,胸部 CT 增强和气管血管重建可以明确腔外压迫造成支气管阻塞(纵隔肿物、淋巴结或血管环),支气管扩张和支气管镜不能发现的远端支气管腔阻塞以及先天性肺发育异常如肺发育不良、肺隔离症、先天性肺囊肿和先天囊腺瘤样畸形等。

对于反复或持续的多部位的肺炎,如果患儿为婴幼儿,以呛奶、溢奶或呕吐为主要表现,考虑呼吸道吸入为反复肺炎的基础原因,应进行消化道造影、24h 食管 pH 检测。心脏彩超检查可以除外有无先天性心脏病。免疫功能检查除了常规的 CD 系列和 Ig 系列外,应进行 IgG 亚类、SIgA、补体以及 NBT 试验检查。年长儿自幼反复肺炎伴慢性鼻窦炎或中耳炎,应考虑免疫缺陷病、原发纤毛不动综合征或囊性纤维化,应进行免疫功能检查、纤毛活检电镜超微结构检查或汗液试验。反复肺炎伴右肺中叶不张,应考虑哮喘,应进行变应原筛查、气道可逆性试验或支气管激发试验有助于诊断。有输血史,反复间质性肺炎应考虑 HIV 感染进行血 HIV 抗体检测。反复肺炎伴贫血应怀疑特发性肺含铁血黄素沉着症,应进行胃液或支气管肺泡灌洗液含铁血黄素细胞检查。

四、鉴别诊断

(一)支气管哮喘

哮喘常因呼吸道感染诱发,因此常被误诊为反复支气管炎或肺炎。鉴别主要是哮喘往往有家族史、患儿多为特应性体质如易患湿疹、过敏性鼻炎,肺部可多次闻及喘鸣音,变应原筛查阳性,肺功能检查可协助诊断。

(二)特发性肺含铁血黄素沉着症

急性出血等易误诊为反复肺炎,特点为反复发作的小量咯血,往往为痰中带血,同时伴有小细胞低色素性贫血,咯血和贫血不成比例,胸片双肺浸润病灶短期内消失。慢性反复发作后胸片呈网点状或粟粒状阴影,易误诊为粟粒型肺结核。

(三)闭塞性毛细支气管炎并(或)机化性肺炎

闭塞性毛细支气管炎(BO)、闭塞性毛细支气管炎并机化性肺炎(BOOP)多为特发性,感染、有毒气体或化学物质吸入等也可诱发,临床表现为反复咳嗽、喘息、肺部听诊可闻及喘鸣音和固定的中小水泡音。肺功能提示严重阻塞和限制性通气障碍。肺片和高分辨 CT 表现为过度充气,细支气管阻塞及支气管扩张。BOOP 并发肺实变,有时呈游走性。

(四)肺结核

小儿肺结核临床多以咳嗽和发热为主要表现,如纵隔淋巴结明显肿大可压迫气管、支气管出现喘息症状,易于误诊为反复肺炎和肺不张。鉴别主要通过结核接触史、卡介苗接种史和结核菌素试验,以及肺 CT 上有无纵隔和肺门淋巴结肿大等。

五、治疗

小儿反复呼吸道感染病因复杂,因此积极寻找病因,进行针对性的病因治疗是这类患儿的基本的治疗原则。

(一)免疫调节治疗

当免疫功能检查,发现患儿存在免疫功能低下时,可使用免疫调节剂进行免疫调节治疗。所谓免疫调节剂泛指调节、增强和恢复机体免疫功能的药物。此类药物能激活一种或多种免疫活性细胞,增强机体的非特异性和特异性免疫功能,包括增强淋巴细胞对抗原的免疫应答能力,提高机体内 IgA、IgG 水平,从而使患儿低下的免疫功能好转或恢复正常,以达到减少呼吸道感染的次数。目前常用的免疫调节剂有以下几种,在临床中可以根据经验和患儿具体情况选用。

1. 细菌提取物

(1)必思添:含有 2 个从克雷白肺炎杆菌中提取的糖蛋白,能增强巨噬细胞的趋化作用和使白细胞介素-1(IL-1)分泌增加,从而提高特异性和非特异性细胞免疫及体液免疫,增加 T、B 淋巴细胞活性,提高 NK 细胞、多核细胞、单核细胞的吞噬功能。用法为每月服用 8d,停 22d,第 1 个月为 1mg,2 次/d;第 2、3 个月为 1mg,1 次/d,空腹口服,连续 3 个月为一疗程。这种疗法是通过反复刺激机体免疫系统,使淋巴细胞活化,并产生免疫回忆反应,达到增强免疫功能的作用。

(2)泛福舒:自 8 种呼吸道常见致病菌(流感嗜血杆菌、肺炎链球菌、肺炎和臭鼻克雷白杆菌、金黄色葡萄球菌、化脓性和绿色链球菌、脑膜炎奈瑟菌)提取,具有特异和非特异免疫刺激作用,能提高反复呼吸道感染患儿 T 淋巴细胞反应性及抗病毒活性,能激活黏膜源性淋巴细胞,刺激补体及细胞活素生成及促进气管黏膜分泌型免疫球蛋白。实验表明,口服泛福舒后能提高 IgA 在小鼠血清中的浓度及肠、肺中的分泌。用法为每日早晨空腹口服 1 粒胶囊(3.5mg/cap),连服 10d,停 20d,3 个月为一个疗程。

(3)兰菌净(lantigen B):为呼吸道常见的 6 种致病菌(肺炎链球菌、b 型流感嗜血杆菌、卡他布兰汉姆菌、金黄色葡萄球菌、A 组化脓性链球菌和肺炎克雷白菌)经特殊处理而制成的含有细菌溶解物和核糖体提取物的混悬液,抗原可透过口腔黏膜,进入白细胞丰富的黏膜下层,通过刺激巨噬细胞,释放淋巴因子,激活 T 淋巴细胞和促进 B 淋巴细胞成熟,并向浆细胞转化产生 IgA。研究证实,舌下滴入兰菌净可提高唾液 SIgA 水平,尤适用于婴幼儿 RRI。用法为将药液滴于舌下或唇与牙龈之间,<10 岁 7 滴/次,早晚各 1 次,直至用完 1 瓶(18mL),≥10 岁 15 滴/次,早晚各 1 次,直至用完 2 瓶(36mL)。用完上述剂量后停药 2 周,不限年龄再用 1 瓶。

(4)卡介苗:系减毒的卡介苗及其膜成分的提取物,能调节体内细胞免疫、体液免疫、刺激单核-吞噬细胞系统,激活单核-巨噬细胞功能,增强 NK 细胞活性,诱生白细胞介素、干扰素来增强机体抗病毒能力,可用于 RRI 治疗。2～3 次/周,0.5mL/次(0.5mg/支),肌内注射,3 个月为一疗程。

2.生物制剂

(1)丙种球蛋白(IVIG):其 95％的成分为 IgG 及微量 IgA、IgM。IgG 除能防止某些细菌(金葡菌、白喉杆菌、链球菌)感染外,对呼吸道合胞病毒(RSV)、腺病毒(ADV)、埃可病毒引起的感染也有效。IVIG 的生物功能主要是识别、清除抗原和参与免疫反应的调节。用于替代治疗性连锁低丙种球蛋白血症或 IgG 亚类缺陷症,血清 IgG＜2.5g/L 者,常用剂量为 0.2～0.4g/(kg·次),1 次/月,静脉滴注。也可短期应用于继发性免疫缺陷患儿,补充多种抗体,防治感染或控制已发生的感染。但选择性 IgA 缺乏者禁用。另外需注意掌握适应证,避免滥用。

(2)干扰素(IFN):能诱导靶器官的细胞转录出翻译抑制蛋白(TIP)-mRNA 蛋白,它能指导合成 TIP,TIP 与核蛋白体结合使病毒的 mRNA 与宿主细胞核蛋白体的结合受到抑制,因而妨碍病毒蛋白、病毒核酸以及复制病毒所需要的酶合成,使病毒的繁殖受到抑制。其还具有明显的免疫调节活性及增强巨噬细胞功能。1 次/d,10 万～50 万 U/次,肌内注射,3～5d 为 1 个疗程。也可用干扰素雾化吸入防治呼吸道感染。

(3)转移因子:是从健康人白细胞、脾、扁桃体提取的小分子肽类物质,作用机制可能是诱导原有无活性的淋巴细胞合成细胞膜上的特异性受体,使之成为活性淋巴细胞,这种致敏淋巴细胞遇到相应抗原后能识别自己,排斥异己而引起一系列细胞反应,致敏的小淋巴细胞变为淋巴母细胞,并进一步增生、分裂,并释放出多种免疫活性介质,以提高和触发机体的免疫防御功能,改善机体免疫状态。1～2 次/周,2mL/次,肌内注射或皮下注射,3 个月为一疗程。转移因子口服液含有多种免疫调节因子,与注射制剂有相似作用,且无明显不良反应,更易被患儿接受。

(4)胸腺素:从动物(小牛或猪)或人胚胸腺提取纯化而得。可使由骨髓产生的干细胞转变成 T 淋巴细胞,它可诱导 T 淋巴细胞分化发育,使之成为效应 T 细胞,也能调节 T 细胞各亚群的平衡,并对白细胞介素、干扰素、集落刺激因子等生物合成起调节作用,从而增强人体,细胞免疫功能,用于原发或继发细胞免疫缺陷病的辅助治疗。

(5)SIgA:对侵入黏膜中的多种微生物有局部防御作用,当不足时,可补充 SIgA 制剂。临床应用的 SIgA 制剂如乳清液,为人乳初乳所制成,富含 SIgA。SIgA 可防止细菌、病毒吸附、繁殖,对侵入黏膜中的细菌、病毒、真菌、毒素等具有抗侵袭的局部防御作用。5mL/次,2 次/d 口服,连服 2～3 周。

3.其他免疫调节剂

(1)西咪替丁:为 H_2 受体阻断剂,近年发现其有抗病毒及免疫增强作用。15～20mg/(kg·d),分 2～3 次口服,每 2 周连服 5 日,3 个月为一疗程。

(2)左旋咪唑:为小分子免疫调节剂,可激活免疫活性细胞,促进 T 细胞有丝分裂,长期服用可使 IgA 分泌增加,增强网状内皮系统的吞噬能力,因此能预防 RRI。2～3mg/(kg·d),分 1～2 次口服,每周连服 2～3d,3 个月为一疗程。

（3）卡慢舒：又名羧甲基淀粉，可使胸腺增大，胸腺细胞增多，选择性刺激 T 细胞，提高细胞免疫功能，增加血清 IgG、IgA 浓度。3 岁以下 5mL/次；3～6 岁 10mL/次；7 岁以上 15 mL/次，口服，3 次/d，3 个月为一疗程。

（4）匹多莫德：是一种人工合成的高纯度二肽，能促进非特异性和特异性免疫反应，可作用于免疫反应的不同阶段，在快反应期，它可刺激非特异性自然免疫，增强自然杀伤细胞的细胞毒作用，增强多形性中性粒细胞和巨噬细胞的趋化作用、吞噬作用及杀伤作用；在免疫反应中期，它可调节细胞免疫.促进白介素-2 和 γ-干扰素的产生；诱导 T 淋巴细胞母细胞化，调节 TH/TS 的比例使之正常化；在慢反应期，可调节体液免疫，刺激 B 淋巴细胞增生和抗体产生。该药本身不具有抗菌活性，但与抗生素治疗相结合，可有效地改善感染的症状和体征，缩短住院日，因此该药不仅可用于预防感染，也可用于急性感染发作的控制。

（二）补充微量元素和各种维生素

铁、锌、韩以及维生素 A、维生素 C、维生素 D 等，可促进体内各种酶及蛋白的合成，促进淋巴组织发育，维持体内正常营养状态和生理功能，增强机体的抗病能力。

（三）去除环境因素，注意加强营养

合理饮食；避免被动吸烟及异味刺激，保持室内空气新鲜，适当安排户外活动及身体锻炼；治疗慢性鼻窦炎和过敏性鼻炎，手术治疗先天性肺囊性病和先心病等。

（四）合理使用抗病毒药以及抗菌药物

应严格掌握各种抗菌和抗病毒药的适应证、应用剂量和方法，防止产生耐药性或混合感染。避免滥用激素导致患儿免疫功能下降继发新的感染。

第三节　急性支气管炎

急性支气管炎为儿科常见病，常继发于上呼吸道感染之后，也为肺炎的早期表现。气管常同时受累，故诊断应为急性气管、支气管炎。是某些急性传染病如麻疹、百日咳、白喉等的常见并发症。

一、病因

病原体多为病毒、细菌，临床多见为细菌和病毒混合感染。凡能引起上呼吸道感染的病原体均可引起支气管炎。

二、临床表现

起病可急可缓。发病早期常有上呼吸道症状，最常见的症状是发热、咳嗽。体温多波动在 38.5℃左右，可持续 3～5d。咳嗽初为干咳，以后随分泌物增多而出现咳痰，初期为白色黏痰，随着病情进展渐转成脓痰。婴幼儿晨起时或兴奋时咳嗽加剧，偶有百日咳样阵咳。全身症状表现为精神不振，食欲低下，呼吸急促、呕吐、腹泻等，年长儿全身症状较轻，但可诉有头痛、乏力、咽部不适、胸痛等。体征可有咽部充血，肺部听诊早期为呼吸音粗糙，随病情进展可闻及散在干啰音及粗湿啰音，但啰音的部位多不固定，随着咳嗽及体位改变啰音可减少或消失。

婴幼儿时期有一种特殊类型的支气管炎，称为哮喘性支气管炎，是指婴幼儿时期有哮喘表现的支气管炎。多发生在 2 岁以下,体质虚胖以及有湿疹或过敏史的小儿。患儿除有急性支气管炎临床表现外,往往伴有哮喘症状及体征,如呼气性呼吸困难,三凹征阳性,口唇发绀,双肺可闻哮鸣音及少量湿性啰音,以哮鸣音为主,肺部叩诊呈鼓音。本病有反复发作倾向,每次发作症状、体征类同,但一般随年龄增长而发作减少,仅有少数至年长后发展为支气管哮喘。

三、辅助检查

胸片显示正常,或者肺纹理增强,肺门阴影增深。病毒感染者周围血白细胞总数正常或偏低,细菌感染或混合感染者周围血白细胞总数及中性粒细胞均可增高。

四、诊断与鉴别诊断

根据临床症状与体征主要为发热、咳嗽及肺部不固定粗的干、湿啰音,诊断不难。婴幼儿急性支气管炎病情较重时与肺炎早期不易鉴别,应按肺炎处理。哮喘性支气管炎应与支气管哮喘鉴别,后者多见于年长儿,起病急骤,反复发作,用皮质激素等气雾剂可迅速缓解或用肾上腺素皮下注射有效。

五、治疗

(一)一般治疗

同上呼吸道感染,需经常改变体位,使呼吸道分泌物易于排出。

(二)控制感染

对考虑为细菌感染或混合感染者可使用抗生素,首选青霉素类抗生素,如青霉素、氨苄西林、阿莫西林(羟氨苄青霉素),病原菌明确为百日咳杆菌或肺炎支原体、衣原体者选用大环内酯类,如红霉素、罗红霉素、阿奇霉素等。

(三)对症治疗

对频繁干咳者可给镇咳药,而呼吸道分泌物多者一般尽量不用镇咳剂或镇静剂,以免抑制咳嗽反射,影响黏痰咳出。常用止咳祛痰药有复方甘草合剂、急支糖浆,川贝枇杷露。对痰液黏稠者可行超产雾化吸入[含 α-糜蛋白酶、庆大霉素、利巴韦林、肾上腺皮质激素等],也可用 10%氯化铵,每次 0.1~0.2mL/kg 口服。对哮喘性支气管炎,可口服氨茶碱,每次 2~4mg/kg,每 6h 1 次,伴有烦躁不安者可与异丙嗪合用,每次 1mg/kg,每 6h 1 次,哮喘严重者可口服泼尼松或用氢化可的松(或地塞米松)加入 10%葡萄糖溶液中静脉滴注,疗程 1~3d。

六、预防

与上呼吸道感染的预防相同。对反复发作者可用气管炎疫苗,在发作间歇期开始注射,每周 1 次,每次 0.1mL,若无不良反应,以后每次递增 0.1mL,至每次 0.5mL 为最大量,10 次为1 疗程。效果显著者可再用几个疗程。

第四节　毛细支气管炎

毛细支气管炎是一种婴儿期常见的下呼吸道疾病,好发于 2 岁以内,尤其是 6 个月内的婴儿。致病源主要是呼吸道合胞病毒,其他为副流感病毒、腺病毒、呼肠病毒等,亦可由肺炎支原体引起。以喘憋为主要临床特征,好发于冬春两季。

一、诊断步骤

(一)病史采集要点

1.起病情况

起病急,在 2～3d 内达高峰。在起病初期常有上呼吸道感染症状。

2.主要临床表现

剧咳,轻～中度发热,发作性呼吸困难,阵发性喘憋。

3.既往病史

既往是否有喘息病史。此外,为判断以后是否会发展为哮喘,应询问患儿有无湿疹、过敏性鼻炎病史;家族中有无哮喘、过敏性鼻炎患儿。

(二)体格检查要点

1.一般情况

可有烦躁不安。

2.呼吸困难情况

呼吸快而浅,有明显鼻翕及三凹征,严重病例出现苍白或发绀。

3.肺部特征

叩诊呈过清音,听诊呼气延长,可闻及哮鸣音。喘憋时常听不到湿啰音,趋于缓解时可闻中、小水泡音、捻发音。严重时,毛细支气管接近完全梗阻,呼吸音明显减低甚至听不到。

4.其他

由于过度换气引起不显性失水增加及液体摄入不足,可伴脱水,酸中毒。严重病例可合并心力衰竭、脑水肿、呼吸暂停及窒息。

(三)门诊资料分析

血常规:白细胞总数及分类大多在正常范围内。

(四)进一步检查项目

1.病原学检查

采集鼻咽拭子或分泌物,使用免疫荧光技术、ELISA 等检测病毒抗原。肺炎支原体可通过检测血肺炎支原体-IgM 确定。

2.CRP

通常在正常范围。

3.胸部 X 线检查

可见不同程度肺气肿或肺不张,支气管周围炎及肺纹理增粗。

4.血总 IgE 及特异性 IgE 检查

了解患儿是否为特应性体质。

5.辅助检查

如 PPD 皮试、血生化检查等,以利于鉴别诊断和了解是否存在电解质、酸碱平衡紊乱。

6.血气分析

对存在呼吸困难患儿应行血气分析以了解有无呼吸功能障碍及有无呼吸性/代谢性酸中

毒等情况。

二、诊断对策

(一)诊断要点

根据患儿主要为小婴儿,冬春季节发病,具有典型的喘憋及呼气性哮鸣音,呼气延长,可考虑诊断。

(二)鉴别诊断要点

1.支气管哮喘

哮喘患儿常有反复喘息发作,发作前可无前驱感染,对支气管扩张剂反应好,血嗜酸性粒细胞增高。此外,多有哮喘家族史。

2.呼吸道异物

有异物吸入史及呛咳史。必要时经胸部 CT 及支气管纤维镜检查可确定。

3.粟粒型肺结核

可有结核中毒症状,PPD 试验阳性,结合胸部 X 线检查可以鉴别。

4.其他疾病

如充血性心力衰竭、心内膜弹力纤维增生症等,应结合病史、体征及必要的检查做出鉴别。

三、治疗对策

(一)治疗原则

(1)对症支持治疗。

(2)控制喘憋。

(3)控制感染。

(二)治疗计划

1.一般治疗

(1)环境及体位:增加环境空气湿度极为重要,一般保持在 55%～60%。对喘憋较重者应抬高头部及胸部,以减轻呼吸困难。

(2)吸氧:轻症患儿可以不吸氧,有缺氧表现时,可采用鼻导管、面罩或氧帐等方式给氧。

(3)液体疗法:一般先予口服补液,不足时可以静脉补充 1/5 张液体。有代谢性酸中毒时,可以根据血气检查结果补碱。

2.药物治疗

(1)镇静:由于镇静剂有呼吸抑制作用,是否使用有争议。

(2)平喘:可用异丙嗪,1mg/(kg·次),肌内注射或口服,具有止喘、镇咳和镇静作用,但少数患儿可有烦躁、面部潮红等不良反应。沙丁胺醇加溴化异丙托品气雾吸入治疗也常常使用,对是否有效有不同看法,如果试用后病情改善,则应继续使用。糖皮质激素用于严重的喘憋发作或其他治疗不能控制者,可采用甲泼尼龙 1～2mg/(kg·d)或琥珀酸氢化可的松 5～10mg/(kg·d),加入 10% GS 中静脉滴注。但有人认为激素对治疗毛细支气管炎无效。

(3)抗病毒治疗:较重者可用利巴韦林、阿昔洛韦等雾化吸入治疗,也有采用雾化吸入 α-干扰素,但疗效均不肯定。

(4)免疫治疗:对于重症病毒感染可考虑应用静脉注射免疫球蛋白(IVIG),400mg/(kg·

d),连用 3～5d。静脉注射抗合胞病毒免疫球蛋白(RSV-IVIG),一般用于 RSV 感染的高危人群。预防方法为在 RSV 流行季节,每月 RSV-IVIG 750mg/kg,2～5 次;治疗方法为每次 1500mg/kg。最近生产的抗 RSV 单克隆抗体多用于高危婴儿(早产儿、支气管肺发育不良、先天性心脏病、免疫缺陷),并对毛细支气管炎后反复喘息发作预防效果确切。用法是每月肌内注射 1 次,每次 15mg/kg,用于 RSV 可能流行的季节。

3.机械通气

对个别极严重病例,经以上方法处理仍不能纠正呼吸衰竭时,可行机械通气。

四、病程观察及处理

(一)病情观察要点

(1)密切观察呼吸、心率、鼻翕、三凹征及发绀情况。

(2)观察双肺喘鸣音的变化。

(3)记录经皮测血氧饱和度(TaO_2)的变化。

(4)对病情危重者,应监测血气分析。

(二)疗效判断与处理

1.疗效判断

(1)治愈:症状体征全部消失,胸部 X 线检查正常。

(2)好转:体温降低,咳嗽,肺部啰音减轻。

(3)未愈:症状体征及 X 线检查无好转或加重者。

2.处理

(1)有效者应继续按原方案治疗,直至缓解或治愈。

(2)病情无变化或加重应调整治疗方案,必要时采用 IVIG 400mg/(kg·d),连用 3～5d。

五、预后

病程一般为 5～10d,平均为 10d。近期预后多数良好。但是,22.1%～53.2% 的毛细支气管炎患儿以后会发展为哮喘。影响因素包括:婴儿早期严重 RSV 感染、母亲患哮喘、母亲吸烟。

六、随访

(1)出院时带药:LP、Meptin 等。

(2)定期呼吸专科门诊随诊。

(3)出院应当注意的问题:避免呼吸道感染,观察日后是否反复喘息发作。

七、闭塞性细支气管炎

闭塞性细支气管炎(BO)是临床上较少见的与小气道炎症性损伤相关的慢性气流阻塞综合征。其病理类型主要分为缩窄性细支气管炎和增生性细支气管炎两种。

(一)病因与发病机制

BO 可由多种原因引起,包括感染、异体骨髓或心肺移植、吸入有毒气体、自身免疫性疾病和药物不良反应等,也有部分 BO 为特发性。目前认为致 BO 病原体的靶点为呼吸道纤毛细胞,由于免疫反应介导,上皮细胞在修复过程中发生炎症反应和纤维化,从而导致 BO。已有研究发现,BO 与患儿年龄、性别、被动吸烟等因素无关。

1.感染

BO 通常继发于下呼吸道感染,病毒感染最多见。腺病毒是 BO 的主要病原,病毒(腺病毒3、7、21 型,呼吸道合胞病毒,副流感染病毒 2 和 3 型,流感病毒 A 和 B 型及麻疹病毒等),细菌(如百日咳杆菌、B 族链球菌和流感嗜血杆菌),支原体均有报道,病毒感染多见,其中腺病毒最常见。

2.组织器官移植

BO 的发生与异体骨髓、心肺移植有很强相关性。急性移植物抗宿主反应是移植后 BO 发生的高危因素。免疫抑制剂的应用也参与 BO 的形成。

3.吸入因素

有毒气体(包括氨、氯、氟化氢、硫化氢、二氧化硫等)、异物、胃食管反流等均可损伤气道黏膜,导致慢性气道阻塞性损伤,发展成 BO。

4.结缔组织疾病

类风湿性关节炎、渗出性多形性红斑(SJS)、系统性红斑狼疮、皮肌炎等也与 BO 有关。有研究发现,1/3 的 SJS 患儿有气道上皮受损,可进一步发展成 BO。

(二)BO 的诊断

主要依赖于临床表现、肺功能和 HRCT 改变。

1.临床诊断 BO 的条件

(1)急性感染或急性肺损伤后 6 周以上的反复或持续气促,喘息或咳嗽、喘鸣,对支气管扩张剂无反应。

(2)临床表现与胸部 X 线片轻重程度不符,临床症状重,胸部 X 线片多为过度通气。

(3)胸部 HRCT 显示支气管壁增厚、支气管扩张、肺不张、马赛克灌注征。

(4)肺功能示阻塞性通气功能障碍。

(5)胸部 X 线片为单侧透明肺。

(6)排除其他阻塞性疾病:如哮喘、先天纤毛运动功能障碍、囊性纤维化、异物吸入、先天发育异常、结核、艾滋病和其他免疫功能缺陷等。

2.临床诊断 BO 条件

(1)急性感染或急性肺损伤后 6 周以上的反复或持续气促、喘息、咳嗽,喘鸣对支气管扩张剂无反应。

(2)肺内可闻及喘鸣音和(或)湿啰音。

(3)临床表现重,胸部 X 线仅表现为过度通气和(或)单侧透明肺,症状与影像表现不符。

(4)肺 CT 示双肺通气不均,支气管壁增厚,支气管扩张,肺不张,马赛克灌注征。

(5)肺 X 线片为单侧透明肺。

(6)肺功能示阻塞性通气功能障碍,可逆试验为阴性。

(7)排除其他阻塞性疾病如先天性纤毛运动不良、哮喘、免疫功能缺陷、胰腺纤维囊性变。

(三)临床表现

BO 为亚急性或慢性起病,进展可迅速,依据细支气管及肺损伤的严重度、广泛度和疾病病程表现各异,病情轻重不一,临床症状和体征呈非特异性,临床表现可从轻微哮喘样症状到快速进行性恶化、死亡。患儿常在急性感染后持续出现慢性咳嗽、喘息和运动不耐受,达数月或数年,逐渐进展,并可因其后的呼吸道感染而加重,重者可在 1~2 年内死于呼吸衰竭。

(四)影像学及其他实验室检查

1.胸部 X 线

BO 胸部 X 线片表现无特异性,对诊断 BO 不敏感,40% 的 BO 患儿 X 胸片正常。部分患儿胸部 X 线片表现有肺透亮度增加,毛玻璃样改变,可有弥散的结节状或网状结节状阴影,无浸润影。胸部 X 线片表现常与临床不符。

2.高分辨率 CT(HRCT)

HRCT 的应用提高了儿童 BO 诊断的能力。HRCT 在各种原因引起的 BO 诊断中均有非常重要意义,具有特征性改变,可显示直接征象和间接征象。直接征象为外周细支气管壁增厚,细支气管扩张伴分泌物滞留,表现为小叶中心性支气管结节影;间接征象为外周细支气管扩张、肺膨胀不全、肺密度明显不均匀,高通气与低通气区混合(称马赛克灌注征)、气体滞留征。这些改变主要在双下肺和胸膜下。马赛克征(mosaic 征),即肺密度降低区与密度增高区镶嵌分布,是小气道损伤的最重要征象。马赛克征的出现高度提示 BO 的可能,但马赛克灌注并无特异性,在多种完全不同的弥散肺部疾病中都是首要的异常征象。CT 呼气相上的气体滞留征诊断 BO 的敏感性及准确率最高,文献报道几乎 100% 的 BO 患儿有此征象。有报道,儿童患儿可采用侧卧等方式代替动态 CT 扫描。

3.肺功能

特异性表现为不可逆的阻塞性通气功能障碍,即呼气流量明显降低。气流受限是早期变化,用力肺活量 25%~75% 水平的平均呼气流量(FEF)在检测早期气道阻塞方面比第一秒用力呼气容积(FEV_1)更敏感,在 BO 患儿显示明显降低,可小于 30% 预计值。

4.支气管激发试验

BO 与哮喘一样存在气道高反应性,但二者对醋甲胆碱和腺苷-磷酸(AMP)支气管激发试验的反应不同。哮喘对直接刺激剂醋甲胆碱、间接刺激剂 AMP 均阳性,而 BO 对醋甲胆碱只有部分阳性,而且是短暂的,对 AMP 呈阴性反应。

5.动脉血气

严重者出现低氧血症,血气可用来评估病情的严重程度。

6.肺通气灌注扫描

BO 患儿肺通气灌注扫描显示斑块状分布的通气、血流灌注减少。对 11 例患儿进行肺通气灌注扫描显示,双肺多发性通气血流灌注受限,以通气功能受限为著,其结果与患儿肺 CT 的马赛克灌注征相对应,且较 CT 敏感,认为该测定是一项对 BO 诊断及病情评估有帮助的检查。

7.纤维支气管镜及肺泡灌洗液细胞学分析

可利用纤维支气管镜检查除外气道发育畸形,也可进行支气管黏膜活检。有研究提示,BO 与肺泡灌洗液中性粒细胞升高相关,也有学者认为灌洗液中性粒细胞的增加为 BO 的早期标志,但还不能用于诊断 BO。

8.肺活检

肺活检是 BO 诊断金标准,但由于病变呈斑片状分布,肺活检不但有创而且不一定取到病变部位,故其儿科应用受到限制。

(五)鉴别诊断

1.哮喘

BO 和哮喘均有喘息表现,且 BO 胸片多无明显异常,易误诊为哮喘。哮喘患儿胸部 HRCT 可出现轻微的毛玻璃样影或马赛克征,易误诊为 BO,故可根据喘息对支气管扩张剂和激素的治疗反应、过敏性疾病史或家族史、HRCT 的表现等对这两种疾病进行综合判断鉴别。

2.弥散性泛细支气管炎

绝大多数该病患儿有鼻窦炎,胸部 HRCT 显示双肺弥散性小叶中心性结节状和支气管扩张,而非马赛克征和气体闭陷征。

3.特发性肺纤维化

特发性肺纤维化又称 Hamman Rich 综合征。起病隐匿,多呈慢性经过,临床以呼吸困难、发绀、干咳较为常见,多有杵状指(趾)。胸部 X 线片呈广泛的颗粒或网点状阴影改变,肺功能为限制性通气障碍伴肺容量减少。

(六)治疗

目前还没有公认的 BO 治疗准则,缺乏特效治疗,主要是对症支持。

1.糖皮质激素

对激素应用剂量、疗程和方式仍然存在争议。未及时使用激素的 BO 病例几乎均遗留肺过度充气、肺膨胀不全和支气管扩张,并且肺功能逐渐恶化。吸入激素可降低气道高反应,避免全身用药的不良反应,但实际上如果出现了严重呼吸道阻塞,则气溶胶无法到达肺周围组织,故有人提议加大吸入剂量(二丙酸倍氯米松>1500g),但缺乏安全性依据。针对严重 BO 患儿,有研究静脉应用甲泼尼龙 30mg/(kg·d),连用 3d,每月 1 次,可减少长期全身用药的不良反应。9 例骨髓移植后 BO 患儿接受大剂量甲泼尼龙冲击治疗 10mg/(kg·d),连用 3d,每月 1 次(平均 4 个月),辅以吸入激素治疗,临床症状消失,肺功能稳定。有学者建议口服泼尼松 1～2mg/(kg·d),1～3 个月后逐渐减量,以最小有效量维持治疗;病情较重者在治疗初期予甲泼尼龙 1～2mg/(kg·d)静脉滴注,3～5d 后改为口服;同时采用布地奈德雾化液 0.5～1.0mg,次,每日 2 次,或布地奈德气雾剂 200～400r/d 吸入治疗。

2.支气管扩张剂

随 BO 病情进展,肺功能可由阻塞性通气功能障碍变为限制性或混合性通气功能障碍,对合并限制性通气功能障碍患儿,支气管扩张剂可部分减少阻塞症状,对肺功能试验有反应和(或)临床评估有反应患儿可应用。长效 β_2 受体激动剂可作为减少吸入或全身激素用量的联合用药,不单独使用。文献提出,对支气管扩张剂有反应是长期应用激素的指标。

3.其他

(1)抗生素。BO 患儿易合并呼吸道细菌感染,应针对病原选择抗生素。对于伴广泛支气管扩张的 BO 患儿更需要抗生素治疗。大环内酯类抗生素,特别是阿奇霉素在抗菌活性之外,还有抗炎特性,对部分 BO 患儿有效,可改善肺功能。

(2)氧疗。吸氧浓度要使氧饱和度维持在 0.94 以上(氧合指数 0.25～0.40)。

(3)纤支镜灌洗。有研究观察了 8 例 BO 患儿纤支镜灌洗效果,提出纤支镜灌洗对 BO 病情的恢复无帮助。

(4)肺部理疗。主要适应证是支气管扩张和肺不张,可降低支气管扩张相关问题的发生率,避免反复细菌感染。

(5)外科治疗。

肺或肺叶切除:对于伴局部支气管扩张或慢性肺叶萎陷的 BO 患儿,受累肺叶切除可避免肺部感染的频发和加重。文献报道 1 例累及单侧肺的 BO 患儿,在保守治疗无效后行单侧肺切除后效果较好。

肺移植:肺移植为处于终末阶段的 BO 患儿提供了长期存活的机会。持续存在的严重气流阻塞,伴有肺功能降低和越来越需要氧气支持的 BO 患儿可考虑肺移植。

(6)营养支持。提供足够热量和能量的支持疗法,尽可能让患儿身高、体重达到同年龄儿童的水平。

第五节　支气管肺炎

一、病因

凡能引起上呼吸道感染的病原均可诱发支气管肺炎(broncho pneumonia),但以细菌和病毒为主,其中肺炎链球菌、流感嗜血杆菌、RSV 最为常见。20 世纪 90 年代以后,美国等发达国家普遍接种 b 型流感嗜血杆菌(Hib)疫苗,因而因流感嗜血杆菌所致肺炎已明显减少。

二、发病机制

由于气道和肺泡壁的充血、水肿和渗出,导致气道阻塞和呼吸膜增厚,甚至肺泡填塞或萎陷,引起低氧血症和(或)高碳酸血症,发生呼吸衰竭,并引起其他系统的广泛损害,如心力衰竭、脑水肿、中毒性脑病、中毒性肠麻痹、消化道出血、稀释性低钠血症、呼吸性酸中毒和代谢性酸中毒等。

一般认为,中毒性心肌炎和肺动脉高压是诱发心力衰竭的主要原因。但近年来有研究认为,肺炎患儿并无心肌收缩力的下降,而血管紧张素 Ⅱ 水平的升高、心脏后负荷的增加可能起重要作用。重症肺炎合并不适当抗利尿激素分泌综合征亦可引起非心源性循环充血症状。

三、临床表现

典型肺炎的临床表现包括:①发热:热型不定,多为不规则发热,新生儿可不发热或体温不升;②咳嗽:早期为干咳,极期咳嗽可减少,恢复期咳嗽增多、有痰,新生儿、早产儿可无咳嗽,仅表现为口吐白沫等;③气促:多发生于发热、咳嗽之后,呼吸频率加快(2 个月龄内＞60 次/min,2～12 个月＞50 次/min,1～4 岁＞40 次/min),重症者可出现发绀;④呼吸困难:鼻翼翕动,重者呈点头状呼吸、三凹征、呼气时间延长等;⑤肺部固定细湿啰音:早期可不明显或仅呼吸音粗糙,以后可闻及固定的中、细湿啰音,叩诊正常;但当病灶融合扩大累及部分或整个肺叶时,可出现相应的肺实变体征。

重症肺炎:除呼吸系统严重受累外,还可累及循环、神经和消化等系统,出现相应的临床表现。

(一)呼吸系统

早期表现与肺炎相同,一旦出现呼吸频率减慢或神经系统症状应考虑呼吸衰竭可能,及时进行血气分析。

(二)循环系统

常见心力衰竭,表现如下。

(1)呼吸频率突然加快,超过 60 次/min。

(2)心率突然加快,>160~180 次/min。

(3)骤发极度烦躁不安,明显发绀,面色发灰,指(趾)甲微血管充盈时间延长。

(4)心音低钝,奔马律,颈静脉怒张。

(5)肝脏迅速增大。

(6)少尿或无尿、颜面眼睑或双下肢水肿。

以上表现不能用其他原因解释者即应考虑心力衰竭。

(三)神经系统

轻度缺氧表现为烦躁、嗜睡;脑水肿时出现意识障碍、惊厥、呼吸不规则、前囟隆起、脑膜刺激征等,但脑脊液化验基本正常。

(四)消化系统

轻症肺炎常有食欲缺乏、呕吐、腹泻等;重症可引起麻痹性肠梗阻,表现腹胀、肠鸣音消失,腹胀严重时可加重呼吸困难。消化道出血时可呕吐咖啡渣样物,大便隐血阳性或排柏油样便。

四、辅助检查

(一)特异性病原学检查

病毒性肺炎早期,尤其是病程在 5d 以内者,可采集鼻咽部吸出物或痰(脱落上皮细胞),进行病毒抗原或核酸检测。病程相对较长的患儿则以采集血标本进行血清学检查为宜。病毒分离与急性期/恢复期双份血清抗体测定是诊断病毒感染最可靠的依据,但因费时费力,无法应用于临床。目前大多通过测定鼻咽部脱落细胞中病毒抗原、DNA 或 RNA 或测定其血清特异 IgM 进行早期快速诊断。

肺炎患儿的细菌学检查则较为困难。由于咽部存在着大量的正常菌群,而下呼吸道标本的取出不可避免地会受到其污染,因而呼吸道分泌物培养结果仅供参考。血和胸腔积液培养阳性率甚低。通过纤维支气管镜取材,尤其是保护性毛刷的应用,可使污染率降低至 2% 以下,有较好的应用前景。肺穿刺培养是诊断细菌性肺炎的金标准,但患儿和医生均不易接受。最近 Vuori Holopainen 对肺穿刺进行了综述评价,认为该技术有着其他方法无法比拟的优点,而且引起的气胸常无症状,可自然恢复,在某些机构仍可考虑使用。

支原体的检测与病毒相似。早期可直接采集咽拭子标本进行支原体抗原或 DNA 检测,病程长者可通过测定其血清特异 IgM 进行诊断。

(二)非特异性病原学检查

如外周血白细胞计数和分类计数、血白细胞碱性磷酸酶积分、四唑氮蓝试验等,对判断细菌或病毒可能有一定的参考价值。细菌感染以上指标大多增高,而病毒感染多数正常。支原体感染者外周血白细胞总数大多正常或偏高,分类以中性粒细胞为主。血 C 反应蛋白(CRP)、前降钙素(PCT)、白细胞介素-6(IL-6)等指标,细菌感染时大多增高,而病毒感染大多正常,但两者之间有较大重叠,鉴别价值不大。如以上指标显著增高,则强烈提示细菌感染。血冷凝集素试验>1:32 对支原体肺炎有辅助诊断价值,但是不能作为确诊支原体感染的依据。

(三)血气分析

对肺炎患儿的严重度评价、预后判断及指导治疗具有重要意义。

(四)影像学检查

早期见肺纹理增粗,以后出现小斑片状阴影,以双肺下野、中内带及、心隔区居多,并可伴有肺不张或肺气肿。斑片状阴影亦可融合成大片,甚至波及整个节段。

五、并发症

若延误诊断或病原体致病力强者(如金黄色葡萄球菌感染)可引起并发症。如在肺炎治疗过程中,中毒症状或呼吸困难突然加重,体温持续不退,或退而复升,均应考虑有并发症的可能,如脓胸、脓气胸、肺大疱等。支原体肺炎患儿可由于病原体本身直接侵犯或变态一反应引起肺外损害,如心肌炎、心包炎、溶血性贫血、血小板减少、脑膜炎、吉兰一巴雷综合征、肝炎、胰腺炎、脾大、消化道出血、各型皮疹、肾炎、血尿、蛋白尿等。

六、诊断与鉴别诊断

根据典型临床症状,结合胸部 X 线片所见,诊断多不困难。但需与肺结核、支气管异物、哮喘伴感染相鉴别,同时应对其严重度、有无并发症和可能的病原菌做出评价。

七、治疗

(一)一般治疗

保持室内空气新鲜,并保持适当的室温(18~20℃)及湿度(60％左右)。保持呼吸道通畅,经常翻身更换体位,利于排痰。不同病原体肺炎宜分室居住,以免交叉感染。供给充足水分,宜给热量高、富含维生素并易于消化吸收的食物。少量多餐,重症不能进食者给予静脉营养。合并佝偻病者应注意补充维生素 D 和钙剂,伴维生素 A 缺乏症或麻疹肺炎,应给予维生素 A治疗。

(二)病因治疗

绝大多数重症肺炎由细菌感染引起,或混合感染,需采用抗生素治疗。使用原则如下。

(1)根据病原菌选用敏感药物。肺炎链球菌感染首选青霉素 G,青霉素耐药者可选用头孢曲松等第三代头孢霉素类或万古霉素;金黄色葡萄球菌感染首选苯唑西林,耐药者用万古霉素;支原体、衣原体和军团菌感染首选大环内酯类抗生素。

(2)早期治疗。

(3)联合用药。

(4)选用渗入下呼吸道浓度高的药。

(5)足量、足疗程,重症宜经静脉途径给药。用药时间应持续至体温正常后5～7d,临床症状基本消失后3d。支原体肺炎至少用药2～3周,以免复发。葡萄球菌肺炎比较顽固,易于复发及产生并发症,疗程宜长,一般于体温正常后继续用药2周,总疗程6周。

针对流感病毒感染可选用奥司他韦、金刚烷胺等,巨细胞病毒感染选用更昔洛韦,RSV感染可雾化吸入利巴韦林。其他病毒感染尚缺乏明确有效的药物。

(三)对症及支持疗法

1.氧疗

凡具有明显低氧血症、$PaO_2 < 60mmHg$ 者,或临床上有呼吸困难、喘憋、口围发绀、面色苍灰等缺氧指征者应立即吸氧。一般采取鼻导管给氧,氧流量为0.5～1L/min;氧浓度不超过40%。保持血氧浓度80mmHg左右为宜。氧气应湿化,以免损伤气道纤毛上皮细胞和痰液变黏稠。缺氧明显者可用面罩给氧,氧流量2～4L/min,氧浓度为50%～60%。若出现呼吸衰竭,则应使用人工呼吸器。

2.保持呼吸道通畅包括

(1)保证足够液体量的摄入,以免痰液黏稠。

(2)雾化吸入药物,裂解黏蛋白。

(3)口服或静脉应用祛痰剂。

(4)喘憋严重者可选用支气管解痉剂。

(5)胸部物理治疗:体位引流、震荡、拍背、吸痰。

3.心力衰竭的治疗

(1)给氧。

(2)镇静。

(3)增强心肌的收缩力:常用洋地黄类强心药。心力衰竭严重者或伴有先天性心脏病者,宜先用毛花苷C饱和,量为0.02～0.04mg/kg,首剂给总量的1/3～1/2,余量分2次,每隔4～6h给予。洋地黄化后12h可开始给予维持量,常用地高辛口服。维持量的疗程视病情而定。心力衰竭较轻者可用毒毛花苷K,每次0.007～0.010mg/kg。

(4)利尿:常用呋塞米(速尿)每次1mg/kg。

(5)血管活性药物:常用酚妥拉明(立其丁)或卡托普利等。

(6)限制液体总量和输入速度。

4.腹胀的治疗

伴低钾血症者应及时补钾。如系中毒性肠麻痹,应禁食、胃肠减压、皮下注射新斯的明,每次0.04mg/kg;也可联用酚妥拉明0.5mg/kg及间羟胺(阿拉明)0.25mg/kg,加入10%葡萄糖注射液20～30mL中静脉滴注,1h后可重复应用,一般2～4次可缓解。

5.激素疗法

中毒症状明显或喘憋较重者,可用甲泼尼龙1～2mg/kg、氢化可的松4～8mg/kg或地塞米松每次0.2～0.4mg/kg,每日1～3次,一般用3～5d,病情改善后停药。

6.脓胸、脓气胸的治疗

伴有脓胸、脓气胸者应及时处理,包括胸腔抽气、抽脓、闭式引流等。

7.液体疗法

肺炎患儿常有钠、水潴留趋势,故液体量及钠盐均应适当限制。总液体量 60～80mL/(kg·d),以 1/5～1/3 张为宜。如伴有严重呕吐腹泻,应根据血清钾、钠、氯及血气分析测定结果给予补液。单纯呼吸性酸中毒的治疗以改善通气功能为主,但当血 pH<7.20,已失代偿并合并代谢性酸中毒时,可给 5%碳酸氢钠每次 2～3mL/kg,适当稀释后静脉输入。所需碱性液体量最好根据血气分析结果进行调整。必须指出,在通气未改善前使用碳酸氢钠,有加重二氧化碳潴留的可能,因此,保证充分通气和氧合是应用碳酸氢钠纠正酸中毒不可忽视的前提。

8.其他

病情较重、病程较久、体弱、营养不良者可酌情应用丙种球蛋白、胸腺素等免疫调节剂,以提高机体抵抗力。肺部理疗有促进炎症消散的作用;适当补充维生素 C、维生素 E 等氧自由基清除剂,可促进疾病康复。

八、预防

为预防肺炎,应着重注意下列措施。

(一)加强护理和体格锻炼

防止佝偻病及营养不良是预防重症肺炎的关键。提倡母乳喂养,及时增添辅食,培养良好的饮食及卫生习惯,多晒太阳。从小锻炼体格,提高机体耐寒能力。室温不宜过高或过低。随气候变化适当增减衣服。

(二)尽可能避免接触呼吸道感染的患儿

对免疫缺陷性疾病或应用免疫抑制剂的婴儿更要注意。

(三)预防并发症和继发感染

积极治疗小儿上呼吸道感染、气管炎等疾病。已患肺炎的婴幼儿,应积极预防可能发生的严重并发症,如脓胸、脓气胸等。病房应注意空气消毒,预防交叉感染。

(四)接种疫苗

Hib 疫苗的广泛接种,可有效预防 Hib 所致肺炎。肺炎链球菌多糖疫苗对健康婴幼儿可有效地预防侵袭性肺炎链球菌感染,但在婴儿缺乏免疫性。结合疫苗突破了传统肺炎球菌多糖疫苗的局限性,可以满足 2 岁以下婴幼儿免疫预防的需要。肺炎支原体灭活疫苗及减毒活疫苗的应用正处于研究阶段。

(五)药物性预防

在高危人群中应用红霉素作为肺炎支原体、百日咳等感染的预防。卡氏肺孢子虫肺炎高危儿应用磺胺甲基异噁唑(SMZ)加甲氧苄啶(TMP)预防性口服可显著减少其发生率。

第六节　病毒性肺炎

一、呼吸道合胞病毒性肺炎

呼吸道合胞病毒(RSV)是婴儿下呼吸道感染的主要病原,尤其易发生于 2～4 月龄的婴儿。一般以冬季多见,持续 4~5 个月。据观察,冬春季节 RSV 感染占 3 岁以下婴幼儿肺炎的 35％左右。RSV 毛细支气管炎的发病机制尚不明确,但有证据表明,免疫损伤可能参与了其发病过程。

初期上呼吸道感染症状突出,如鼻塞、流涕,继而咳嗽、低热、喘鸣。随病情进展,出现呼吸困难、鼻翕、呼气延长、呼吸时呻吟和三凹征等。易并发急性心力衰竭。年龄小于 2 个月的患儿、低体温、高碳酸血症者易发生呼吸暂停。初期听诊呼吸音减弱、哮鸣音为主,而后可闻细湿啰音。X 线检查见肺纹理增粗或点片状阴影,部分见肺不张或以肺气肿为主要表现。外周血白细胞计数和分类一般无异常。鼻咽部脱落细胞病毒免疫荧光或免疫酶检查,均可在数小时内获得结果。急性期可有 RSV 特异 IgM 升高。年龄小、喘憋出现早是本病的特点,但确诊要靠血清学和病毒学检查。

二、腺病毒肺炎

腺病毒肺炎(adenoviral pneumonia)以腺病毒 3 型和 7 型为主。多发生于 6 个月至 2 岁的婴幼儿。近年来发病率已明显降低,病情减轻。起病大多急骤,先有上呼吸道感染症状。随后出现持续高热,咳嗽出现早,呈单声咳、频咳或阵咳,继而出现呼吸困难。肺部体征出现迟,多在高热 3~4d 后出现湿啰音。早期可出现中毒症状和多系统受累表现,如肝、脾大、嗜睡或烦躁不安,甚至中毒性脑病。外周血白细胞计数大多轻度减少。X 线改变以肺实变阴影及病灶融合为特点,其范围不受肺叶的限制。约 1/6 的病例可有胸膜炎,病灶吸收较慢,一般要 1 个月或更久。

根据上述临床表现,结合 X 线特点,诊断不难。根据血清学和病毒学检查结果可确诊。

三、流感病毒肺炎

流感病毒肺炎(influenza pneumonia)大多骤起高热,伴明显咳嗽、呼吸困难,肺部可闻细湿啰音。多数患儿有呕吐、腹泻,严重者可出现胃肠道出血、腹胀、甚至神经系统症状。X 线检查肺部可有斑片状或大片状阴影。

流行性感冒流行期间,有呼吸道症状和体征;非流行期间持续高热、抗生素治疗无效的肺炎均应考虑到本病可能。确诊有赖于血清学和病毒学检查。

四、副流感病毒肺炎

副流感病毒肺炎(parainfluenza pneumonia)易感对象为 3 个月至 1 岁的婴幼儿。其发病率仅次于 RSV。多有 3~5d 的中等程度发热或高热及呼吸困难、哮吼样咳嗽、三凹征、肺部干湿啰音等,但多数患儿表现较轻,一般无中毒症状,病程较短。X 线检查肺野可有小片状阴影。临床上无法与其他病毒性肺炎相区别,根据血清学和病毒学检查结果确定诊断。

五、巨细胞病毒肺炎

巨细胞病毒(CMV)感染各年龄组均可发生,但巨细胞病毒肺炎(cytomegalovirus pneumonia)以小婴儿居多。因属全身性感染,呼吸道症状常被掩盖。临床上常以呼吸、消化和神经系统症状为主。可有发热、气急、咳喘、腹泻、拒奶、烦躁等,伴肝、脾大,重者及新生儿患儿可有黄疸、细小出血性皮疹、溶血性贫血等表现。肺部 X 线改变以间质性和小叶性病变为主。可通过测定呼吸道标本中的 CMV、血清中的 CMV 抗原或特异 IgM 确诊。

六、麻疹病毒肺炎

在麻疹过程中多数患儿存在不同程度的肺炎改变。可由麻疹病毒本身引起,常表现为间质性肺炎。在麻疹极期病情很快加重,出现频繁咳嗽、高热、肺部细湿啰音等。在出疹及体温下降后消退。如继发细菌感染,多表现为支气管肺炎。常见致病菌为肺炎链球菌、金黄色葡萄球菌、流感嗜血杆菌等,易并发脓胸或脓气胸。

麻疹发病初期和出疹前出现的肺炎多为麻疹病毒引起,以后则多为继发感染引起的细菌性肺炎。有报道,麻疹相关肺炎中混合感染者占 53%。麻疹流行期间,麻疹易感儿具有肺炎的症状和体征,不管有无皮疹,均应考虑到本病可能。确诊有赖于病毒分离、免疫荧光或免疫酶检测、双份血清抗体测定等方法。

七、腮腺炎病毒肺炎

腮腺炎病毒肺炎(mumps pneumonia)常因其呼吸道症状不明显,易为腮腺肥大及其并发症所掩盖,以及极少进行 X 线肺部检查而漏诊。临床表现大多较轻,一般无呼吸困难和发绀。肺部呈局限性呼吸音粗糙,少数可闻水泡音。外周血白细胞计数多不升高。X 线表现肺野斑片状或大片状阴影,或呈毛玻璃样改变。根据典型腮腺炎表现,加上述 X 线改变,可考虑本病。

八、EB 病毒肺炎

3~5 岁为感染高峰年龄。EB 病毒感染后可累及全身各系统。在呼吸系统可表现为反复,间质性肺炎、持续性咽峡炎等。除一般肺炎的症状和体征外,可有时隐时现的咳嗽和反复发热,常伴有肝、脾和淋巴结肿大。胸部 X 线检查以间质性病变为主。急性期外周血白细胞计数常明显增高,以淋巴细胞为主,并出现异常淋巴细胞。确诊常需依赖特异性抗体测定。

九、水痘肺炎

水痘肺炎(varicella pneumonia)由水痘—带状疱疹病毒引起,为全身性疾病,可发生支气管炎和间质性肺炎。年龄越小越易发生肺炎。多在水痘发生 1 周内,表现咳嗽,肺部有湿性啰音,X 线检查呈现双肺野结节性浸润阴影。水痘患儿如出现呼吸道症状和体征,应考虑本病。部分年幼婴儿,水痘肺炎可出现在皮疹之前,极易误诊和漏诊。因而有明确水痘接触史者,如发生肺炎,亦应考虑本病,并予以隔离。

十、肠道病毒所致下呼吸道感染

主要由柯萨奇病毒 B 组和埃可病毒引起。多见于夏秋季,呼吸道症状一般较轻,但婴幼儿肠道病毒感染大多较重,年龄愈小,病情愈重。常并发其他系统的症状,如腹泻、疱疹性咽炎、皮疹等。

十一、轮状病毒性下呼吸道感染

轮状病毒性下呼吸道感染多见于秋、冬寒冷季节。好发于婴幼儿,其呼吸道症状体征常较轻。在轮状病毒感染流行期间,如患儿具有典型秋季腹泻特点,同时有呼吸道症状和体征,应考虑到本病可能。

十二、病毒性肺炎的药物治疗

目前尚缺乏理想的抗病毒药物。对呼吸道病毒治疗功效较肯定的仅限于流感病毒神经氨酸酶抑制剂和 M_2 蛋白抑制剂(金刚烷胺、金刚乙胺)及雾化吸入利巴韦林。

(一)利巴韦林

利巴韦林为广谱抗病毒剂,已广泛用于各类病毒性感染。早期应用雾化吸入或静脉给药,有一定疗效,但对重症病毒性肺炎单独使用作用尚不可靠。$10\sim15mg/(kg\cdot d)$,必要时 $30\sim40mg/(kg\cdot d)$,分 2 次静脉滴注,也可肌内注射,或 0.1%溶液喷雾吸入,国外主要通过雾化吸入治疗严重 RSV 感染。

(二)金刚烷胺或金刚乙胺

可用于流感病毒 A 感染的防治。后者活性比前者强,呼吸道药物浓度亦较高。但由于神经系统不良反应、对 B 型流感病毒无效及耐药株的出现,限制了其在临床的应用。

(三)神经氨酸酶抑制剂

神经氨酸酶抑制剂是一类新型的抗流感病毒药物。目前已用于临床的神经氨酸酶抑制剂包括扎那米韦、奥司他韦(达菲),可选择性抑制 A 型和 B 型流感病毒的神经氨酸酶活性,从而改变病毒正常的凝集和释放功能,减轻受感染的程度,缩短病程。前者只能吸入给药,因而婴幼儿患儿常无法使用。奥司他韦则口服给药,每次儿童 $2mg/kg$,2 次/d。

(四)免疫球蛋白

近年来有报道 RSV 免疫球蛋白静脉使用可显著减轻病情、缩短住院时间,取得较好疗效。

(五)干扰素

干扰素可使受感染细胞转化为抗病毒状态,不断生成具有高度抗病毒活性的蛋白质,从而发挥抗病毒作用。可肌内注射、静脉注射或静脉滴注,也可滴鼻或喷雾吸入。

(六)阿昔洛韦

阿昔洛韦(无环鸟苷)主要适用于单纯疱疹病毒、水痘-带状疱疹病毒及 CMV 感染者。一般情况下每次 $5mg/kg$,静脉滴注,3 次/d,疗程 7d。

(七)更昔洛韦

更昔洛韦(丙氟鸟苷)是抑制 CMV 作用较强的药物。诱导期 $10mg/(kg\cdot d)$,2 次/d,连用 $14\sim21d$,静脉滴注;维持量 $5\sim7.5mg/(kg\cdot d)$,1 次/d,每周 $5\sim7$ 次,静脉滴注,或每次 $5\sim10mg/kg$,2 次/d,口服。

(八)其他

白细胞介素-2(IL-2)、胸腺素、阿糖腺苷、双嘧达莫、聚肌胞、泰瑞宁和丙基乙磺酸及中药制剂。

第七节　细菌性肺炎

一、肺炎链球菌肺炎

肺炎链球菌常引起以肺大叶或肺节段为单位的炎症,但在年幼儿童,由于免疫功能尚不成熟,病菌沿支气管播散形成以小气道周围实变为特征的病变(支气管肺炎)。

年长儿童肺炎链球菌肺炎(pneumococcal pneumonia)的临床表现与成人相似。可先有短暂轻微的上呼吸道感染症状,继而寒战、高热,伴烦躁或嗜睡、干咳、气急、发绀及鼻翼、锁骨上、肋间隙及肋弓下凹陷等。可伴有铁锈色痰。早期常缺乏体征，多在 $2\sim3d$ 后出现肺部实变体征。重症患儿可并发感染性休克、中毒脑病、脑水肿甚至脑疝。

婴儿肺炎链球菌肺炎的临床表现多变。常先有鼻塞、厌食等先驱症状，数天后突然发热、烦躁不安、呼吸困难、发绀，伴气急、心动过速、三凹征等。体格检查常无特征性，实变区域可表现叩诊浊音、管性呼吸音，有时可闻啰音。肺部体征在整个病程中变化较少，但恢复期湿啰音增多。右上叶累及时可出现颈强直。

外周血白细胞计数常增高，达 $15\times10^9\sim40\times10^9/L$，以中性粒细胞为主。多数患儿鼻咽分泌物中可培养出肺炎链球菌，但其致病意义无法肯定。如能在抗生素应用前进行血培养或胸腔积液培养，具有一定的诊断意义。X 线改变与临床过程不一定平行，实变病灶出现较肺部体征早，但在临床缓解后数周仍未完全消散。年幼儿童实变病灶并不常见。可有胸膜反应伴渗出。

肺炎链球菌肺炎患儿 $10\%\sim30\%$ 的存在菌血症，但由于抗生素的早期应用，国内血培养阳性率甚低。血清学方法，如测定患儿血清、尿液或唾液中的肺炎链球菌抗原可协助诊断，但也有研究者认为此法无法区别肺炎链球菌的感染和定植。最近有报道通过测定血清 Pneumolysin 抗体，或含有针对肺炎链球菌种特异荚膜多糖、型特异荚膜多糖复合物、蛋白抗原 Pneumolysin 抗体的循环免疫复合物进行诊断，但在婴儿，其敏感性尚嫌不足。亦可通过聚合酶链反应检测胸腔积液或血中的肺炎链球菌 DNA 协助诊断。

肺炎链球菌肺炎的临床表现无法与其他病原引起的肺炎相鉴别。此外，年长儿右下叶肺炎常由于刺激横膈引起腹痛，需与急性阑尾炎鉴别。

肺炎链球菌耐药性问题已引起普遍关注。在一些国家耐青霉素菌株已高达 $50\%\sim80\%$。我国内陆各地区肺炎链球菌耐药情况有较大差异，早年监测资料表明，北京为 14%，上海 35.7%，而广州高达 60%。对青霉素敏感株仍可选用青霉素 G10 万 $U/(kg\cdot d)$ 治疗，但青霉素低度耐药株（MIC $2.0\sim4.0\mu g/mL$）应加大青霉素剂量至 10 万～30 万 $U/(kg\cdot d)$，以上治疗无效、病情危重或高度耐药者（MIC$>4.0\mu g/mL$）应选用第三代头孢霉素，如头孢噻肟、头孢曲松或万古霉素。

二、流感嗜血杆菌肺炎

流感嗜血汗菌（Hi）肺炎（hemophilus influenzae pneumonia）常见于 5 岁以下婴儿和年幼儿童。应用特异性免疫血清可将 Hi 分为 a～f6 型，其中以 b 型（Hib）致病力最强。由于 Hib 疫苗的接种，20 世纪 90 年代以后美国等发达国家 Hib 所致肺炎下降了 95%。近年来也有较多非 b 型 Hi 感染的报道。

本病临床表现无特异性。但起病多较缓慢，病程可长达数周之久。幼婴常伴有菌血症，易出现脓胸、心包炎等化脓性并发症。外周血白细胞计数常中度升高。多数患儿 X 线表现为大叶性或节段性病灶，下叶多受累。幼婴常伴胸膜受累。本病诊断有赖于从血、胸腔积液或肺穿刺液中分离到病菌。由于 Hi 在正常人群的咽部中有一定的携带率，托幼机构中更高，因而呼吸道标本诊断价值不大。

治疗时必须注意 Hi 的耐药问题，目前分离的 Hi 主要耐药机制是产生 β-内酰胺酶。我国各地关于氨苄西林耐药率和产酶率差异较大。如对病菌不产酶，可使用氨苄西林，如不能明确其是否产酶,首选头孢噻肟、头孢曲松等。如最初反应良好,可改为口服,疗程为 10～14d。在大环内酯类中,阿奇霉素、克拉霉素对 Hi 有较好的敏感性。

三、葡萄球菌肺炎

葡萄球菌肺炎(staphylococcal pneumonia)多发生于新生儿和婴儿。Goel 等报道 100 例患儿中,1 岁以内占 78%,平均年龄 5 个月。金黄色葡萄球(金葡菌)和表皮葡萄球菌均可致病,但以前者致病最强。由于金葡菌可产生多种毒素和酶,具有高度组织破坏性和化脓趋势,因而金葡菌肺炎以广泛出血性坏死、多发性小脓肿形成为特点。

临床上以起病急、发展快、变化大、化脓性并发症多为特征。开始的 1～2d 有上呼吸道感染症状,或皮肤疖肿史,病情迅速恶化,出现高热、咳嗽、呻吟、喘憋、气急、发绀,肺部体征出现较早。易出现脓胸、脓气胸、肺大疱等并发症。外周血白细胞计数常明显升高,以中性粒细胞为主。可伴轻至中度贫血。胸片改变特点:发展快、变化多、吸收慢。肺部病灶可在数小时内发展成为多发性小脓肿或肺大疱,并出现脓胸、脓气胸等并发症。X 线改变吸收缓慢,可持续 2 个月或更久。

1 岁以下,尤其是 3 月龄以内的婴儿,如肺炎病情发展迅速,伴肺大疱、脓胸或肺脓肿形成者应高度怀疑本病。在抗生素使用前必须进行痰、鼻咽拭子、浆膜腔液、血液或肺穿刺物的培养。痰或胸腔积液涂片染色可发现中性粒细胞和革兰阳性球菌呈葡萄串链状排列。血清中磷壁酸抗体测定可作为病原学诊断的补充。

合适的抗生素治疗和脓液的引流是治疗的关键。在获取培养标本后应立即给予敏感的杀菌药物,并足量、联合、静脉用药。疗程不少于 4～6 周,有并发症者适当延长。宜首选耐青霉素酶窄谱青霉素类,如苯唑西林等,可联合头孢霉素类使用。如为耐甲氧西林金葡菌(MRSA)引起,应选用万古霉素治疗。

四、链球菌性肺炎

A 组链球菌(GAS)主要引起咽炎等上呼吸道感染,但在出疹性疾病、流感病毒感染等情况下可发生链球菌肺炎(streptococcal pneumonia),多发生于 3～5 岁的儿童。B 组链球菌(GBS)则是新生儿肺炎的主要病原。

GAS 所致肺炎与肺炎链球菌肺炎的症状体征相似。常起病突然,以高热、寒战、呼吸困难为特点,也可表现为隐袭起病,过程轻微,表现咳嗽、低热等。

外周血白细胞计数常升高,血抗 O 抗体滴度升高有助于诊断。确定诊断有赖于从胸腔积液、血或肺穿刺物中分离出链球菌。

首选青霉素 G 治疗,临床改善后改口服,疗程 2～3 周。

五、其他革兰阴性杆菌肺炎

常见的革兰阴性杆菌包括大肠埃希菌、肺炎克雷白杆菌、铜绿假单胞菌等。主要见于新生儿和婴儿,常有以下诱因。

(1)广谱抗生素的大量应用或联合应用。

(2)医源性因素如气管插管、血管插管、人工呼吸机等的应用。

(3)先天性或获得性免疫功能缺陷,如营养不良、白血病、恶性淋巴瘤、长期使用皮质激素或免疫抑制剂等。因而本病多为院内感染。

本病临床过程难以与其他细菌性肺炎鉴别。原有肺炎经适当治疗好转后又见恶化,或原发病迁延不愈,应怀疑此类肺部感染。诊断主要依靠气管吸出物、血或胸腔积液培养结果。

多数革兰阴性杆菌耐药率较高,一旦诊断此类感染,宜首选第三代头孢霉素或复合 β-内酰胺类(含 β-内酰胺酶抑制剂)。如致病菌株产生超广谱 β-内酰胺酶(ESBL),应选用头孢霉素类、复合 β-内酰胺类,严重者选用碳青霉烯类抗生素如亚胺培南。

六、沙门菌肺炎

由伤寒、副伤寒、鼠伤寒或其他非伤寒沙门菌引起,发生于沙门菌感染的病程中,较为少见。多发于幼小婴儿。

可表现为大叶性肺炎或支气管肺炎症状。较为特殊的表现为痰常呈血性或带血丝。在沙门菌感染的病程中,如发生呼吸道症状如咳嗽、气急,即使无肺部体征,也应进行摄片。如有肺炎改变应考虑为沙门菌肺炎(salmonella pneumonia)。

在美国,约 20% 的沙门菌株对氨苄西林耐药。如病情严重、耐药情况不明,宜首选第三代头孢霉素,如头孢曲松、头孢噻肟等,如为敏感株感染则可用氨苄西林,或 SMZ-TMP 治疗。

七、百日咳肺炎

百日咳肺炎(pertussis pneumonia)由百日咳杆菌引起,多为间质性肺炎,亦可因继发细菌感染而引起支气管肺炎。患儿在百日咳病程中突然发热、气急,呼吸增快与体温不成比例,严重者可出现呼吸困难、发绀。肺部可闻及细湿啰音,或出现实变体征。剧烈咳嗽有时可造成肺泡破裂引起气胸、纵隔气肿或皮下气肿。

有原发病者出现肺炎症状较易诊断。继发细菌感染者应送检痰培养及血培养。

治疗首选红霉素,10～14d 为一疗程。必要时加用氨苄西林或利福平等。有报道用阿奇霉素 10mg/(kg·d)5d 或克拉霉素 10mg/(kg·d)7d 也取得了良好疗效。百日咳高价免疫球蛋白正处于研究阶段,常规免疫球蛋白不推荐使用。

八、军团菌肺炎

军团菌病可暴发流行,散发病例则以机会感染或院内感染为主。多见于中老年人,但年幼儿也可发生。

军团菌肺炎(legionaires disease)是一种严重的多系统损害性疾病,主要表现为发热和呼吸道症状。外周血白细胞计数常明显升高,伴核左移。但由于其临床表现错综复杂,缺乏特异性,与其他肺炎难以区别。确诊必须依靠特殊的化验检查,如应用特殊培养基从呼吸道标本或血、胸腔积液中分离出病菌;应用免疫荧光或免疫酶法测定上述标本中的军团菌抗原或血清标本中的特异抗体。β-内酰胺类抗生素治疗无效有助于本病的诊断。

首选大环内酯类,如红霉素及阿奇霉素、克拉霉素、罗红霉素等,疗程为 2～3 周。可加用利福平。喹诺酮类和氨基糖苷类虽有较好的抗菌活性,但儿童期尤其是年幼儿童禁用。

九、厌氧菌肺炎

厌氧菌肺炎(anaerobic pneumonia)主要为吸入性肺炎,多发生于小婴儿,或昏迷患儿。起病大多缓慢,表现为发热、咳嗽、进行性呼吸困难、胸痛,咳恶臭痰是本病的特征。也可有寒战、消瘦、贫血、黄疸等。本病表现为坏死性肺炎,常发生肺脓肿和脓胸、脓气胸。当患儿咳恶臭痰、X 线片显示有肺炎或肺脓肿或脓胸时应考虑到本病可能。化验检查常有外周血白细胞计数和中性粒细胞比例的升高。确诊需做气管吸出物厌氧菌培养。

抗生素可选用青霉素 G、克林霉素、甲硝唑等。应加强支持治疗。脓胸者需及时开放引流。

十、L 型菌肺炎

L 型菌肺炎是临床上难治性呼吸道感染的病原体之一。患儿常有肺炎不能解释的迁延发热，或原发病已愈，找不到继续发热的原因。病情多不重，β-内酰胺类抗生素治疗无效。外周血白细胞计数大多正常。X 线片改变无特异性，多呈间质性肺炎改变。普通培养阴性，L 型高渗培养基上培养阳性可确诊。治疗应采用兼治原型和 L 型菌的抗生素，如氨苄西林或头孢霉素类加大环内酯类。一般需治疗至体温正常后 10～14d，培养阴性为止。

十一、肺脓肿

肺脓肿(lung abscess)又称肺化脓症，由多种病原菌引起。常继发于细菌性肺炎，亦可为吸入性或血源性感染。由于抗生素的广泛应用，目前已较少见。

起病急剧，有畏寒、高热，伴阵咳、咳出大量脓痰，病程长者可反复咯血、贫血、消瘦等。外周血白细胞计数和中性粒细胞升高，结合 X 线片后前位及侧位胸片，诊断多不困难。痰培养、血培养可明确病原。怀疑金葡菌者宜首选苯唑西林或万古霉素；厌氧菌感染给予青霉素 G、克林霉素、哌拉西林钠、甲硝唑等。最好根据细菌培养和药物敏感试验结果选用。疗程时间要充足，一般需 1～2 个月。

第八节 衣原体肺炎

衣原体是一类专一细胞内寄生的微生物，能在细胞中繁殖，有独特的发育周期及独特的酶系统，是迄今为止最小的细菌，包括沙眼衣原体、鹦鹉热衣原体、肺炎衣原体和猪衣原体四个种。其中，肺炎衣原体和沙眼衣原体是主要的人类致病源。鹦鹉热衣原体偶可从动物传给人，而猪衣原体仅能使动物致病。衣原体肺炎主要是指由沙眼衣原体和肺炎衣原体引起的肺炎，目前也有鹦鹉热衣原体引起肺炎的报道，但较为少见。

衣原体都能通过细菌滤器，均含有 DNA、RNA 两种核酸，具有细胞壁，含有核糖体，有独特的酶系统，许多抗生素能抑制其繁殖。衣原体的细胞壁结构与其他的革兰阴性杆菌相同，有内膜和外膜，但都缺乏肽聚糖或胞壁酸。衣原体种都有共同抗原成分脂多糖(LPS)和独特的发育周期，包括具有感染性、细胞外无代谢活性的原体(elementary body，EB)和无感染性、细胞内有代谢活性的网状体(reticular body，RB)。具有感染性的原体可通过静电吸引特异性的受体蛋白黏附于宿主易感细胞表面，被宿主细胞通过吞噬作用摄入胞质。宿主细胞膜通过空泡(vacuole)将 EB 包裹，接受环境信号转化为 RB。EB 经摄入 9～12h 后，即分化为 RB，后者进行二分裂，形成特征性的包涵体，约 36h 后，RB 又分化为 EB，整个生活周期为 48～72h。释放过程可通过细胞溶解或细胞排粒作用或挤出整个包涵体而离开完整的细胞。RB 在营养不足、抗生素抑制等不良条件下并不转化为 EB，从而不易感染细胞，这可能与衣原体感染不易清除有关。这一过程在不同衣原体种间存在着差异,是衣原体长期感染及亚临床感染的生物学基础。

衣原体在人类致病是与免疫相关的病理过程。人类感染衣原体后,诱发机体产生细胞和体液免疫应答,但这些免疫应答的保护作用不强,因此常造成持续感染、隐性感染及反复感染。衣原体在人类致病是与迟发型超敏反应相关的病理过程。有关衣原体感染所造成的免疫病理损伤,现认为至少存在以下 2 种情况。

(1)衣原体繁殖的同时合并反复感染,对免疫应答持续刺激,最终表现为迟发型超敏反应(DTH)。

(2)衣原体进入一种特殊的持续体(PB),PB 形态变大,其内病原体的应激反应基因表达增加,产生应激反应蛋白,而应激蛋白可参与迟发型超敏反应,且在这些病原体中可持续检测到多种基因组。当应激条件去除,PB 可转换为正常的生长周期,如 EB。现发现宿主细胞感染愈合后,可像正常未感染细胞一样,当给予适当的环境条件,EB 可再度生长。有关这一衣原体感染的隐匿过程,尚待阐明。

一、沙眼衣原体肺炎

沙眼衣原体(Chlamydia trachomatis,CT)用免疫荧光法可分为 12 个血清型,即 A~K 加 B_a 型,A、B、B_a、C 型称眼型,主要引起沙眼,D~K 型称眼-泌尿生殖型,可引起成人及新生儿包涵体结膜炎(副沙眼)、男性及女性生殖器官炎症、非细菌性膀胱炎、胃肠炎、心肌炎及新生儿肺炎、中耳炎、鼻咽炎和女婴阴道炎。

(一)发病机制

所有沙眼衣原体感染均可趋向于持续性、慢性和不显性的形式。CT 主要是人类沙眼和生殖系统感染的病原,偶可引起新生儿、小婴儿和成人免疫抑制者的肺部感染。分娩时胎儿通过 CT 感染的宫颈可出现新生儿包涵体性结膜炎和新生儿肺炎。CT 主要经直接接触感染,使易感的无纤毛立方柱状或移行的上皮细胞(如结膜、后鼻咽部、尿道、子宫内膜和直肠黏膜)发生感染。常引起上皮细胞的淋巴细胞浸润性急性炎症反应。一次感染不能产生防止再感染的免疫力。

(二)临床表现

活动性 CT 感染妇女分娩的婴儿有 10%~20%的出现肺炎。出生时 CT 可直接感染鼻咽部,以后下行至肺引起肺炎.也可由感染结膜的 CT 经鼻泪管下行到鼻咽部,再到下呼吸道。大多数 CT 感染表现为轻度上呼吸道症状,而症状类似流行性感冒,而肺炎症状相对较轻,某些患儿表现为急性起病伴一过性的肺炎症状和体征,但大多数起病缓慢。上呼吸道症状可自行消退,咳嗽伴下呼吸道症状感染体征可在首发症状后数日或数周出现,使本病有一个双病程的表现。CT 肺炎有非常特征性的表现,常见于 6 个月以内的婴儿,往往发生在 1~3 个月龄,通常在生后 2~4 周发病。但目前已经发现有生后 2 周即发病者。常起病隐匿,大多数无发热,起始症状通常是鼻炎,伴鼻腔黏液分泌物和鼻塞。随后发展为断续的咳嗽.也可表现为持续性咳嗽、呼吸急促,听诊可闻及湿啰音,喘息较少见。一些 CT 肺炎病例主要表现为呼吸增快和阵发性单声咳嗽。有时呼吸增快为唯一线索,约半数患儿可有急性包涵体结膜炎,可同时有中耳炎、心肌炎和胸腔积液。

与成熟儿比较,极低出生体重儿的 CT 肺炎更严重,甚至是致死性的,需要长期辅以机械通气,易产生慢性肺部疾病,从免疫力低下的 CT 下呼吸道感染患儿体内,可在感染后相当一段时间仍能分离到 CT,现发现毛细支气管炎患儿 CT 感染比例较多,CT 是启动抑或加重了毛细支气管炎症状尚待研究。已发现新生儿 CT 感染后,在学龄期发展为哮喘。对婴幼儿 CT 感染 7～8 年再进行肺功能测试,发现大多数表现为阻塞性肺功能异常。CT 与慢性肺部疾病间的关系有待阐明。

(三)实验室检查

CT 肺炎患儿外周血的白细胞总数正常或升高,嗜酸性粒细胞计数增多,超过 $400/\mu L$。

CT 感染的诊断为从结膜或鼻咽部等病损部位取材涂片或刮片(取材要带柱状上皮细胞,而不是分泌物)发现 CT 或通过血清学检查确诊。新生儿沙眼衣原体肺炎可同时取眼结膜刮屑物培养和(或)涂片直接荧光法检测沙眼衣原体。经吉姆萨染色能确定患儿有否特殊的胞质内包涵体,其阳性率分别为:婴儿中可高达 90%,成人包涵体结膜炎为 50%,但在活动性沙眼患儿中仅有 10%～30%。对轻症患儿做细胞检查无帮助。

早在 20 世纪 60 年代已经开展了 CT 的组织细胞培养,采用组织培养进行病原分离是衣原体感染诊断的金标准。一般都是将传代细胞悬液接种在底部放有玻片的培养瓶中,待细胞长成单层后,将待分离的标本种人。经在 CO_2 温箱中孵育并进行适当干预后再用异硫氰酸荧光素标记的 CT 特异性单克隆抗体进行鉴定。常用来观察细胞内形成特异的包涵体及其数目、CT 感染细胞占细胞总数的百分率或折算成使 50% 的组织细胞出现感染病变的 CT 量(TCID50)等指标。研究发现,因为取材木杆中的可溶性物质可能对细胞培养有毒性作用。

用以取样的拭子应该是塑料或金属杆,如果在 24h 内不可能将标本接种在细胞上,应保存在 4℃ 或置－70℃ 储存待用。用有抗生素的培养基作为衣原体转运培养基能最大限度地提高衣原体的阳性率和减少其他细菌过度生长。培养 CT 最常用的细胞为用亚胺环己酮处理的McCoy 或 Hela 细胞。离心法能促进衣原体吸附到细胞上。培养 48～72h 用 CT 种特异性免疫荧光单克隆抗体和姬姆萨或碘染色可查到胞质内包涵体。

血清抗体水平的测定是目前应用最广泛的诊断衣原体感染的依据。

1.衣原体微量免疫荧光法(micro-immunofluoresxence,MIF)

衣原体最敏感的血清学检测方法,最常作为回顾性诊断。该试验先用鸡胚或组织细胞培养衣原体,并进一步纯化抗原,将浓缩的抗原悬液加在一块载玻片上,按特定模式用抗原进行微量滴样。将患儿的血清进行系列倍比稀释后加在抗原上,然后用间接免疫荧光方法测定每一种衣原体的特异抗原抗体反应。通用的诊断标准是如下。

(1)急性期和恢复期的两次血清抗体滴度相差 4 倍,或单次血清标本的 IgM 抗体滴度 1:16 和(或)单次血清标本的 IgG 抗体滴度≥1:512 为急性衣原体感染。

(2)IgM 抗体滴度≥1:16 且 1:16≤IgG 抗体滴度≤1:512 为既往有衣原体感染。

(3)单次或双次血清抗体滴度<1:16 为从未感染过衣原体。

2.补体结合试验

可检测患儿血清中的衣原体补体结合抗体,恢复期血清抗体效价较急性期增高 4 倍以上有确诊意义。

3.酶联免疫吸附法(ELISA)

可用于血清中 CT 抗体的检测,由于衣原体种间有交叉反应,不主张单独应用该方法检测血清标本。

微量免疫荧光法(micro-immunofluoresxence,MIF)检查衣原体类抗体是目前国际上标准的且最常用的衣原体血清学诊断方法,由于可检测出患儿血清中存在的高水平的非母体 IgM 抗体,尤其适用于新生儿和婴儿沙眼衣原体肺炎的诊断。由于不同的衣原体种间可能存在着血清学交叉反应,血清标本应同时检测三种衣原体的抗体并比较抗体滴度,以滴度最高的作为感染的衣原体种,但是不能广泛采用这种检查法。新生儿肺炎患儿 IgM 增高,而结膜炎患儿则无 IgM 抗体增高。

分子生物学方法正成为诊断 CT 感染的主要技术手段之一,采用荧光定量聚合酶链反应技术(real time PCR)和巢式聚合酶链反应技术(nested PCR)是诊断 CT 感染的新途径,可早期快速、特异地检测出标本中的 CT 核酸。

(四)影像学表现

胸片和肺 CT 表现为肺气肿伴间质或肺泡浸润影,多为间质浸润和肺过度充气,也可见支气管肺炎或网状、结节样阴影,偶见肺不张。

(五)诊断

根据患儿的年龄、相对特异的临床症状以及 X 线非特异性征象,并有赖于从结膜或鼻咽部等分离到 CT 或通过血清学检查等实验室手段确定诊断。

(六)鉴别诊断

1.RSV 肺炎

RSV 肺炎多见于婴幼儿,大多数病例伴有中高热,持续 4~10d,初期咳嗽、鼻塞,常出现气促、呼吸困难和喘憋,肺部听诊多有细小或粗、中啰音。少数重症病例可并发心力衰竭。胸片多数有小点片状阴影,可有不同程度的肺气肿。

2.粟粒性肺结核

粟粒性肺结核多见于婴幼儿初染后 6 个月内,特别是 3 个月内,起病可急可缓,缓者只有低热和结核中毒症状,多数急性起病,症状以高热和严重中毒症状为主,常无明显的呼吸道症状,肺部缺乏阳性体征,但 X 线检查变化明显,可见在浓密的网状阴影上密度均匀一致的粟粒结节,婴幼儿病灶周围反应显著及易于融合,点状阴影边缘模糊,大小不一而呈雪花状,病变急剧进展可形成空洞。

3.白色念珠菌肺炎

白色念珠菌肺炎多发生在早产儿、新生儿、营养不良儿童、先天性免疫功能缺陷及长期应用抗生素、激素以及静脉高营养患儿,常表现为低热、咳嗽、气促、发绀、精神萎靡或烦躁不安,胸部体征包括叩诊浊音和听诊呼吸音增强,可有管音和中小水泡音。X 线检查有点状阴影、大片实变,少数有胸腔积液和心包积液,同时有口腔鹅口疮.皮肤或消化道等部位的真菌病。可同时与大肠埃希菌、葡萄球菌等共同致病。

(七)治疗

治疗药物主要为红霉素,新生儿和婴儿的用量为红霉素每日 40mg/kg・疗程 2~3 周,或琥乙红霉素每日 40~50mg/kg,分 4 次口服,连续 14d;如果对红霉素不能耐受,度过新生儿期的小婴儿应立即口服磺胺类药物,可用磺胺异噁唑每日 100mg/kg,疗程 2~3 周;有报道应用阿莫西林、多西环素治疗,疗程 1~2 周;或有报道用氧氟沙星,疗程 1 周。但国内目前不主张此类药物用于小儿。

现发现,红霉素疗程太短或剂量太小,常使全身不适、咳嗽等症状持续数日。单用红霉素治疗的失败率为 10%~20%,一些婴儿需要第 2 个疗程的治疗。有研究发现阿奇霉素短疗程 20mg/(kg·d),每日顿服连续 3d 与红霉素连续应用 14d 的疗效是相同的。

此外,要强调呼吸道管理和对症支持治疗也很重要。

由于局部治疗不能消灭鼻咽部的衣原体,不主张对包涵体结膜炎进行局部治疗,这种婴儿仍有发生肺炎或反复发生结膜炎的危险。对 CT 引起的小婴儿结膜炎或肺炎均可用红霉素治疗 10~14d,红霉素用量为每日 50mg/kg,分 4 次口服。

对确诊为衣原体感染患儿的母亲(及其性伴)也应进行确定诊断和治疗。

(八)并发症和后遗症

衣原体能在宿主细胞内长期处于静止状态。因此多数患儿无症状,如果未治疗或治疗不恰当,衣原体结膜炎能持续数月,且发生轻的瘢痕形成,但能完全吸收。慢性结膜炎可以单独发生,也可作为赖特尔综合征的一部分,赖特尔(Reiter)综合征包括尿道炎、结膜炎、黏膜病和反应性关节炎。

(九)预防

为了防止孕妇产后并发症和胎儿感染应在妊娠后 3 个月做衣原体感染筛查,以便在分娩前完成治疗。对孕妇 CT 生殖道感染应进行治疗。产前进行治疗是预防新生儿感染的最佳方法。红霉素对胎儿无毒性,可用于治疗。新生儿出生后,立即涂红霉素眼膏,可有效预防结膜炎。

美国 CDC 推荐对于 CT 感染孕妇可阿奇霉素 1 次 1g 或阿莫西林 500mg Potid 连续 7d 作为一线用药,也可红霉素 250mg10 天 4 次连续 14d,或乙酰红霉素 800mg10 天 4 次连续 14d 是一种可行的治疗手段。

二、肺炎衣原体肺炎

肺炎衣原体(Chlamydia pneumoniae,CP)仅有一个血清型,称 TWAR 型,是 1986 年从患急性呼吸道疾病的大学生呼吸道中分离到的。目前认为 CP 是一个主要的呼吸道病原,CP 感染与哮喘及冠心病的发生存在着一定的关系。CP 在体内的代谢与 CT 相同,在微生物学特征上与 CT 不同的是,其原体为梨形,原体内没有糖原,主要外膜蛋白上没有种特异抗原。

CP 可感染各年龄组人群,不同地区 CP 感染 CAP 的比例是不同的,在 2%~19%波动,与不同人群和选用的检测方法不同有关。大多数研究选用的是血清学方法,儿童下呼吸道感染率在 0~18%波动,一个对 3~12 岁采用培养方法的 CAP 多中心研究发现的 CP 感染率为 14%,而 MP 感染率是 22%,其中小于 6 岁组 CP 感染率是 15%。大于 6 岁组 CP 感染率是 18%,有 20%的儿童同时存在 CP 和 MP 感染,有报道 CP 感染镰状细胞贫血患儿 10%~20%出现急性胸部综合征,10%支气管炎症和 5%~10%,儿童出现咽炎。

（一）发病机制

CP 广泛存在于自然界，但迄今感染仅见于人类。这种微生物能在外界环境生存 20～30h，动物实验证明：要直接植入才能传播，空气飞沫传播不是 CP 有效的传播方式。临床研究报道发现，呼吸道分泌物传播是其主要的感染途径，无症状携带者和长期排菌状态可能促进这种传播。其潜伏期较长，传播比较缓慢，平均潜伏期为 30d，最长可达 3 个月。感染没有明显的季节性，儿童时期其感染的性别差异不明显。现已发现，在军队、养老院等同一居住环境中出现人之间的 CP 传播和 CP 感染暴发流行。在某些家庭内 CP 的暴发流行中，婴幼儿往往首先发病，并占发患儿数中的多数，甚至有时感染仅在幼儿间传播。初次感染多见于 5～12 岁小儿，但从抗体检查证明整个青少年期和成人期可以又有新的或反复感染，老年期达到顶峰，其中 70％～80％的血清为阳性反应。血清学流行病学调查显示学龄儿童抗体阳性率开始增加，青少年达 30％～45％，提示存在无症状感染。大约在 15 岁前感染率无性别差异。15 岁以后男性多于女性。流行周期为 6 个月到 2～3 年，有少数地方性流行报道。大概成年期感染多数是再感染，同时可能有多种感染。也有研究发现：多数家庭或集体成员中仅有一人出现 CP 感染，这说明不易发生传播。

在 CP 感染的症状期及无症状期均可由呼吸道检出 CP。已经证明在症状性感染后培养阳性的时间可长达 1 年，无症状性感染时常见抗体反应阳性。尚不清楚症状的存在是否会影响病原的传播。

与 CT 仅侵犯黏膜上皮细胞不同，CP 可感染包括巨噬细胞、外周血细胞、动脉血管壁内皮细胞及平滑肌在内的几种不同的细胞。CP 可在外周血细胞中存活并可通过血液循环及淋巴循环到达全身各部位。CP 感染后，细胞中有关炎细胞因子 IL-1、IL-8、IFN-α 等以及黏附因子 ICAM-1 表达增多，并可诱导白细胞向炎症部位趋化，既可有利于炎症反应的局部清除，同时也会造成组织的损伤。

（二）临床表现

青少年和年轻成人 CP 感染可以为流行性，也可为散发性，CP 以肺炎最常见。青少年中约 10％的肺炎、5％的支气管炎、5％的鼻窦炎和 1％的喉炎和 CP 感染有关。Saikku 等在菲律宾 318 名 5 岁以下的急性下呼吸道感染患儿中，发现 6.4％为急性 CP 感染，3.2％为既往感染。Hammerschlag 等对下呼吸道感染的患儿，经培养确定 5 岁以下小儿 CP 感染率为 24％，5～18 岁为 41％，最小的培养阳性者仅为 14 个月大。CP 感染起病较缓慢，早期多为上呼吸道感染症状，类似流行性感冒，常合并咽喉炎、声音嘶哑和鼻窦炎，无特异性临床表现。1～2 周后上感症状逐渐减轻而咳嗽逐渐加重，并出现下呼吸道感染征象，肺炎患儿症状轻到中等，包括发热、不适、头痛、咳嗽，常有咽炎，多数表现为咽痛、发热、咳嗽，以干咳为主，可出现胸痛、头痛.不适和疲劳。听诊可闻及湿啰音并常有喘鸣音。CP 肺炎临床表现相差悬殊，可从无症状到致死性肺炎。儿童和青少年感染大部分为轻型病例，多表现为上呼吸道感染和支气管炎，肺炎患儿较少。而成人则肺炎较多，尤其是在已有慢性疾病或 CP（TWAR）重复感染的老年患儿。CP 在免疫力低下的人群可引起重症感染，甚至呼吸衰竭。

CP 感染的潜伏期为 15～23d，再感染的患儿呼吸道症状往往较轻，且较少发展为肺炎。

与支原体感染一样，CP 感染也可引起肺外的表现，如结节性红斑、甲状腺炎、脑炎和 Gullain-Barre 综合征等。

CP 可激发哮喘患儿喘息发作,囊性纤维化患儿病情加重,有报道从急性中耳炎患儿的渗液中分离出 CP,CP 往往与细菌同时致病。有 2%～5%的儿童和成人可表现为无症状呼吸道感染,持续 1 年或 1 年以上。

(三)实验室检查

诊断 CP 感染的特异性诊断依据组织培养的病原分离和血清学检查。CP 在经亚胺环己酮处理的 HEP-2 和 HL 细胞培养基上生长最佳。标本的最佳取材部位为鼻咽后部,如检查 CT 那样用金属丝从胸腔积液中也分离到该病原。有报道经胰酶和(或)乙二胺四乙酸钠(ED-TA)处理后的标本 CP 培养的阳性率高。已有从胸腔积液中分离到 CP 的报道。

用荧光抗体染色可能直接查出临床标本中的衣原体,但不是非常敏感和特异。用 EIA 法可检测一些临床标本中的衣原体抗原,因 EIAs 采用的是多克隆抗体或属特异单克隆抗体,可同时检测 CP 和 CT。而微量免疫荧光法(MIF),可使用 CP 单一抗原,而不出现同时检测其他衣原体种。急性 CP 感染的血清学诊断标准为:

患儿 MIF 法双份血清 IgG 抗体滴度 4 倍或 4 倍以上升高或单份血清 IgG 抗体滴度≥1:512;和(或)IgM 抗体滴度≥1:16 或以上,在排除类风湿因子所致的假阳性后可诊断为近期感染;如果 IgG 抗体滴度≥1:16 但≤1:512 提示曾经感染。这一标准主要根据成人资料而定。肺炎和哮喘患儿的 CP 感染研究显示有 50%的测不到 MIF 抗体。不主张单独应用 IgG进行诊断。IgG 抗体滴度 1:16 或以上仅提示既往感染。IgA 或其他抗体水平需双份血清进行回顾分析才能进行诊断,不能提示既往持续感染。

MIF 和补体结合试验方法敏感性在各种方法不一致,CDC 建议应严格掌握诊断标准。

由于与培养的结果不一致,不主张血清酶联免疫方法进行 CP 感染诊断,有关 CP 儿童肺炎和哮喘儿童 CP 感染的研究发现,有 50%的儿童培养证实为 CP 感染,而并无血清学抗体发现。而且,单纯应用血清学方法不能进行临床微生物评价。

采用各种聚合酶链反应技术(PCR)如荧光定量 PCR 和 Nested PCR 等可早期快速并特异地进行 CP 感染的诊断,已有不少关于其应用并与培养和血清学方法进行对比的研究,有研究报道以 16SrRNA 特异靶序列为目的基因的荧光定量 PCR 方法诊断 CP 感染具有较好的特异性,操作较为简单,且能将标本中的病原体核酸量化。

(四)影像学表现

开始主要表现为单侧肺泡浸润,位于肺段和亚段,可见于两肺的任何部位,下叶及肺的周边部多见。以后可进展为双侧间质和肺泡浸润。胸部 X 线表现多较临床症状重。胸片示肺叶浸润影,并可有胸腔积液。

(五)诊断及鉴别诊断

临床表现上不能与 MP 等引起的非典型肺炎区分开来,听诊可发现啰音和喘鸣音,胸部影像常较患儿的临床表现重,可表现为轻度、广泛的或小叶浸润,可出现胸腔积液,可出现白细胞稍高和核左移,也可无明显的变化。培养是诊断 CP 感染的特异方法,最佳的取材部位是咽后壁标本,也可从痰、咽拭子、支气管灌洗液、胸腔积液等标本中取材进行培养。

CP 感染的表现与 MP 不好区分,CP 肺炎患儿常表现为轻到中度的全身症状,如发热、乏力、头痛、咳嗽、持续咽炎,也可出现胸腔积液和肺气肿,重症患儿常出现肺气肿。

MP 肺炎:多见于学龄儿童及青少年,婴幼儿也不少见,潜伏期 2～3 周,症状轻重不等,主要特点是持续剧烈咳嗽,婴幼儿可出现喘息,全身中毒症状相对较轻,可伴发多系统、多器官损害,X 线所见远较体征显著,外周血白细胞数大多数正常或增高,血沉增快,血清特异性抗体测定有诊断价值。

(六)治疗

与肺炎支原体肺炎相似,但不同之处在于治疗的时间要长,以防止复发和清除存在于呼吸道的病原体。体外药物敏感试验显示四环素、红霉素及一些新的大环丙酯类(阿奇霉素和克拉红霉素)和喹诺酮类(氧氟沙星)抗生素有活性。对磺胺类耐药。首选治疗为红霉素,新生儿和婴儿的用量为红霉素每日 40mg/kg,疗程 2～3 周,一般用药 24～48h 体温下降,症状开始缓解。有报道单纯应用一个疗程,部分病例仍可复发,如果无禁忌,可进行第二疗程治疗。也可采用克拉霉素和阿奇霉素治疗,其中阿奇霉素的疗效要优于克拉霉素,用法为克拉霉素疗程 21d,阿奇霉素疗程 5d,也可应用利福平、罗红霉素、多西环素进行治疗。

有研究发现,选用红霉素治疗 2 周,甚至四环素或多西环素治疗 30d 者仍有复发病例。可能需要 2 周以上长期的治疗,初步资料显示 CP 肺炎患儿服用红霉素悬液 40～50mg/(kg·24h),连续 10～14d,可清除鼻咽部病原的有效率达 80% 以上。克拉霉素每日 10mg/kg,分 2 次口服,连续 10d,或阿奇霉素每日 10mg/kg,口服 1d,第 2～5 日阿奇霉素每日 5mg/kg,对肺炎患儿的鼻咽部病原的清除率达 80% 以上。

(七)预后

CP 感染的复发较为常见,尤其抗生素治疗不充分时,但较少累及呼吸系统以外的器官。有再次治疗出现持续咳嗽的患儿。

(八)预防

CP 肺炎按一般呼吸道感染预防即可。

三、鹦鹉热衣原体肺炎

鹦鹉热衣原体(Chlamydia psittaci,CPs),CPs 和 CT 沙眼衣原体仅有 10% 的 DNA 同源。可通过 CPs 包涵体不含糖原、包涵体形态和对磺胺类药物的敏感性与 CT 沙眼衣原体相鉴别。CPs 有多个不同的种,可感染大多数的鸟类和包括人在内的哺乳动物,目前认为 CPs 菌株至少有 5 个生物变种,单克隆抗体测定显示鸟生物变种至少有 4 个血清型,其中鹦鹉和火鸡血清型是美国鸟类感染的最重要血清型。

(一)发病机制

虽然原先命名为鹦鹉热(psittacosis),实际上所有的鸟类,包括家鸟和野鸟均是 CPs 的天然宿主。对人类威胁最大的是家禽加工厂(特别是火鸡加工厂)、饲养鸽子和笼中宠鸟。近几年在美国通过对家禽喂含四环素的饲料和对进口鸟在检疫期用四环素治疗,这种感染率已经降低。这种病原体可存在于鸟排泄物、血、腹腔脏器和羽毛内。引起人类感染的主要机制大概是由于吸入干的排泄物;吸入粪便气溶胶、粪尘和含病原的动物分泌物是感染的主要途径。作为感染源的鸟类可无症状或表现拒食、羽毛竖立、无精打采和排绿水样便。受染的鸟类可以是无症状或仅有轻微症状,但在感染后仍能排菌数月。易患鹦鹉热的高危人群包括养鸟者、鸟类的爱好者、宠物店的工作人员。人类感染常见于长期或密切接触者,但有报道称约 20% 的鹦鹉热患儿无鸟类接触史。但是在家禽饲养场发生鹦鹉热流行时,也有仅接触死家禽、切除死禽内脏者发病。已有报道人类发生反复感染者可持续携带病原体达 10 年之久。

鹦鹉热几乎只是成人的疾病,可能因为小儿接触鸟类或加工厂或在家庭内接触的可能性较少。

病原体吸入呼吸道,经血液循环侵入肝、脾等单核-吞噬细胞系统,在单核吞噬细胞内繁殖后,再血行播散至肺和其他器官。肺内病变常开始于肺门区域,血管周围有炎症反应,并向周围扩散小叶性和间质性肺炎,以肺叶或肺段的下垂部位最为明显,细支气管及支气管上皮引起脱屑和坏死。早期肺泡内充满中性粒细胞及水肿渗出液,不久即被多核细胞所代替,病变部位可产生实变及少量出血,肺实变有淋巴细胞浸润,可出现肺门淋巴结肿大。有时产生胸膜炎症反应。肝脏可出现局部坏死,脾常肿大,心、肾、神经系统以及消化道均可受累产生病变。

有猜测存在人与人之间的传播,但尚未证实。

（二）临床表现

鹦鹉热既可以是呼吸道感染,也可以是以呼吸系统为主的全身性感染。儿童鹦鹉热的临床表现可从无症状感染到出现肺炎、多脏器感染不等。潜伏期平均为 15d,一般为 5～2ld,也可长达 4 周。起病多隐匿,病情轻时如流感样,也可突然发病,出现发热、寒战、头痛、出汗和其他许多常见的全身和呼吸道症状,如不适无力、关节痛、肌痛、咯血和咽炎。发热第一周可达 40℃ 以上,伴寒战和相对缓脉,常有乏力,肌肉关节痛,畏光鼻出血,可出现类似伤寒的玫瑰疹,常于病程 1 周左右出现咳嗽,咳嗽多为干咳,咳少量黏痰或痰中带血等。肺部很少有阳性体征,偶可闻及细湿啰音和胸膜摩擦音,双肺广泛受累者可有呼吸困难和发绀。躯干部皮肤可见一过性玫瑰疹。严重肺炎可发展为谵妄、低氧血症甚至死亡。头痛剧烈,可伴有呕吐,常被疑诊为脑膜炎。

（三）实验室检查

白细胞常不升高,可出现轻度白细胞升高,同时可有门冬氨酸氨基转移酶(谷丙转氨酶)、碱性磷酸酶和胆红素增高。

有报道称 25% 的鹦鹉热患儿存在脑膜炎,其中半数脑脊液蛋白增高(400～1135mg/L),未见脑脊液中白细胞增加。

（四）影像学表现

CPs 肺炎胸片常有异常发现,肺部主要表现为不同程度的肺部浸润,如弥散性支气管肺炎或间质性肺炎,可见由肺门向外周放射的网状或斑片状浸润影,多累及下叶,但无特异性。单侧病变多见,也可双侧受累,肺内病变吸收缓慢,偶见大叶实变或粟粒样结节影及胸膜渗出。可出现胸腔积液。肺内病变吸收缓慢,有报道称治疗 7 周后有 50% 的患儿病灶不能完全吸收。

（五）诊断

由于临床表现各异,鹦鹉热的诊断困难。与鸟类的接触史非常重要,但 20% 的鹦鹉热患儿接触史不详。尚无人与人之间传播的证据。出现高热、严重头痛和肌痛症状的肺炎患儿,结合患儿有鸟接触史等阳性流行病学资料和血清学检查确定诊断。

从胸腔积液和痰中可培养出病原体,CPs 与 CP、CT 的培养条件是相同的,由于其潜在的危险,鹦鹉热衣原体除研究性实验室外一般不能培养。

实验室检查诊断多数是靠特异性补体结合性抗体检测。特异性补体结合试验或微量免疫荧光试验阳性,恢复期(发病第 2～3 周)血清抗体效价比急性期增高 4 倍或单次效价为 1：32 或以上即可确定诊断。诊断的主要方法是血清补体结合试验,是种特异性的。

补体结合(complement fixation,CF)抗体试验不能区别是 CP 还是 CPs,如小儿抗体效价增高,更多可能是 CP 感染的血清学反应。

CDC 认为鹦鹉热确诊病例需要符合临床疾病过程、鸟类接触病史,采用以下 3 种方法进行确定:呼吸道分泌物病原学培养阳性;相隔 2 周血 CF 抗体 4 倍上升或 MIF 抗体 4 倍以上升高;MIIF 单份血清 IgM 抗体滴度大于或等于 16。

可疑病例必须在流行病学上与确诊病例密切相关,或症状出现后单份 CF 或 MIF 抗体在 1：32 以上。

由于 MIF 也用于诊断 CP 感染,用 MIF 检测可能存在与其他衣原体种或细菌感染间的交叉反应,早期针对鹦鹉热采用四环素进行治疗,可减少抗体反应。

(六)鉴别诊断

1.MP 肺炎

MP 肺炎多见于学龄儿童及青少年,婴幼儿也不少见,潜伏期 2～3 周,症状轻重不等,主要特点是持续剧烈咳嗽,婴幼儿可出现喘息,全身中毒症状相对较轻,可伴发多系统、多器官损害,X 线所见远较体征显著,外周血白细胞数大多数正常或增高,血沉增快,血清特异性抗体测定有诊断价值。

2.结核病

小儿多有结核病接触史,起病隐匿或呈现慢性病程,有结核中毒症状,肺部体征相对较少,X 线所见远较体征显著,不同类型结核有不同特征性影像学特点,结核菌素试验阳性、结核菌检查阳性,可较早出现全身结核播散病灶等明确诊断。

3.真菌感染

不同的真菌感染的临床表现多样,根据患儿有无免疫缺陷等基础疾患、长期应用抗生素、激素等病史、肺部影像学特征、病原学组织培养、病理等检查,经试验和诊断性治疗明确诊断。

(七)治疗

CPs 对四环素、氯霉素和红霉素敏感,但不主张四环素在 8 岁以下小儿应用。新生儿和婴儿的用量为红霉素每日 40mg/kg,疗程 2～3 周。也有采用新型大环内酯类抗生素,应注意鹦鹉热的治疗显效较慢,发热等临床症状一般要在 48～72h 方可控制,有报道红霉素和四环素这两种抗生素对青少年的用量为每日 2g,用 7～10d 或热退后继续服用 10d。复发者可进行第 2 个疗程,发生呼吸衰竭者,需氧疗和进一步机械呼吸治疗。

多西环素 100mg qid 或四环素 500mg qid 在体温正常后再继续服用 10～14d,对危重患儿可用多西环素 4.4mg/(kg·d)每 12h 口服 1 次,每日最大量是 100mg。对 9 岁以下不能用四环素的小儿,可选用红霉素 500mg qid。由于初次感染往往并不能产生长久的免疫力,有治疗 2 个月后病情仍复发的报道。

（八）预后

鹦鹉热患儿应予隔离，痰液应进行消毒；应避免接触感染的鹦鹉等鸟类或禽类可预防感染；加强国际进口检疫和玩赏鸟类的管理。未经治疗的病死率为 15%～20%，若经适当治疗的病死率可降至 1% 以下，严重感染病例可出现呼吸衰竭，有报道孕妇感染后可出现胎死宫内。

（九）预防

病原体对大多数消毒剂、热等敏感，对酸和碱抵抗。严格鸟类管理，应用鸟笼，并避免与病鸟接触；对可疑鸟类分泌物应进行消毒处理，并对可疑鸟隔离观察 30～45d；对眼部分泌物多、排绿色水样便或体重减轻的鸟类应隔离；避免与其他鸟类接触，不能买卖。接触的人应严格防护，穿隔离衣，并戴 N95 型口罩。

第九节　支原体肺炎

一、病因

支原体是细胞外寄生菌，属暗细菌门、柔膜纲、支原体目、支原体科（Ⅰ、Ⅱ）、支原体属（Ⅰ、Ⅱ）。支原体广泛寄居于自然界，迄今已发现支原体有 60 余种，可引起动物、人、植物等感染。支原体的大小介于细菌与病毒之间，是能独立生活的病原微生物中最小者，能通过细菌滤器，需要含胆固醇的特殊培养基，在接种 10d 后才能出现菌落，菌落很小，病原直径为 125～150nm，与黏液病毒的大小相仿，含 DNA 和 RNA，缺乏细胞壁，呈球状、杆状、丝状等多种形态，革兰染色阴性。目前肯定对人致病的支原体有 3 种，即肺炎支原体（mycoplasma pneumoniae，MP）、解脲支原体及人型支原体。其中肺炎支原体是人类原发性非典型肺炎的病原体。

二、流行病学

MP 是儿童时期肺炎或其他呼吸道感染的重要病原之一。本病主要通过呼吸道飞沫传染。全年都有散发感染，秋末和冬初为发病高峰季节，每 2～6 年可在世界范围内同时发生流行。MP 感染的发病率各地报道差异较大，一般认为 MP 感染所致的肺炎在肺炎总数中所占的比例可因年龄、地区、年份以及是否为流行年而有所不同。

三、发病机制

（一）直接损害

肺炎支原体缺乏细胞壁，且没有其他与黏附有关的附属物，故其依赖自身的细胞膜与宿主靶细胞膜紧密结合。当肺炎支原体侵入呼吸道后，借滑行运动定位于纤毛毡的隐窝内，以其尖端特殊结构（即顶器）牢固的黏附于呼吸道黏膜上皮细胞的神经氨酸受体上，抵抗黏膜纤毛的清除和吞噬细胞的吞噬。与此同时，MP 会释放有毒代谢产物，如氨、过氧化氢、蛋白酶及神经毒素等，从而造成呼吸道黏膜上皮的破坏，并引起相应部位的病变，这是 MP 的主要致病方式。P1 被认为是肺炎支原体的主要黏附素。

（二）免疫学发病机制

人体感染 MP 后体内先产生 IgM,后产生 IgG、SIgA。由于 MP 膜上的甘油磷脂与宿主细胞有共同抗原成分,感染后可产生相应的自身抗体,形成免疫复合物,如在出现心脏、神经系统等并发症的患儿血中,可测到针对心肌、脑组织的抗体。另外,人体感染 MP 后炎性介质、酸性水解酶、中性蛋白水解酶和溶酶体酶、氧化氢等产生增加,导致多系统免疫损伤,出现肺及肺外多器官损害的临床症状。

肺炎支原体多克隆激活 B 淋巴细胞,产生非特异的与支原体无直接关联的抗原和抗体,如冷凝集素的产生。比较而言,肺炎支原体引起非特异性免疫反应比特异的免疫反应明显。

由于肺炎支原体与宿主细胞有共同抗原成分,可能会被误认为是自身成分而允许寄生,逃避了宿主的免疫监视,不易被吞噬细胞摄取,从而得以长时间寄居。

肺炎支原体肺炎的发病机制尚未完全阐明,目前认为肺炎支原体的直接侵犯和免疫损伤均存在,是二者共同作用的结果,但损害的严重程度及作用时间长短不清。

四、病理表现

支原体肺炎主要病理表现为间质性肺炎和细支气管炎,有些病例病变累及肺泡。局部黏膜充血、水肿、增厚,细胞膜损伤,上皮细胞纤毛脱落,有淋巴细胞、嗜酸性粒细胞、中性粒细胞、巨噬细胞浸润。

五、临床表现

潜伏期为 2～3 周,高发年龄为 5 岁以上,婴幼儿也可感染,目前认为肺炎支原体感染有低龄化趋势。起病一般缓慢,主要症状为发热、咽痛和咳嗽。热度不一,可呈高热、中等度热或低热。咳嗽有特征性,病程早期以干咳为主,呈阵发性,较剧烈,类似百日咳,影响睡眠和活动。后期有痰,黏稠,偶含少量血丝。

支原体感染可诱发哮喘发作,一些患儿伴有喘息。若合并中等量以上胸腔积液,或病变广泛尤其以双肺间质性浸润为主时,可出现呼吸困难。婴幼儿的临床表现可不典型,多伴有喘鸣和呼吸困难,病情多较严重,可发生多系统损害。肺部体征少,可有呼吸音减低,病程后期可出现湿性啰音,肺部体征与症状以及影像学表现不一致,为支原体肺炎的特征。我们在临床上发现,肺炎支原体可与细菌、病毒混合感染,尤其是与肺炎链球菌、流感嗜血杆菌、EB 病毒等混合感染,使病情加重。

六、影像学表现

（一）胸部 X 线

1.间质病变为主

局限性或普遍性肺纹理增浓,边界模糊有时伴有网结状阴影或较淡的斑点阴影,或表现单侧或双侧肺门阴影增大,结构模糊,边界不清,可伴有肺门周围斑片阴影。

2.肺泡浸润为主

病变的大小形态差别较大,以节段性浸润常见,其内可夹杂着小透光区,形如支气管肺炎。也可呈肺段或大叶实变,发生于单叶或多叶,可伴有胸膜积液。

3.混合病变

同时有上两型表现。

(二)胸部 CT

由于支原体肺炎的组织学特征是急性细支气管炎,胸部 CT 除上述表现外,可见网格线影、小叶中心性结节、树芽征以及支气管管壁增厚、管腔扩张。树芽征表现反映了有扩大的小叶中心的细支气管,它们的管腔为黏液、液体所嵌顿。在 HRCT 上除这些征象外,还可见马赛克灌注、呼气时空气潴留的气道阻塞。

重症支原体肺炎可发生坏死性肺炎,胸部 CT 强化扫描后可显示坏死性肺炎。影像学完全恢复的时间长短不一,有的肺部病变恢复较慢,病程较长,甚至发生永久性损害。国外文献报道以及临床发现,在相当一部分既往有支原体肺炎病史的儿童中,HRCT 上有提示为小气道阻塞的异常表现,包括马赛克灌注、支气管扩张、支气管管壁增厚、血管减少,呼气时空气潴留,病变多累及两叶或两叶以上,即遗留 BO 或单纯支气管扩张征象,其部位与全部急性期时胸片所示的浸润区位置一致,这些异常更可能发生于支原体抗体滴度较高病例。

(三)难治性或重症支原体肺炎

根据研究者病例资料分析,肺炎支原体肺炎的临床表现、病情轻重、治疗反应以及胸部 X 线片表现不一。一些病例发病即使早期应用大环内酯类抗生素治疗,体温持续升高,剧烈咳嗽,胸部 X 线片示一个或多个肺叶高密度实变、不张或双肺广泛间质性浸润,常合并中量胸腔积液,支气管镜检查发现支气管内黏稠分泌物壅塞,或伴有坏死黏膜,病程后期亚段支气管部分或完全闭塞,致实变、肺不张难于好转,甚至出现肺坏死,易遗留闭塞性细支气管炎和局限性支气管扩张。双肺间质性改变严重者可发生肺损伤和呼吸窘迫,并可继发间质性肺炎。这些病例为难治性或重症支原体肺炎。

(四)肺外并发症

1.神经系统疾病

在肺炎支原体感染的肺外并发症中,无论国内国外,报道最多的为神经系统疾病。发生率不明。与肺炎支原体感染相关的神经系统疾病可累及大脑、小脑、脑膜、脑血管、脑干、脑神经、脊髓、神经根、周围神经等,表现有脑膜脑炎、急性播散性脑脊髓膜炎、横断性脊髓炎、无菌性脑膜炎、周围神经炎、吉兰-巴雷综合征、脑梗死、Reye 综合征等。我们在临床发现,肺炎支原体感染引起的脑炎最常见。近期我们收治 1 例肺炎支原体肺炎合并胸腔积液患儿,发生右颈内动脉栓塞,导致右半侧脑组织全部梗死,国外有类似的病例报道。神经系统疾病可发生于肺炎支原体呼吸道感染之前、之中、之后,少数不伴有呼吸道感染而单独发生。多数病例先有呼吸道症状,相隔 1~3 周出现神经系统症状。临床表现因病变部位和程度不同而异,主要表现为发热、惊厥、头痛、呕吐、神志改变、精神症状、脑神经障碍、共济失调、瘫痪、舞蹈—手足徐动等。脑脊液检查多数正常,异常者表现为白细胞升高、蛋白升高、糖和氯化物正常,类似病毒性脑炎。脑电图可出现异常。CT 和 MRI 多数无明显异常。病情轻重不一,轻者很快缓解,重者可遗留后遗症。

2.泌尿系统疾病

在与肺炎支原体感染相关的泌尿系统疾病中,最常见的为急性肾小球肾炎综合征,类似链球菌感染后急性肾小球肾炎,表现为血尿、蛋白尿、水肿、少尿、高血压,血清补体可降低。与链球菌感染后急性肾小球肾炎相比,潜伏期一般较短,血尿恢复快。文献认为与肺炎支原体感染相关的肾小球肾炎的发生率有升高趋势,预后与其病理损害有关,病理损害重,肾功能损害也重,病程迁延,最终可进展为终末期肾衰竭。病理类型可多种多样,有膜增生型、系膜增生型、微小病变型等。肺炎支原体感染也可引起 IgA 肾病,小管性—间质性肾炎,少数患儿可引起急性肾衰竭。

3.心血管系统疾病

肺炎支原体感染可引起心肌炎和心包炎,甚至心功能衰竭。常见的表现为心肌酶谱升高、心律失常(如传导阻滞、室性期前收缩等)。肺炎支原体肺炎可合并川崎病或肺炎支原体感染单独引起川崎病,近年来有关肺炎支原体感染与川崎病的关系已引起国内的关注。此外,肺炎支原体肺炎可引起心内膜炎,我们曾收治肺炎支原体肺炎合并心内膜炎的患儿,心内膜出现赘生物。

4.血液系统

以溶血性贫血多见。另外,也可引起血小板数减少、粒细胞减少、再生障碍性贫血、凝血异常,出现脑、肢体动脉栓塞以及 DIC。国外文献有多例报道肺炎支原体感染合并噬血细胞综合征.类传染性单核细胞增多症。由于目前噬血细胞综合征、传染性单核细胞增多症的发病率有增多趋势,除与病毒感染相关外,肺炎支原体感染的致病作用不容忽视。由于肺炎支原体可与EB 病毒混合感染,当考虑肺炎支原体为传染性单核细胞增多症的病因时,应慎重。

5.皮肤黏膜表现

皮疹多见,形态多样,有红斑、斑丘疹、水疱、麻疹样或猩红热样丘疹、荨麻疹及紫癜等,但以斑丘疹和疱疹为多见,常发生在发热期和肺炎期,持续 1～2 周。最严重的为 Stevens-Johnson 综合征。

6.关节和肌肉病变

表现为非特异性肌痛、关节痛、关节炎。非特异性肌痛多为腓肠肌疼痛。有时关节痛明显,关节炎以大中关节多见,可游走。

7.胃肠道系统

可出现腹痛、腹泻、呕吐、肝损害。肺炎支原体肺炎引起的肝功能损害较常见,经保肝治疗,一般能恢复,目前尚未见肝坏死的报道。也可引起上消化道出血、胰腺炎、脾大。

七、实验室检查

目前国内外采用的 MP 诊断方法主要包括经典的培养法、血清学抗体检测和核酸检测方法。

MP 的分离培养和鉴定可客观反映 MP 感染的存在,作为传统的检测手段,至今仍是支原体鉴定的金标准。其缺点是费时耗力,由于 MP 对培养条件要求苛刻,生长缓慢,做出判定需3～4 周。当标本中 MP 数量极少、培养基营养标准不够或操作方法不当时,均会出现假阴性。由于 MP 培养困难、花费时间长,多数实验室诊断均采用血清学方法,如补体结合试验(complement fixation test,CFT 或 CF)、颗粒凝集试验(particle agglutination test,PAT 或 PA)、间接血凝试验(indirect hemagglutination test,IHT)和不同的 ELISA 法等。近年多采用颗粒凝集法(PA)测定 MP 抗体,值得注意其所测得的抗体 90% 为 MP IgM,但也包含了 10% 左右的MPIgG,PA 法阳性为滴度＞1:80。除 MPIgM 外还可检测 MPIgA 抗体,其出现较 IgM 稍晚,但持续时间长,特异性强,测定 MPIgA 可提高 MP 感染诊断的敏感性和特异性。

PCR 的优点在于可检测经过处理用于组织学检测的组织,或已污染不能进行分离培养的组织。只需一份标本,1d 内可完成检测,与血清学方法比较,可检测更早期的感染,并具有高敏感性的优势,检测标本中的支原体无须是活体。已有报道将实时 PCR(real time PCR)技术应用于 MP 感染诊断,该技术将 PCR 的灵敏性和探针杂交的特异性合二为一,是目前公认的准确性和重现性最好的核酸分子技术。Matezou 等应用此方法在痰液中检测 MP,发现 22% MPIgM 阴性的 MP 感染病例。有学者认为如果将实时 PCR 和 EIA 检测 MPIgM 相结合,则在 MP 感染急性期可达到 83% 阳性检出率。Daxboeck 等对 29 例 MP 感染致 CAP 患儿的血清用实时 PCR 技术与常规 PCR 技术做对比研究显示:所有标本常规 PCR 均阴性,但实时 PCR 检出 15 例 MP 感染(52% 阳性检出率),该研究不仅证明实时 PCR 的敏感性,更对传统观念做了修正,即 MP 感染存在支原体血症。

八、诊断

血清 IgG 抗体呈 4 倍以上升高或降低,同时 MP 分离阳性者,有绝对诊断意义。血清 IgM 抗体阳性伴 MP 分离阳性者,也可明确 MP 感染诊断。如仅有 4 倍以上抗体改变或下降至原来的 1/4,或 IgM 阳性(滴度持续>1∶160),推测有近期感染,应结合临床表现进行诊断。目前国内在阳性标准上并不统一,这直接影响到对 MP 流行病学的评估和资料间比较。

九、鉴别诊断

(一)细菌性肺炎

重症支原体肺炎患儿影像学表现为大叶实变伴胸腔积液,外周血中性粒细胞升高,CRP 明显升高,与细菌性肺炎难于鉴别。支原体肺炎的肺泡炎症与间质炎症常混合存在,即在大片实变影周围或对侧有网点状、网结节状阴影,常有小叶间隔增厚、支气管血管束增粗和树芽征等间质性改变,这在细菌性肺炎少见。另外,支原体肺炎的胸腔积液检查常提示白细胞轻度升高,以淋巴细胞为主。病原学检查如支原体抗体阳性,痰液和胸腔积液细胞培养是可靠的鉴别诊断依据。

(二)肺结核

浸润型肺结核见于年长儿,临床表现为发热、咳嗽,肺部体征不多,重者可出现肺部空洞和支气管播散。支气管播散表现为小叶中心结节、树芽征、支气管壁增厚、肺不张等征象。由于浸润型肺结核和支原体肺炎的发病年龄、临床和影像表现相似,二者易混淆。鉴别点如下:浸润型肺结核出现支气管播散表现病程相对较长,起病缓慢,浸润阴影有空洞形成。支原体肺炎支原体抗体阳性,而浸润型肺结核 PPD 皮试阳性、痰液结核分枝杆菌检查阳性。支原体肺炎经大环内酯类抗生素有效。另外,因支原体肺炎可引起肺门淋巴结肿大,易误诊为原发性肺结核,但原发性肺结核除肺门淋巴结肿大外,往往伴有气管或支气管旁淋巴结肿大,并彼此融合、PPD 皮试阳性。支原体肺炎也可引起双肺类似粟粒样阴影,易误诊为急性血行播散型肺结核,但支原体肺炎粟粒阴影的大小、密度、分布不均匀,肺纹理粗乱、增多或伴网状阴影,重要的鉴别依据仍是 PPD 皮试、支原体抗体检测以及对大环内酯类抗生素的治疗反应。

十、后遗症

国外文献报道,支原体肺炎后可以导致长期的肺部后遗症,如支气管扩张、肺不张、闭塞性细支气管炎(bronchiolitis obliterans,BO)、闭塞性细支气管炎伴机化性肺炎(bronchiolitis obliterans organizing pneumonia,BOOP)、单侧透明肺、肺间质性纤维化。

十一、治疗

小儿 MPP 的治疗与一般肺炎的治疗原则基本相同,宜采用综合治疗措施。包括一般治疗、对症治疗、抗生素、糖皮质激素等。

(一)抗生素

大环内酯类抗生素、四环素类抗生素、氟喹诺酮类等,均对支原体有效,但儿童主要使用的是大环内酯类抗生素。

大环内酯类药物中的红霉素仍是治疗 MP 感染的主要药物,红霉素对消除支原体肺炎的症状和体征明显,但消除 MP 效果不理想,不能消除肺炎支原体的寄居。常用为 50mg/(kg·d),轻者可分次口服,重症可考虑静脉给药,疗程一般主张不少于 2～3 周,停药过早易于复发。红霉素对胃肠道刺激大,并可引起血胆红素及转氨酶升高,以及有耐药株产生的报道。

近年来使用最多的不是红霉素而是阿奇霉素,阿奇霉素在人的细胞内浓度高而在细胞外浓度低。阿奇霉素口服后 2～3h 达血药峰质量浓度,生物利用率为 37%,具有极好的组织渗透性,组织水平高于血药浓度 50～100 倍,而血药浓度只有细胞内水平的 1/10,服药 24h 后巨噬细胞内阿奇霉素水平是红霉素的 26 倍,在中性粒细胞内为红霉素的 10 倍。其剂量为 10mg/(kg·d),1 次/d。文献中有许多关于治疗 MPP 的疗效观察文章,有学者认为红霉素优于阿奇霉素;有学者认为希舒美(阿奇霉素)可代替红霉素静脉滴注;有学者认为克拉霉素在疗程、依从性、不良反应上均优于阿奇霉素;也有学者认为与红霉素比较,阿奇霉素可作为治疗 MPP 的首选药物,但目前这些观察都不是随机、双盲、对照研究,疗效标准几乎都是临床症状的消失,无病原清除率的研究。

(二)肾上腺糖皮质激素的应用

目前认为在支原体肺炎的发病过程中,有支原体介导的免疫损伤参与,因此,对重症 MP 肺炎或肺部病变迁延而出现肺不张、支气管扩张或有肺外并发症者,可应用肾上腺皮质激素治疗。根据国外文献以及临床总结,糖皮质激素在退热、促进肺部实变吸收,减少后遗症方面有一定作用。可根据病情,应用甲泼尼龙、氢化可的松、地塞米松或泼尼松。

(三)支气管镜治疗

根据临床观察,支原体肺炎病程中呼吸道分泌物黏稠,支气管镜下见黏稠分泌物阻塞支气管,常合并肺不张。因此,有条件者,可及时进行支气管镜灌洗。

(四)肺外并发症的治疗

目前认为并发症的发生与免疫机制有关。因此,除积极治疗肺炎、控制 MP 感染外,可根据病情使用激素,针对不同并发症采用不同的对症处理办法。

第十节　支气管哮喘

支气管哮喘简称哮喘,是儿童时期最常见的呼吸道慢性疾病之一,是由嗜酸性粒细胞、肥大细胞和 T 淋巴细胞等多种炎性细胞参与的气道慢性炎症。这种炎症使易感者对各种激发因子具有气道高反应性,并可引起气道缩窄。近 10 年来儿童哮喘的发病率有增加的趋势,且趋向于婴幼儿期起病。

一、诊断

(一)病史

发病诱因本病是一种多基因遗传病,其中过敏体质与本病关系密切,应询问患儿既往有无婴儿湿疹、过敏性鼻炎、食物或药物过敏史及家族史。有无接触或吸入变应原,近十几年调查表明,变应原排在前 6 位的是螨、室内尘土、棉絮、真菌、烟和花粉。呼吸道感染、气候变化也是哮喘的诱发因素。

(二)临床表现

1.先兆期表现

常有胸闷、咳嗽、喷嚏、鼻塞、流涕、鼻痒、咽痒、眼痒和流泪等。

2.发作期表现

婴幼儿起病常较缓慢,年长儿多呈急性过程。发病时往往先有刺激性干咳,接着可咳大量白黏痰,伴有呼气性呼吸困难和哮吼声,出现烦躁不安或被迫坐位,咳喘剧烈时还可出现腹痛。哮喘发作以夜间更为严重,可自行或经治疗缓解。若哮喘急剧严重发作,经合理应用拟交感神经药物仍不能在 24h 内缓解,称为哮喘持续状态。随病情变化,患儿由呼吸困难的挣扎状态转为软弱、咳嗽无力、血压下降,出现发绀,甚至死于急性呼吸衰竭。

(三)体格检查

胸廓饱满,呈吸气状,叩诊呈过清音,听诊全肺布满哮鸣音。重症患儿呼吸困难加重时,呼吸音可明显减弱,哮鸣音随之消失。病程长而反复发作者可出现桶状胸,伴营养障碍和生长发育落后。

(四)辅助检查

1.变应原检查

目的在于发现和明确诱发哮喘的原因,以便在日常生活中避免与之接触,以防哮喘发作。

2.激发试验

对于症状与哮喘一致,但肺功能检查正常的患儿,乙酰胆碱和组胺的气道反应性测定或运动激发试验有助于确定哮喘诊断。

3.肺功能测定

哮喘患儿用力肺活量(FVC)和一秒用力呼气容积(FEV_1)降低,FEV_1/FVC 减低,PEFR 减低,肺功能残气量(FRC)增加。

4.测定气道炎症的无创性标志物

可以通过检查自发生成痰液中或高渗盐水诱发痰液中的嗜酸细胞和异染细胞来评估与哮喘相关的气道炎症。

5.其他检查

胸部 X 线片显示肺过度充气;血嗜酸性粒细胞增多($0.05\sim0.15$)或绝对值增多($>300\times10^6$/L);T 淋巴细胞亚群包括 Th_1/Th_2 测定;嗜碱性粒细胞脱颗粒试验;嗜碱性粒细胞计数等。有些检查虽可符合哮喘诊断,但无特异性。

二、诊断标准

(一)婴幼儿哮喘诊断标准

(1)年龄<3岁,喘息发作$\geqslant3$次。

(2)发作时双肺闻及呼气相哮鸣音,呼气相延长。

(3)具有特应性体质.如过敏性湿疹、过敏性鼻炎等。

(4)父母有哮喘病等过敏史。

(5)除外其他引起喘息的疾病。

凡具有以上第(1)(2)(3)条即可诊断哮喘。如喘息发作 2 次,并具有第(2)(5)条,诊断为可疑哮喘或喘息性支气管炎。如同时具有第(3)(5)条时,可考虑给予哮喘治疗性诊断。

(二)3 岁以上儿童哮喘诊断标准

(1)年龄$\geqslant3$岁,喘息呈反复发作者或可追溯与某种变应原或刺激因素有关。

(2)发作时双肺闻及以呼气相为主的哮鸣音,呼气相延长。

(3)支气管舒张药有明显的疗效。

(4)除外其他引起喘息、胸闷和咳嗽的疾病。

对各年龄组疑似哮喘同时肺部有哮鸣音者,可做以下任何一项支气管舒张试验。

(1)用 β_2 受体激动剂的气雾剂或溶液雾化吸入。

(2)0.1%肾上腺素 0.01mL/kg 皮下注射,每次最大量不超过 0.3mL。在做以上任何一项试验后 15min,如果喘息明显缓解及肺部哮鸣音明显减少,或一秒钟用力呼气容积(FEV_1)上升率$\geqslant15\%$,支管舒张试验阳性,可作哮喘诊断。

(三)咳嗽变异性哮喘诊断标准(年龄不分大小)

(1)咳嗽持续或反复发作>1个月,常在夜间或清晨发作、痰少、运动后加重,临床无感染征象,或经较长期抗生素治疗无效。

(2)用支气管扩张药可使咳嗽发作缓解(基本诊断条件)。

(3)有个人过敏史或家族过敏史,变应原试验阳性可作辅助诊断。

(4)气道呈高反应性特征,支气管激发试验阳性可作辅助诊断。

(5)除外其他原因引起的慢性咳嗽。

三、在婴幼儿诊断中注意事项

(1)一些婴幼儿发病的最初症状是反复或持续性咳嗽,或在呼吸道感染时伴有喘息,经常被误诊为支气管炎、喘息性支气管炎或肺炎,因此,应用抗生素或镇咳药物治疗无效,此时给予抗哮喘药物治疗是有效的,具有以上特点的婴幼儿可以考虑沿用"婴幼儿哮喘"的诊断名称。

（2）如果患儿的"感冒"反复地发展到下呼吸道,持续 10d 以上,使用抗哮喘药物治疗后才好转,则应考虑哮喘。

（3）目前婴幼儿喘息常分为 2 种类型:有特应性体质(如湿疹),其喘息症状常持续整个儿童期直至成人。无特应性体质及特应性家族史,反复喘息发作与急性呼吸道病毒感染有关,喘息症状通常在学龄前期消失。不论以上哪一类型的喘息均可增加支气管反应性,部分出现特应性炎症。至今尚无一种确切方法可以预测哪些患儿会有持续性喘息。由于 80% 以上的哮喘开始于 3 岁前,早期干预是有必要的。尽管一部分患儿存在过度应用抗哮喘药物的可能,但有效使用抗变应性炎症药物及支气管舒张药比应用抗生素能更好地缩短或减轻喘息的发作,亦符合儿童哮喘早期诊断和防治的原则。

四、鉴别诊断

(一)毛细支气管炎

毛细支气管炎主要是由呼吸道合胞病毒及副流感病毒感染所致,好发于 2～6 个月婴儿,常于冬春季流行。喘息是急性呼吸道感染最常见的症状,尤其以病毒感染为著。第 1 次婴幼儿喘息可能是毛细支气管炎,而 1 岁时出现多次喘息就可能是哮喘,如根据哮喘治疗有效,则有助于诊断。

(二)喘息性支气管炎

喘息性支气管炎发生在 3 岁以内,临床表现为支气管炎伴喘息,常有发热、喘息,随炎症控制而消失,一般无呼吸困难,病程约 1 周。大部分到 4～5 岁时发作停止。现一般倾向如有典型呼气相喘息,发作 3 次,并除外其他引起喘息疾病,即可诊断为哮喘;如喘息发作 2 次,有特应性体质、家族哮喘病史、血清 IgE 升高,应及早进行抗哮喘治疗。许多国家已经取消此名称,我国的儿童哮喘常规将其纳入可疑哮喘。

(三)先天性喉喘鸣

先天性喉喘鸣是因喉部发育较差引起喉软骨软化,在吸气时喉部组织陷入声门而发生喘鸣及呼吸困难。于出生时或生后数天出现持续吸气性喘鸣,重者吸气困难,并有胸骨上窝及肋间凹陷。在俯卧位或被抱起时喘鸣有时可消失。喘鸣一般在 6 个月到 2 岁消失。

(四)异物吸入

异物吸入好发于幼儿及学龄前期,有吸入异物史,呛咳可有可无,有时胸部 X 线摄片检查无异常,应作吸气及呼气相透视或摄片,可有纵隔摆动,或由于一侧气体滞留而两肺透光度不一致。如 X 线检查阴性,仍不能除外异物,可作支气管镜检查。

(五)支气管淋巴结核

支气管淋巴结核可由肿大淋巴结压迫支气管或因结核病变腐蚀和侵入支气管壁导致部分或完全阻塞,出现阵发性痉挛性咳嗽伴喘息,常伴有疲乏,低热、盗汗、体重减轻。可做 PPD 及X 线检查、痰结核菌检查、测定血清抗体,疑有支气管内膜结核引起的气道阻塞应做支气管镜检。

(六)环状血管压迫

环状血管压迫为先天性畸形,多发生于主动脉弓处,有双主动脉弓或有环状血管畸形。由一前一后血管围绕气管和食管,随后两者又合并成降主动脉,某些病例右侧主动脉弓和左侧主动脉韧带形成一个环,前者压迫气管及食管。

(七)胃食管反流

多数婴儿进食后发生反流,食管黏膜有炎症改变,反流可引起反射性气管痉挛而出现咳嗽、喘息,可行吞钡 X 线检查,近年来用食管 24h pH 监测以助诊断。

(八)先天性气管畸形

如喉蹼、血管瘤、息肉等,先天性气道发育异常造成喉部狭窄,若喉部完全阻塞者生后可因窒息而死亡。如喉部部分阻塞,哭声减弱、声音嘶哑或失声,有吸气及呼气时呼吸困难及发绀。体检局部无炎症表现,喉镜检查可见喉蹼;对息肉及血管瘤,X 线检查及支气管镜检查有助诊断。

五、治疗

(一)治疗原则

坚持长期、持续、规范、个体化的治疗原则如下。

1.发作期

快速缓解症状、抗炎、平喘。

2.缓解期

长期控制症状、抗炎、降低气道高反应性、避免触发因素、自我保健。

(二)治疗方法

1.去除病因

避免接触变应原,积极治疗和清除感染病灶,去除各种诱发因素。

2.控制发作

主要是解痉和抗感染治疗,药物缓解支气管平滑肌痉挛,减轻气道黏膜水肿和炎症,减少黏痰分泌。

(1)拟肾上腺素类药物:β_2受体激动剂是目前临床应用最广的支气管舒张药。

短效 β_2 受体激动剂:常用的有沙丁胺醇和特布他林。

长效 β_2 受体激动剂:沙美特罗、福莫特罗、盐酸丙卡特罗、班布特罗。

目前推荐联合吸入糖皮质激素和长效 β_2 受体激动剂治疗哮喘,联合应用具有协同抗炎和平喘作用,可获得相当于(或优于)吸入加倍剂量的糖皮质激素时的疗效,并可以增加患儿的依从性、减少较大剂量糖皮质激素的不良反应,尤其适用于中重度哮喘患儿的长期治疗。

(2)茶碱类药物:不是舒张支气管的首选药物。重症患儿、24h 内未用过茶碱,首剂负荷量为 4～6mg/kg,加入葡萄糖注射液中 20～30min 静脉滴完,然后以 0.75～1mg/(kg·h)维持。年龄<2 岁及 6h 内用过茶碱或病史问不清是否用过茶碱制剂者,不给负荷剂量,而直接以 1mg/(kg·h)静脉滴注。长时间使用者,最好监测茶碱的血药浓度。

(3)抗胆碱能药物:临床应用以气雾剂及雾化吸入为主。异丙托溴铵气雾剂剂量为每揿 $20\mu g$,每次 1～2 揿,3～4 次/d。

(4)糖皮质激素:儿童吸入丙酸倍氯松或丁地去炎松每日 200～$400\mu g$ 是很大的安全剂量,重度年长儿亦可达 600～$800\mu g/d$,一旦病情控制、稳定则应降至常规吸入剂量。对于年幼儿哮喘及吸入定量气雾剂有困难或重症患儿可用丁地去炎松(普米克)悬液,0.5～1mg/次,1～2

次/d,可合用 β_2 激动剂及(或)抗胆碱类药物(异丙托溴铵)溶液一起雾化吸入。如病情能较快控制,则可停用平喘药,普米克悬液吸入可达数周至数月或更长时间,或酌情改用气雾剂吸入。吸入激素疗程偏长,达 1 年以上,现也有主张轻、中患儿疗程可达 3～5 年。

(5)硫酸镁:每次 0.1mL/kg 加 10%葡萄糖注射液 20mL 在 20min 内静脉滴注,1～3d,可连续使用 2～3d,能取得支气管解痉及镇静作用。

3.哮喘持续状态的处理

可选用吸氧及药物等治疗。

(1)吸氧:所有危重哮喘患儿均存在低氧血症,需用密闭面罩或双鼻导管提供高浓度湿化氧气,以维持氧饱和度≥0.95,初始吸氧浓度以 40%为宜,流量 4～5L/min。在无慢性肺部疾患儿,高浓度吸氧并不会导致呼吸抑制。

(2)β_2 受体激动剂:是儿童危重哮喘的首要治疗药物。首选吸入治疗,使用射流式雾化装置,如缺氧严重,应使用氧气作为驱动气流,以保证雾化治疗时的供氧,氧气流量 6～8L/min。第 1 小时可每 20min 吸入 1 次,以后每 2～4h 可重复吸入。药物量:每次沙丁胺醇 2.5～5mg或特布他林 5～10mg,亦可作连续雾化吸入。部分危重症或无法使用吸入治疗者,可静脉应用 β_2 受体激动剂药物剂量:沙丁胺醇 15μg/kg 静脉注射 10min 以上;病情严重需静脉维持滴注时剂量为 1～2μg/(kg·min),最大不超过 5μg/(kg·min)。静脉应用 β_2 受体激动剂时容易出现心律失常和低钾血症等严重不良反应,使用时要严格掌握指征及剂量,并作必要的心电图、血气及电解质等监护。

(3)肾上腺能受体激动剂:没有条件使用吸入型 β_2 受体激动剂时,可考虑使用肾上腺素皮下注射,但应加强临床密切观察,预防心血管等不良反应的发生。药物剂量:每次皮下注射0.1%肾上腺素 0.01mL/kg,儿童最大量不超过 0.3mL。必要时可每 20min 使用 1 次,不能超过 3 次。

(4)糖皮质激素:全身应用糖皮质激素作为儿童危重哮喘治疗的一线药物,应尽早使用。常用琥珀酸氢化可的松 4～8mg/kg 或甲泼尼龙 0.5～2mg/kg,静脉注射,每 4～6h 使用 1 次,好转后可口服泼尼松 1～2mg/(kg·d),每日最大量 60mg。治疗时间依病情而定,如连续用药超过 7d 应逐渐减量。儿童危重哮喘时大剂量吸入糖皮质激素可能有一定帮助,选用雾化吸入布地奈德悬液 0.5～1mg/次。但病情严重时不能以吸入治疗替代全身糖皮质激素治疗,以免延误病情。

(5)抗胆碱药:是儿童危重哮喘联合治疗的组成部分,其临床安全性和有效性已明确,对β_2 受体激动剂治疗反应不佳的重症者应尽早联合使用。药物剂量:溴化异丙托品 250μg,加入β_2 受体激动剂溶液作雾化吸入,治疗时间同 β_2 受体激动剂。

(6)氨茶碱静脉滴注:氨茶碱可作为儿童危重哮喘一种附加治疗的选择,负荷量 4～6mg/kg,最大 250mg,静脉滴注 20～30min,继之持续滴注维持剂量 0.8～1.0mg/(kg·h)。如已用口服氨茶碱者,直接使用维持剂量持续静脉滴注。亦可采用间歇给药方法,每 6h 缓慢静脉滴注 4～6mg/kg,治疗时应注意不良反应的发生,有条件应做血药浓度监测。

(7)硫酸镁:硫酸镁是一种安全的危重哮喘治疗药物,有助于危重哮喘症状的缓解。剂量:25～40mg/(kg·d),最大剂量≤2g/d,分 1～2 次,加入 10%葡萄糖注射液 20mL 缓慢静脉滴

注(20min以上),酌情使用1~3d。不良反应包括一过性面色潮红、恶心等,通常在药物输注时发生。如过量可静脉注射10%葡萄糖酸钙注射液拮抗。

(8)辅助机械通气:儿童危重哮喘经氧疗、全身应用糖皮质激素、β_2受体激动剂等治疗后病情继续恶化者,应及时给予辅助机械通气治疗。指征:持续严重的呼吸困难;呼吸音减低到几乎听不到哮鸣音及呼吸音;因过度通气和呼吸肌疲劳而使胸廓运动受限;意识障碍、烦躁或抑制,甚至昏迷;吸氧状态下发绀进行性加重;$PaCO_2 \geqslant 8.66kPa(65mmHg)$。通气模式以定容型为宜,呼吸频率略慢于正常值,潮气量8~12mL/kg,吸气峰压一般不宜超过3.92kPa(40cm H_2O),必要时酌情加用呼气末正压通气。

(9)其他治疗:注意维持水电解质平衡,纠正酸碱紊乱。由于液体摄入量减少、呕吐及呼吸道非显性液体丢失增多,大多数哮喘患儿在就诊时已有不同程度的脱水,应予以及时纠正。但由于危重哮喘患儿多存在抗利尿激素分泌异常,故继续治疗时应注意避免因液体过多而导致的肺水肿加重,一般用2/3的生理需要量维持。危重哮喘时左右心室的后负荷明显增加,合并心力衰竭时慎用正性肌力药物,如确需使用,应作适当剂量调整。儿童哮喘发作主要由病毒引发,抗生素不作为常规应用,如同时发生下呼吸道细菌感染则选用病原体敏感的抗菌药物。

4.预防复发

可选用免疫治疗和抗过敏药物治疗。

(1)免疫治疗:目前通过正规应用各种药物及采取必要的预防措施基本上可以满意地控制哮喘,在无法避免接触变应原或药物治疗无效时,可以考虑针对变应原进行特异性免疫治疗,因反复呼吸道感染诱发喘息发作者可酌情加用免疫调节剂。

(2)色甘酸钠:为抗过敏药,能稳定肥大细胞膜,抑制肥大细胞释放组胺及白三烯类过敏介质,抑制细胞外钙离子内流和抑细胞内储存的结合钙离子释放,阻止迟发反应和抑制非特异性支气管高反应性。在哮喘发作前给药,能防止Ⅰ型变态反应和运动诱发哮喘。

(3)酮替芬:为碱性抗过敏药,对儿童哮喘疗效较成人稍好,其不良反应为口干、困倦、头晕等。年幼儿口服0.5mg,1~2/d;儿童1mg,2次/d。若困倦明显者可1mg每晚1次,对经激素吸入疗法能使哮喘缓解的患儿,应继续吸入维持量糖皮质激素,至少6个月至2年或更长时间。

六、注意事项

哮喘为气道慢性炎症,常急性发作,治疗的目的在于规范用药,控制或减少发作,也是哮喘治疗的根本。这不但需要医护人员的正确指导,更需要患儿的积极配合。但临床上常见很多患儿缓解后或一段时间不发作,家长即误认为已痊愈,或担心药物不良反应,自行停药,以致哮喘反复发作。所以如何对哮喘患儿和家长进行积极的宣传教育,使其自我管理,坚持用药,正确用药对有效控制哮喘非常重要。

(1)加强宣传教育:通过多种方式对患儿及其家长进行哮喘知识的普及,使之对哮喘这个慢性疾病有较为全面正确的了解,消除患儿家长对哮喘的错误看法,消除对吸入性糖皮质激素不良反应的担心,增强治疗的信心,提高其经常就诊的自觉性及坚持长期治疗的依从性,从而减少严重哮喘的发生,保证正常的生活,减少哮喘引起的死亡。

(2)制订个体化的治疗方案。

（3）指导患儿正确掌握吸药技术。

（4）指导患儿家长做好家庭管理和监测。

（5）婴幼儿哮喘的护理：急性发作期的护理要注意，婴幼儿的气道窄，很小的变化，如轻微阻塞痰栓和支气管痉挛都很容易引起气道阻力增加，因此要密切观察病情。婴幼儿喘息的发作常与病毒感染有关，因此，平时应注意与环境中呼吸道病毒感染患儿的隔离，同时应加强户外活动增强体质，并注意营养及维生素补充。

（6）预防哮喘发作：应给小儿勤洗被罩褥单；采用湿式清扫，制作拉锁式卧具；改善居室环境，通风防潮；提倡无烟环境，减少被动吸烟；室内不养花鸟；发病高峰适当减少户外活动。一定要找出确切的变应原，回避或控制哮喘的变应原及其触发因素，是防治哮喘的重要手段，也是自身科学管理的重要内容。

第十一节　哮喘持续状态

哮喘发作时出现严重呼吸困难，在合理应用拟交感神经药物和茶碱类药物仍不见缓解，病情进行性加重，称为哮喘持续状态（status asthmaticus），又称哮喘严重发作。

由于哮喘持续状态时支气管呈严重阻塞，是一种威胁生命的严重状态，一旦确定诊断，应积极进行治疗。

一、临床表现

哮喘急性发作或加重时突然出现气促、咳嗽、胸闷等症状，或进行性加重，常伴有呼吸窘迫、呼气流速下降为其特征。其发作可因数小时内接触致敏原等刺激物，呼吸道感染或治疗失败所致，病情加重可在数天、数小时内出现，也可在数分钟内危及生命。在病情危重时患儿因喘息说话困难，语言不连贯，大汗，呼吸频率 $>25\sim30$ 次/min，心率 >140 次/min，峰流速（PEFR）低于预计值 60%，呼吸减弱，呼吸音甚至听不到，并出现发绀、烦躁、意识障碍甚至昏迷，为致命性哮喘发作。

二、出现哮喘持续状态的危险因素及表现

（一）病史

激素依赖的慢性哮喘；存在 ICU 抢救史或多次住院史；有机械通气史；既往 48h 反复去过急诊室；突然开始的严重的呼吸困难，治疗效果甚差者；在严重发作时患儿、家属及医生均认识不足；不按医嘱服药者；具有心理-社会学问题，如精神抑郁、家庭不和睦出现危机时；否认本身症状严重性及脑水肿低氧惊厥。

（二）体检奇脉

正常人呼吸时，脉波大小多无变化，或只有轻度变化（低于 1.33kPa），如脉波在呼气终了时变强，吸气时衰弱，差别明显增加，则称为奇脉，如差别 2.67kPa，多伴有严重肺气肿，气道阻塞，这是判断严重哮喘的一个可靠指标（除非患儿有心包收缩及填塞情况）；还可有低血压、心动过速、呼吸增快、发绀、气短、昏睡、激动、三凹征、严重呼吸困难、呼吸音减低。

三、实验室检查

(一)峰流速(PEFR)及一秒钟用力呼气容积(FEV₁)测定

此项检查特别有助于在支气管舒张剂应用前后的对比,如重复给予 β_2 支气管舒张药后 PEFR 或 FEV₁仍＜40%预计值,意味患儿已处于哮喘持续状态。

(二)血气测定

对肺泡通气情况评估很有意义。如为正常 $PaCO_2$ 值,意味着呼吸肌疲劳即将出现,如 $PaCO_2$ 超过正常值,就必须小心监测。

(三)胸部 X 线检查

当患儿疑有感染或有急性哮喘并发症(气胸、纵隔气肿或肺不张)或疑有气道异物时可进行胸部 X 线检查(尽量在床边检查)。

(四)茶碱血浓度测定

在平时应用氨茶碱的患儿需进行血药浓度测定,以指导氨茶碱的进一步使用。

四、哮喘持续状态治疗

严重哮喘一旦被确定即需急诊治疗、入住重症监护病房,进行心脏监测。

(一)氧疗

为保证组织有充分氧气,应保持供养,吸氧浓度以 40% 为宜,流量相当于 $6\sim8L/min$,应用一般面罩吸入更为合适,使血气维持在 PaO_2 $9.3\sim12kPa(70\sim90mmHg)$ 更为理想,不要应用氧气帐,因为氧气不会到达下气道,反因氧气对有些哮喘患儿有刺激而引起咳嗽或病情加重,且不宜观察病情。多数患儿经 30%～50%给氧后即可纠正低氧血症,但有的患儿给予充分氧疗后 PaO_2 仍处于 $6.7\sim8.0kPa(50\sim60mmHg)$,应考虑可能因大量分泌物、肺不张或肺炎所引起,此时除积极输氧外还要清除痰液,虽然多数哮喘患儿血氧过低甚至严重缺氧,但氧分压低于 $8.0kPa(60mmHg)$ 的情况不多见,由于 $8.0kPa$ 氧分压相当于动脉血氧饱和度的 90%,故很少有哮喘患儿发绀或大脑功能受损,一旦出现发绀,意味着严重哮喘发作。在急性哮喘发作时,输氧量很少会使 $PaCO_2$ 升高,因此没有必要用特殊的面罩或装置输氧。

(二)镇静

缺氧及早期的呼吸性碱中毒可使哮喘患儿出现烦躁、不安、恐惧,有的甚至出现因刺激所致的持续性、痉挛性咳嗽,此时应考虑使用镇静药。镇静药应选择不抑制呼吸中枢的药物,如 5%水合氯醛。麻醉药或巴比妥酸盐类药物(地西泮等)禁用或少量慎用,若在气管插管下可不受限制。

(三)紧急的药物治疗

1.吸入 β_2 激动剂

首选,对于急性重症哮喘患儿缓解症状和治疗的效果及安全性已无争议,β_2 激动剂的作用较为持久,且 β_2 受体激动剂所产生心血管不良反应较少,常用有沙丁胺醇(舒喘灵、万托林)或特布他林。在第 1 小时内每 20min 吸 1 次,1h 内吸 3 次,以后可以酌情连续吸入,每 $2\sim4h$ 时可重复吸入 1 次,直至病情稳定。

2.皮质激素

皮质激素和 β_2 激动剂联合作用是治疗严重哮喘的基础,皮质激素应用不足已被证明是哮喘致死的主要因素。皮质激素对哮喘的作用是抑制炎症细胞趋化效应和炎性反应，减少炎性和细胞因子的释放，降低黏膜上皮和微血管的通透性，减轻黏膜水肿，并通过腺苷酸环化酶增强 β_2 激动剂的效应，减轻支气管的痉挛作用。严重哮喘对皮质激素的反应迟缓，通常在 4～6h 内还见不到明显的效应，而在轻中度患儿，反应约需 1h，对严重哮喘发作应尽早使用皮质激素。对皮质激素的应用可采用应用甲泼尼龙 2～6mg/(kg·d)，分 2～3 次输注，或氢化可的松(有酒精过敏者禁用)，或琥珀酸氢化可的松，通常用静脉注射 5～10mg/kg，必要时可加大剂量。一般静脉糖皮质激素使用 1～7d，症状缓解后即停止静脉用药。若需持续使用糖皮质激素，可改为口服泼尼松 1～2mg/(kg·d)(每日最大量 40mg)，分 2～3 次服，经 3～4d 后停用。短期使用皮质激素的不良反应很少，严重哮喘是一种危险情况，绝不要因担心不良反应而对皮质激素的应用有所犹豫。条件较差无甲泼尼龙时，可用地塞米松每次 0.25～0.75mg/kg，但效果不如前者。也可以雾化吸入布地奈德，雾化吸入 0.5～1.0mg/次，2 次/d，可以与沙丁胺醇和异丙托溴铵一起吸入。

3.抗胆碱药

抗胆碱药在体内与乙酰胆碱竞争结合 M 受体，主要通过抑制分布于气道平滑肌上的 M 受体，从而松弛平滑肌；其次可降低细胞内环鸟苷酸(cGMP)水平、提高环磷腺苷(cAMP)/cGMP 比值，抑制肥大细胞的介质释放，有一定支气管舒张作用，目前临床联合应用异丙托溴铵(溴化异丙托品)与 β_2 激动剂能增加其疗效。剂量：年龄≤2 岁者 125μg(0.5mL)；年龄>2 岁者 250μg(1mL)，为 0.025% 溶液稀释至 2～3mL，每日 3～4 次雾化吸入。

4.氨茶碱

小儿慎用，氨茶碱是茶碱和乙烯二氨组成的一种复合物，因而易溶于水。氨茶碱具有较明显中枢性呼吸刺激作用，可加强呼吸肌收缩，在急性重症哮喘发作时，氨茶碱仍为有价值药物。氨茶碱的支气管舒张效应与其血药浓度间呈明显的相关，由于氨茶碱的有效剂量和中毒剂量相近，应用时需进行血清氨茶碱浓度测定。

在哮喘严重发作时，可给予负荷剂量氨茶碱，在不同年龄及不同病情应用氨茶碱量不同，在用负荷剂量后 30～60mm，有条件者可测量氨茶碱血药浓度，如>20μg/mL 则停止继续给维持量，如低于 10μg/mL，可适当增加药量(增加 20% 注射量)。以后可在给药 12h、24h 后取血查血药浓度。

氨茶碱开始负荷剂量为 5～6mg/kg，要求在 20～30min 静脉滴入，以后<9 岁者 1.1mg/(kg·h)，>9 岁者 0.7mg/(kg·h)，如患儿给过静脉氨茶碱，不要用负荷剂量，可每次 3～4mg/kg，以后给 0.7～1.1mg/(kg·h)。如不用维持静脉给药也可用氨茶碱每次 4～5mg/kg，每 6h 重复静脉滴注 1 次，以 20～30min 静脉滴入，2 岁以下因氨茶碱清除率低，最好持续维持给药，其持续给药剂量为：2～6 个月内，0.5mg/(kg·h)，6～11 个月，0.7mg/(kg·h)。

5.硫酸镁

镁离子舒张支气管的机制未完全清楚，一般认为镁能调节多种酶的活性，能激活腺苷环化酶，使三磷腺苷生成环磷腺苷(cAMP)，提高 cAMP/cGMP 的比值，使肥大细胞介质不易释放，能激活低下的肾上腺素能受体功能，并降低支气管平滑肌的紧张度，使支气管扩张而改变通气情况，故目前硫酸镁在哮喘急性发作中正在取得一定地位，特别是对常规药物治疗无效者,是较安全治疗哮喘的药物,一般在静脉注射后 20mm 有明显支气管扩张作用,尤其对极度烦躁患儿有一定镇静作用。儿童用量为每次 0.025g/kg(25% 硫酸镁每次 0.1mL/kg)加 10% 葡萄糖溶液 20mL 在 20min 内静脉滴注,每日 1~2 次。用以上剂量静脉注射比较安全,但注射时仍应注意其呼吸、血压变化,少数患儿出现乏力、胸闷、呼吸减弱、呼吸困难情况,可用 10% 葡萄糖酸钙静脉注射。

6.注射用 β_2 肾上腺素能激动剂

对于能够使用雾化器或面罩的患儿,注射用药不但没有帮助,反而会增加毒性。因此,此种方法只用于呼吸严重受抑的患儿。

(1)肾上腺素皮下注射:在用 β_2 激动剂吸入、氨茶碱静脉滴注不能缓解症状时,或对于那些极度烦躁,无法吸入和激动剂或在气道上存在广泛黏液栓塞,或严重的支气管痉挛,以致吸入药物无法起到作用者,可每次皮下注射 1:1000 肾上腺素 0.01mL/kg,儿童最大不超过 0.3mL。

(2)静脉注射沙丁胺醇:小儿很少用。如雾化吸入沙丁胺醇及静脉滴注氨茶碱处理后病情未见好转,可用沙丁胺醇静脉注射,学龄儿童剂量为每次 5μg/kg,如病情十分严重,亦可将沙丁胺醇 2mg 加入 10% 葡萄糖溶液 250mL 静脉滴注,速度为 1mL/min,即速率保持在 8μg/min 左右,静脉滴注 20~30min,起效时间为 20~30min,密切观察病情。若病情好转速度减慢,维持时间一般在 4~6h,故 6~8h 可重复用药。有时注射 β_2 激动剂会引起心律不齐,因此要进行心电监护;静脉注射 β_2 激动剂常引起严重低钾血症。如出现心律失常或肌肉无力情况时,应随时注意,对学龄前期小儿沙丁胺醇剂量应减半。

(3)异丙肾上腺素:在以上治疗措施无效时可用异丙肾上腺素静脉滴注,最初以每分钟 0.1μg/kg 缓慢滴注(0.5mg 异丙肾上腺素加入 10% 葡萄糖 100mL,5μg/mL),在心电图及血气监护下可每 10~15min 增加剂量,按 0.1μg/(kg·min) 的速度增加,直到 PaO_2 及通气功能改善,或心率达到 180~200 次/min 时停用,有时可发生心律失常,如室性心动过速、室颤等,故必须进行心电监护及血气监测才可应用,症状好转可维持用药 24h。由于 β_2 激动剂主要通过松弛支气管平滑肌起作用,故具有明显黏膜水肿,不仅仅是支气管痉挛的病症,单独使用 β_2 激动剂不能从根本上进行彻底的治疗。虽开始一些严重哮喘患儿对 β_2 激动剂的反应快,而在有严重支气管痉挛时可产生不敏感性,故在治疗中应使患儿峰流速仪监测达到预计值 50%~75% 时才不至于在治疗过程中复发。

(四)维持体液及酸碱平衡

哮喘持续状态由于呼吸增加及摄入量不足常伴有轻度脱水,适当补充水分以维持血容量使黏稠黏液栓塞排出,但如过多液体输入可能会引起肺水肿,严重急性哮喘存在明显胸内负压,较易在肺间质内蓄积液体,可进一步加重小气道阻塞。由于哮喘急性期抗利尿激素分泌,如过多输液亦可出现低钠血症及水中毒。在临床中患儿常因轻度脱水而需补液,开始可给1/3 张含钠液体,最初 2h 内给 5~10mL/kg,以后用 1/5~1/4 张含钠液维持,见尿后补钾,根据年龄及脱水程度,一般补液量每日 50~120mL/kg。哮喘持续状态时的呼吸性酸中毒,应以改善通气来纠正;代谢性酸中毒常可用吸氧及补液来纠正;明显的代谢性酸中毒可使用碳酸氢钠,稀释至等张液(碳酸氢钠为 1.4%)滴注,未能纠正时可重复同剂量 1 次。

（五）抗心力衰竭治疗

低氧血症、高碳酸血症、酸中毒可导致肺动脉痉挛→肺动脉压力增高→充血性心力衰竭。同时双肺严重气肿→心舒张功能受限→体循环、肺循环瘀血→心力衰竭加重。抗心力衰竭的原则是吸氧、镇静、强心、利尿及减轻心脏前后负荷。

（六）抗生素

有细菌感染指征，可给予抗生素。勿大量、长期使用，否则，青霉素类药物可增加气道的敏感性。红霉素类药物对气道反应性影响不大，但可减慢氨茶碱的代谢。脱水及肾上腺素治疗后，外周血白细胞可明显增高，应与感染相鉴别。胸部 X 线片上，斑点状肺不张可与肺炎相混淆。

（七）气管插管及机械通气

对以上治疗无反应的呼吸衰竭患儿，需用呼吸辅助通气治疗。机械呼吸的指征如下。

（1）持续严重的呼吸困难。

（2）呼吸音降低到几乎听不到哮鸣音及呼吸音。

（3）因过度通气和呼吸肌疲劳而使胸廓运动受限。

（4）意识障碍、烦躁或抑制甚至昏迷。

（5）吸入 40% 氧气后发绀毫不缓解。

（6）$PaCO_2 \geqslant 8.6kPa(65mmHg)$。机械通气的目的是在尽量减少气压伤的基础上维护足够的氧合和通气直至其他治疗充分显效。

第十二节　肺泡蛋白沉着症

肺泡蛋白沉积症（pulmonary alveolar proteinosis，PAP）是一种儿科少见病，以肺泡腔内充满大量过碘酸雪夫（periodic acid schiff，PAS）反应阳性的蛋白物质为主要病理特征。多见于 20～50 岁人群，男女比例为（2∶1）～（4∶1）。患儿因肺泡内过量聚集蛋白物质而造成肺通气和换气功能异常，出现呼吸困难。多数病例为获得性（特发性）PAP，少部分可继发于其他疾病或因吸入化学物质而引起。

一、肺泡表面活性物质的功能和代谢

肺泡表面活性物质的功能主要在于降低肺泡气水界面张力，防止肺泡萎陷。而发挥这一作用的主要是脂质成分，它约占表面活性物质成分的 90%，其余 10% 的为蛋白质类。这些肺泡表面活性脂质、蛋白由肺泡Ⅱ型上皮细胞产生、储存并分泌入肺泡内，由Ⅱ型细胞和肺泡巨噬细胞吞噬吸收，并经由板层小体来循环。肺泡Ⅱ型细胞、肺泡巨噬细胞均参与了循环的过程。

肺泡表面活性物质的蛋白质类成分中有 4 种表面活性蛋白（surfactant protein，SP）完成了该类物质的功能，分别是 2 种水溶性蛋白质 SP-A、SP-D，2 种疏水蛋白 SP-B、SP-C。SP-A和 SP-B 与游离钙连接，构成管状鞘磷脂（表面活性物质形成过程的过度结构）的骨架。疏水蛋白 SP-B 和 SP-C 的主要功能在于催化磷脂进入肺泡气水界面,为磷脂层提供分子构架,并维持管状鞘磷脂的稳定(SP-B 与 SP-A 联合作用)。

粒细胞巨噬细胞集落刺激因子(granulocyte-macrophage colony-stimulating factor,GM-CSF),可由肺泡上皮细胞产生,是一种 23kDa 的生长因子,在中性粒细胞、单核-巨噬细胞系统的增生和分化方面起重要促进作用。它通过与肺泡巨噬细胞表面的特异性受体结合,促进肺泡巨噬细胞的最终分化,刺激其对表面活性物质的降解、病原的识别和吞噬、细菌杀灭等功能,达到对肺泡内脂质和蛋白物质的吞噬和降解作用,维持表面活性物质的代谢稳态。

二、病因和发病机制

自 1958 年 Rosen SH 等人首次对 PAP 进行总结报道以来,国内外学者经过大量实验研究,认识到 PAP 是肺泡表面活性物质代谢异常的一种疾病,与肺泡巨噬细胞清除表面活性物质的功能下降有关。

基于目前对 PAP 发病机制的认识,可大致将该病分为先天性、继发性和获得性(特发性)三种。

(一)先天性 PAP

组织病理学表现与年长儿和成年人病例相似。大部分先天性 PAP 为常染色体隐性遗传致病,常因 SP-B 基因纯合子结构移位突变(121ins2)导致不稳定 SP-B mRNA 出现,引起 SP-B 水平下降,并继发 SP-C 加工过程的异常,出现 SP-C 增高。SP-B 缺乏造成板层小体和管状鞘磷脂生成的减少以及肺泡腔内蛋白物质的沉积,从而引起发病。有资料显示,SP-B 基因突变出现的频率是 $1/3000 \sim 1/1000$。SP-C 和 SP-D 的基因变异引起 PAP,也可以引起新生儿呼吸窘迫,但是这两种情况的组织病理学变化与先天性 SP-B 缺乏不同,且 SP-B 缺乏合并的 SP-C 异常加工在 SP-D 缺乏时不出现。

另外,一部分先天性 PAP 患儿并不存在上述缺陷,却发现 GM-CSF 特异性受体 βc 链的缺陷。GM-CSF 的受体包括 2 个部分:α 链(绑定单位)和 β 链(信号转导单位,它同时也是 IL-3 和 IL-5 的受体组成部分),该受体存在于肺泡巨噬细胞和肺泡 II 型细胞表面,且在一些造血细胞表面也有这些受体存在。编码 GM-CSF/IL-3/IL-5 受体 βc 链的基因突变会导致 PAP 发病,且先天性 PAP 患儿单核细胞与中性粒细胞的绑定以及细胞对 GM-CSF 和白介素 3 的反应在体外试验中有受损表现。大量临床资料证明这一类传导通路的异常与 PAP 发病有关。

2003 年,Mohammed Tredano 等人对 40 例不明原因呼吸窘迫的患儿进行了研究和分析,结果认为先天性 SP-B 缺乏是因 SFTPB 基因突变(常见:1549C 到 GAA 或 121ins2)造成的,具有常染色体隐性遗传特性,这一缺陷引起板层小体和管状鞘磷脂生成减少以及肺泡腔内蛋白物质沉积;而先天性 PAP 不一定,存在 SP-B 缺乏,且存在 SP-B 缺乏者也不一定存在 SFTPB 基因突变;并主张将先天性 SP-B 缺乏与先天性 PAP 分别定义。

然而不论是 SFTPB 基因还是编码 GM-CSF/IL-3/IL-5 受体 βc 链的基因突变,均有大量资料证明此二者会导致肺泡内沉积大量脂质蛋白物质,且都有明显的常染色体隐性遗传倾向。故先天性 SP-B 缺乏是否为先天性 PAP 的一个亚型或本身就是一种独立的疾病,尚需进一步研究鉴别来建立统一的诊断和分类标准。

(二)继发性 PAP

个体暴露在能够使肺泡巨噬细胞数目减少或功能受损的条件下,引起表面活性物质清除功能异常即可产生 PAP,称继发性 PAP。长时间以来,人们发现很多可引起 PAP 的疾病,如赖氨酸尿性蛋白耐受不良、急性硅肺病和其他吸入综合征、免疫缺陷病、恶性肿瘤、造血系统疾病(如白血病)等。

赖氨酸尿性蛋白耐受不良作为一种少见的常染色体隐性遗传病,存在"y+L 氨基酸转移因子 1"基因突变,造成质膜转运氨基二羧酸能力缺陷,引起精氨酸、赖氨酸、鸟氨酸转运障碍,并出现多系统表现。BALF 超微结构检查可见多发的板层结构、致密体,这些都是在 PAP 患儿中可见的,提示了本病同时存在有磷脂代谢的问题。本病尚可引起造血系统受累,使 βc 链的表达异常,最终导致 PAP。

急性硅肺病,与短期内大量接触高浓度的可吸入游离硅有关,最早是在 19 世纪 30 年代发现的一种少见的硅肺,为强调其在组织学上与 PAP 的相似,后来被称为"急性硅-蛋白沉着症"。其他吸入性物质如水泥尘、纤维素纤维、铝尘、二氧化钛等,均被证实与 PAP 的发生有关。但这些关联是否真的为发病原因尚不完全清楚。

一些潜在的免疫缺陷病,如胸腺淋巴组织发育不良、重症联合免疫缺陷、选择性 IgA 缺乏,或实质脏器移植后的类似医源性免疫抑制状态下,无功能的 T、B 淋巴细胞可能会直接干扰肺泡巨噬细胞和肺泡 II 型上皮细胞调节的表面活性物质代谢稳态,从而出现 PAP。

PAP 还与潜在的恶性病有关,特别是造血系统恶性病。PAP 最常见继发于髓系白血病和骨髓增生异常综合征,在这二者中,肺泡巨噬细胞可能衍生自其自身的恶性克隆,或造血系统的异常造成其功能的特异性缺陷,使清除表面活性物质的功能受损。也有证据证明在髓系白血病患儿中有 GM-CSF 信号转导的缺陷如 βc 表达的缺失,造成肺泡巨噬细胞对 GM-CSF 无反应,从而影响表面活性物质正常代谢引起 PAP 的发生。上述缺陷在造血功能成功重建后可被纠正,突出了造血系统异常在继发性 PAP 病因中的重要作用。另外研究还发现了另一重要机制:对 GM-CSF 无反应的异常白血病细胞替代或置换了正常的肺泡巨噬细胞,引起 PAP 发病。

(三)获得性(特发性)PAP

获得性 PAP 为最常见类型,约占 PAP 患儿总数的 90%。随着多年来人们对肺泡表面活性物质代谢稳态、调节因素等研究的深入,逐渐认识到获得性 PAP 的发病与 GM-CSF 的作用密切相关。通过培育 GM-CSF-和 βc 的小鼠进行试验,证实了 GM-CSF 的生理学作用,并发现这些小鼠不存在造血功能的异常,却有肺泡巨噬细胞清除表面活性物质功能的障碍,伴有肺部的淋巴细胞浸润。而同时表面活性物质的产生则不受影响,进一步论证了 PAP 并非表面活性物质生成过多,而是因清除障碍引起的过度沉积。

早在很多年前就发现获得性 PAP 患儿的支气管肺泡灌洗液和血清在体外可阻断单核细胞对促细胞分裂剂的反应,但一直未能找到原因。直到 1999 年,Nakata 等人在获得性 PAP 患儿支气管肺泡灌洗液和血清中发现一种能中和 GM-CSF 的自身抗体,而这种抗体是先天性和继发性 PAP 及其他肺疾病患儿所没有的。

这种自身抗体可竞争性地抑制内源性 GM-CSF 与其受体 βc 链结合,从而阻断了 GM-

CSF 的信号转导,造成一种活性 GM-CSF 缺乏的状态,引起肺泡巨噬细胞的吞噬功能、趋向能力、微生物杀灭能力的减低。且随后的研究中又证实在获得性 PAP 患儿中不存在 GM-CSF 基因和受体 βc 的缺陷,更加明确了这一自身抗体在发病机制中的重要角色。这种抗体在全身循环系统中广泛存在,解释了进行双肺移植后病情复发的原因。GM-CSF 仅在肺泡巨噬细胞的最终分化和功能上是必要的,而在其他组织的巨噬细胞却不是必需的,解释了仅有肺部产生病变的原因。

正常人在生理状态下产生这种自身抗体的概率很小,仅有 0.3%(4/1258)可以检测到。有自身免疫性疾病的患儿比正常人更易产生这种自身抗体。

Thomassen 等人还发现 PAP 患儿 BALF 中 GM-CSF 减低,同时,抑制性细胞因子 IL-10(一种 B 细胞刺激因子,它刺激 B 细胞的增生和 GM-CSF 抗体的生成)增高。正常状态下单核细胞和肺泡巨噬细胞在黏多糖刺激下可分泌 GM-CSF,而 IL-10 可抑制这一现象。对 PAP 患儿的 BALF 给予 IL-10 抗体来中和 IL-10 后,会使 GM-CSF 的生成得到增加。

三、病理改变

纤维支气管镜下,气管支气管一般无特殊异常,部分患儿可有慢性感染的黏膜水肿表现。支气管肺泡灌洗液(bronchoalveolar lavage fluid,BALF)外观为米汤样混浊,可呈乳白色或淡黄色,静置后管底可见与灌洗液颜色相同的泥浆样沉淀物。BALF 涂片光镜下可见到大量无定形碎片,其内有巨噬细胞,PAS 染色阳性。

取肺组织活检,肉眼可见肺组织质地变硬,病变区肺组织可呈现小叶中心结节、腺泡结节及大片状改变,病变区与正常肺组织或代偿性肺气肿混合并存,切面可见白色或黄色液体渗出。光镜下,肺泡结构基本正常,其内 PAS 染色阳性的磷脂蛋白样物质充盈,肺泡间隔淋巴细胞浸润、水肿、成纤维细胞增生及胶原沉积形成小叶内间隔和小叶间隔增厚。电镜下可见肺泡腔中有絮状及颗粒状沉着物,肺泡 Ⅱ 型上皮细胞增生,胞质中可见板层小体,肺泡腔内有大量肺泡 Ⅱ 型细胞分泌的嗜铱性和絮状物质,肺间质变宽,可见成纤维细胞增生和大量胶原及弹性纤维,还可见淋巴细胞和肥大细胞浸润。

四、临床表现

PAP 临床表现多样,多数患儿均隐匿起病,临床症状缺乏特异性,主要表现为进行性加重的气促和呼吸困难。早期多在中等量活动后自觉症状明显,随病情进展而出现呼吸困难、发绀、杵状指(趾)等表现;咳嗽也是 PAP 主要表现之一,多为干咳,偶尔可有咯血,合并呼吸道感染时可有脓性痰。干咳和呼吸困难的严重程度与肺泡内沉积物的量有关,但临床症状一般较影像学表现为轻。

另外可有乏力、盗汗、体重下降、食欲缺乏等一般症状。

查体可见慢性缺氧体征,如毛细血管扩张、发绀、杵状指(趾)等,肺部听诊呼吸音粗,多无干湿性啰音,部分病例可闻及捻发音或小爆裂音。

五、实验室检查

血常规多正常,部分患儿可见由慢性缺氧引起的红细胞和血红蛋白增高,合并感染者可有白细胞增高。

大部分患儿有乳酸脱氢酶不同程度上升。

血气分析呈现不同程度的低氧血症,可有过度通气。pH 大多正常。

肺功能检查可见多数患儿肺总量、残气量降低。以弥散功能降低为主,部分患儿可有通气功能障碍。

六、影像学特点

(一)胸部 X 线

X 线表现可为云絮状密度增高影,高密度阴影内可见肺纹理影和增厚的网格状小叶间隔,病灶多对称分布于双侧中、下肺野,呈弥散性磨玻璃样改变;有些病例高密度影呈自肺门向外发散状(蝶翼征),有支气管充气相,类似急性肺水肿表现。也可为两肺广泛分布的结节状阴影,其密度不均匀,大小不等,边缘模糊,部分融合,伴有小透亮区。

(二)HRCT 特征

(1)"碎石路"征(crazy paving appearance,CPA)由弥散性磨玻璃影及其内部的网格状小叶间隔增厚组成。病理学上,磨玻璃影是低密度的磷脂蛋白充填肺泡腔所致。网格状阴影的形成多数认为是小叶间隔和小叶内间隔因水肿、细胞浸润或纤维化而增厚。

(2)病变累及的范围和分布与肺段或肺叶的形态无关,其斑片状或补丁状阴影可跨段或跨叶、可累及部分或全部肺叶,病变可随机分布于肺野中央区、周围区或全肺野。病灶与正常肺组织之间分界清楚,且边缘形态各异,如直线状,不规则或成角等,呈典型的地图样分布。

(3)实变区内可见支气管充气征,但表现为充气管腔细小且数量和分支稀少,这可能与充盈肺泡腔的磷脂蛋白密度较低和部分小气道被填充等有关。

(4)病变形态学特征在短时间内不发生明显改变。

(5)不伴有空洞形成、蜂窝改变、淋巴结肿大、胸腔积液和明显的实变区等。

目前认为 CPA 仅为疾病在病程某一阶段内特定的影像改变,而并非 PAP 特征性表现,凡具有形成磨玻璃影和小叶间隔增厚等病理机制的疾病均可呈现 CPA,如多种原因的肺炎(卡氏肺囊虫性肺炎、外源性脂类肺炎、阻塞性肺炎、急性放射性肺炎和药物性肺炎等)、肺结核、肺出血、特发性间质性肺炎、外源性脂质性肺炎、肺炎型肺泡癌、弥散性癌性淋巴管炎、成人呼吸窘迫综合征等多种肺弥散性间质和实质性疾病。尚需结合患儿临床表现和 HRCT 其他征象做好鉴别。

七、诊断及鉴别诊断

PAP 的确诊需以纤支镜或肺活检的病理检查结果为依据,结合患儿临床特点、影像学检查,可对大多数患儿做出诊断。应注意与闭塞性细支气管炎、肺水肿、特发性肺含铁血黄素细胞沉着症、肺纤维化、结节病、肺泡细胞癌等相鉴别。

血清中表面活性蛋白含量增高可见于多数 PAP 患儿,但缺乏特异性。特发性肺纤维化、肺炎、肺结核、泛细支气管炎患儿中也可见。

八、治疗

以往曾针对 PAP 脂质蛋白沉积的病理特点使用糖皮质激素治疗、碘化钾溶液和胰蛋白酶雾化等方法,但效果均不肯定。也曾采用肺移植治疗 PAP,但有排异反应、并发症多、难度大、费用高,且临床观察和动物实验均发现移植肺仍会继续发生肺泡内表面活性物质的大量沉积,不但不能解决根本问题,而且在改善患儿临床症状方面效果也不理想。

(一)全肺灌洗(whole lung lavage,WLL)

WLL 是目前为止公认行之有效的正规治疗方法。WLL 最早在 1960 年由 Ramirez Rivera 提出,即在患儿口服可待因的基础上,经皮气管穿刺置入导管,以温生理盐水滴入,并通过改变患儿体位来达到灌洗液各个肺段的目的。事实证明这种物理清除沉积物的方法在改善症状和肺功能方面作用显著,可提高 5 年存活率。随着全肺灌洗概念被广泛接受、纤维支气管镜技术的不断成熟、全身麻醉技术的常规应用,这一灌洗疗法逐渐被优化,安全性显著提高,每次灌洗液量逐渐加大,在同样一个治疗过程中完成双肺的连续灌洗,缩短治疗时间,减少患儿痛苦。若灌洗过程中有低氧血症,必要时还可辅以部分体外膜式人工氧合法。

另外,局部肺叶肺段的灌洗是近来在灌洗治疗方法上的一个演变,操作简单安全,在大部分医院都可以开展。适用于不能耐受常规麻醉下全肺灌洗的患儿,或那些轻症的仅用少量灌洗液就可以清除沉积物者。这一操作不需要气管插管、术后特殊护理和常规麻醉,常见的不良反应是剧烈咳嗽,可能因此中断操作,且灌洗液量限制在 2L,约为全肺灌洗量的 1/10,因此需要更多的治疗次数,增加了患儿痛苦。全肺灌洗可以增加巨噬细胞迁徙能力,并防止机会性致病菌感染,但肺叶灌洗不存在这些特点。

虽然大量文献证实了这种方法的有效性,但关于疗效评估目前尚无统一标准。全肺灌洗并不能做到一劳永逸,它只是物理性地清除沉积在肺泡腔的物质,并没有从根本上解决 PAP 的发病,故在灌洗治疗后虽有暂时性的病情缓解,但会复发,可能需要再次灌洗。病情缓解的平均持续时间约 15 个月,仅有少于 20% 的患儿在 1 次灌洗后的 3 年随访时间内未再次出现 PAP 的症状。全肺灌洗治疗可能出现的并发症包括低氧血症、血流动力学改变、肺炎、脓毒症、呼吸窘迫综合征和气胸。最常见的是低氧血症,特别是灌洗液的清空阶段,会减低气道压力,增加灌洗肺的灌注。血流动力学的不稳定在治疗过程中也可能出现,这使有创血压监测成为必要的配置并应该伴随灌洗治疗过程。全肺灌洗需要常规麻醉,并需要有经验的麻醉师和手术小组,且术后需要相应的护理配置。另外反复的气管插管会造成患儿气管内肉芽肿的形成和狭窄。总之,目前全肺灌洗仍是治疗 PAP 的标准方法之一,且有较好的发展前景。

(二)GM-CSF 的应用

随着特发性 PAP 患儿有高滴定度的 GM-CSF 抗体的发现,引出了补充 GM-CSF 的治疗方法。在既往多项研究中,给予患儿 5～9μg/(kg·d)的剂量皮下注射 GM-CSF,累计共10/21 例患儿对这种初始剂量反应好,也有一些患儿对高剂量的用药反应好。疗效持续时间平均 39 周。但这一治疗的方法有效率比灌洗治疗低很多,且即使反应好的患儿也需要 4～6 周的时间方能提高动脉氧分压,显然对重症 PAP 患儿不能作为应急手段来应用。

GM-CSF 疗法一般耐受很好,既往报道的不良反应包括注射部位的皮肤红斑或硬结、粒细胞减少症(停药后可恢复)、发热、寒战、恶心、呕吐、低氧低血压综合征、面红、心动过速、肌肉骨骼痛、呼吸困难、僵直、不随意的腿部痉挛和昏厥等。虽然没有迟发毒性作用的报道,但是长时间监测对于明确其效果和不良反应仍是十分重要的。

GM-CSF 作为一种针对获得性 PAP 发病机制的治疗,有确定效果,但探索最适剂量、最适疗程、与抗体滴度的关系、最适给药途径,需要进一步积累经验。

(三)造血干细胞和骨髓移植

实验证明 βc 链基因突变小鼠应用野生型小鼠的骨髓进行骨髓移植和造血系统重建可逆转肺部的病理改变;而仅仅进行肺移植,大多数小鼠在不久以后复发,提示骨髓移植有可能对部分继发于血液系统疾病的 PAP 患儿有效。作为小儿或青少年少见的遗传性疾病,范科尼贫血和 PAP 均与 GM-CSF/1L-3/1L-5 受体 β 链功能缺失有关,目前有报道用同种异体造血干细胞移植来治疗这两种疾病。该方法作为治疗少见的单基因遗传病的一种新的手段,其疗效尚待进一步证实。

(四)基因治疗

针对先天性 PAP 表面活性蛋白 B 缺乏或 GM-CSF/IL-3/L-5 受体 βc 链基因突变的 PAP 患儿,在人上皮细胞的体外试验和小鼠的体内试验中,将带有 SP-B 和 SP-A 的 DNA 转入细胞体内,均有相应的表面活性蛋白的表达。GM-CSF 缺乏的小鼠肺泡 II 型细胞经过基因重组技术后,可选择性表达 GM-CSF,改善 PAP 症状,提示基因治疗有可能成为 PAP 治疗的新途径。

(五)支持治疗

Uchida 等人曾报道了 GM-CSF 抗体对中性粒细胞功能的影响。他们的研究表明 PAP 患儿中性粒细胞抗微生物功能在基础状态和受 GM-CSF 激活后的状态都存在缺陷。尤其是 PAP 患儿中性粒细胞的吞噬指数和吞噬功能分别低于正常对照组的 90% 和 30%。中性粒细胞的基础黏附功能、全血的超氧化能力、对金葡菌的杀灭能力均减低。而且在体外实验中,中性粒细胞受 GM-CSF 活化后的功能也受损。因此,PAP 患儿继发感染很常见,多见奴卡菌。任何感染征象的出现都应该给予强有力的治疗,包括支气管肺泡灌洗。

氧疗、支气管扩张剂、抗生素、呼吸支持等支持治疗,是防止感染、支气管痉挛和呼吸衰竭发生的有效措施。双肺移植对那些肺灌洗无效的先天性 PAP 或 PAP 关联肺纤维化(如硅沉着病或灌洗时反复气胸者)适用。但有文献报道,移植后的肺仍可能再次发生 PAP 的改变。

九、预后

PAP 预后包括:病情稳定但症状持续存在;进行性加重;自行缓解。有文献统计了 343 例 PAP 患儿自确诊(包括最后尸检确诊的病例)之日起的生存时间,平均为 18 个月,最长的是 26 年。2 年、5 年和 10 年的实际生存率分别为 $78.9\% \pm 8.2\%$、$74.7\% \pm 8.1\%$ 和 $68.3\% \pm 8.6\%$。总体生存率在性别上相差不大(5 年,男 74% 女 76%)。5 岁以下的患儿很少见,且预后差。共有 24/303(7.9%)PAP 患儿自发缓解。从诊断或出现症状到自发缓解的平均时间分别为 20 个月和 24 个月,没有人症状反复或加重,没有死亡。这些患儿中 PAP 处于一种"休眠状态";是疾病的病理生理过程被逆转,还是仅仅在功能、症状和影像学上的严重程度减轻了,尚不明确。目前还没有一个非侵袭性的简单检查可以鉴别到底是病理生理学上的"治愈"了,还是疾病转入了一个亚临床状态。

第二章 儿科消化系统疾病

第一节 呕 吐

一、概述

呕吐是胃内容物返入食管,经口吐出的一种反射动作。呕吐可分为 3 个阶段,即恶心、干呕和呕吐,但有些呕吐可无恶心或干呕的先兆。呕吐时食道、胃或肠道呈逆蠕动,伴有腹肌、膈肌强烈收缩。恶心是一种可以引起冲动的胃内不适感,常是呕吐的先兆。呕吐是人的一种本能,可将进入胃的有害物质排出,起到有利的保护作用,但大多数呕吐并非由此引起。频繁的呕吐或长期的呕吐,可影响进食,会导致失水、电解质紊乱、营养障碍等并发症。

二、诊断步骤

(一)病史采集要点

1.呕吐时间

呕吐时间随疾病的不同而有不同。出生后即发生呕吐或喂奶后呕吐,应考虑上消化道畸形的可能,出生后 3～4d 开始出现呕吐,要考虑肠道部分梗阻或低位性肠梗阻,如先天性巨结肠、肛门直肠畸形。先天性肥厚性幽门狭窄一者多在生后 2 周发生呕吐;腹泻病和上消化道梗阻多在疾病早期发生呕吐;下消化道梗阻和肾衰竭,常常在疾病晚期出现呕吐。

2.呕吐方式

呕吐可分为下 3 种类型。

(1)溢乳:多发生在小婴儿。小婴儿胃呈水平位,贲门松弛,胃部肌肉发育未完善,吃奶过多或吃奶时吞入空气,常在喂哺后自口角溢出少量奶汁,这不是疾病,对健康影响不大。但晚期肠麻痹婴儿也可有溢出现象。

(2)普通呕吐:这是最常见的呕吐表现。一般先恶心,然后发生呕吐。

(3)喷射性呕吐:呕吐前多无恶心,大量的内容物突然经口腔或(和)鼻孔喷涌而出。多为婴儿吞咽大量空气,幽门梗阻及各种引起颅内高压的疾病(如脑膜炎、蛛网膜下隙出血等)。

3.呕吐物性状

呕吐是婴儿常见疾病症状之一,多由消化管的畸形、梗阻或功能紊乱引起。如能仔细观察呕吐物的性状、颜色、气味,对疾病的诊断颇有帮助。

(1)清淡或灰白色吐物:此种吐物来自食管,为稍带黏性的水状分泌物和咽下的奶水,因食管下端胃的入口(贲门)不畅而留滞,这种情况常见于贲门痉挛。如果吐物有奶块,并有酸味,说明它来自胃,提示胃的出口(幽门)有梗阻,常见于先天性幽门肥厚。

(2)黄绿色吐物:黄绿色来源于胆汁。胆汁由肝脏分泌,经胆道流到胃远侧的十二指肠。这种吐物表示十二指肠以下的梗阻。十二指肠壶腹部以下部位的梗阻,可反复出现呕吐物含有胆汁,亦可见于先天性肠旋转不良性畸形。

(3)粪便性吐物:这种吐物是由食物在小肠内停滞时间较长,经细菌和消化液的作用而产生臭味,说明小肠远侧有梗阻,应考虑肠道畸形、梗阻或肠麻痹。

(4)带血的吐物:如为鲜血,就是上消化道(食管和胃等)动脉出血;如为紫褐色的血,则是静脉出血。咖啡样吐物说明胃内有陈旧性出血。呕吐物带血或咖啡渣样物,说明上胃肠道有溃疡或脑部外伤时并发应激性溃疡。

4.排便情况

呕吐时后必须了解排便情况,是否有便秘或腹泻及大便性质如何。如肠道有不完全性梗阻者,常有便秘,亦不排气;部分梗阻者,呕吐可不频繁,可有少量粪便排除或少量排气。腹泻病患儿排便频繁甚至水样便。粪便中有脓血黏液,应考虑胃肠道的炎症。大量出血应考虑梅克尔憩室之可能。在新生儿期,如十二指肠以下发生完全梗阻,则粪便不混有胆汁而排出少量干燥的白色大便,如为部分性肠梗阻则可排出正常的深绿色和黏稠胎粪。部分患儿因肛门狭窄而排出带状细条大便。

5.询问过去病史

有无蛔虫病史、肝炎、结核病,周期性呕吐以及个人出生时情况等。

(二)体格检查要点

在全面体检的基础上,应特别注意腹部体征及神经系统检查,必要时进行眼底检查及直肠指检。新生儿及婴儿体检须注意前囟,脑膜刺激征,皮肤发绀,出血点,心音强弱与速率,四肢发凉体征。同时应注意呼吸节律,有无凝视,巩膜黄染、瞳孔大小、对光反射等。腹部检查应注意有无腹胀、肠型、蠕动波;肝脾大小、肿块,腹壁肌张力,触痛及反跳痛;肠鸣音减弱、消失或亢进、气过水声等。新生儿早期应注意有无肛门畸形。疑肠套叠者,应及时进行直肠指检。对幼儿及年长儿除重视中枢神经体征外,应注意检查口腔,扁桃体和咽喉部有无炎症以及腹部有无外科急腹症的体征等。

腹部体征一般胃肠道疾病,腹部形态变化不大。反复呕吐并有舟状腹者,说明梗阻部位甚高。如腹部高度膨胀,甚至皮肤发亮并有静脉怒张者,说明低位肠梗阻之可能,无肠型可能为腹膜炎或肠麻痹。仅有上腹部鼓胀者,考虑为较高位肠梗阻,下腹部膨胀或呈蛙状腹者,考虑为低位肠梗阻。先天性肥厚性幽门狭窄者观察吃奶后胃蠕动波,发现左上腹乒乓球大小包块由脐上至右侧移动,形似铃状,右上腹部可触及包块。

(三)门诊资料分析

血常规、大小便常规检查可以帮助确定呕吐的原因,必要时可做血生化检验了解体内电解质、酸碱平衡紊乱和其他脏器功能情况。怀疑中枢神经系统感染可做脑脊液检查。

(四)进一步检查项目

1.粪、尿常规及血液检查

疑肠道感染或肠寄生虫可行大便常规或集卵检查。疑尿路感染或周期性呕吐须检查尿常规及酮体。疑肝肾疾患、糖尿病及电解质紊乱者,可相应作肝功、肾功、血糖、血钾、血钠、血氯、二氧化碳结合力及 pH 等检查。疑苯丙酮尿症或半乳糖症者可选做尿三氯化铁试验,尿黏液酸试验等有助于诊断。

2.器械检查

对于消化道梗阻、腹膜炎症或先天性消化道畸形者,可行 X 线透视、平片和胃肠钡餐或钡灌肠检查辅助诊断。疑有先天性食管闭锁或食管-气管瘘时,可用 8 号导尿管,在 X 线透视下,由鼻咽腔插入食道,若多次折返或 8～10cm 处受阻,可经导管注入碘油 0.5～1mL 有助于诊断及确定畸形部位。疑有食管贲门松弛症或先天性幽门肥大性狭窄时,可作钡餐检查,以明确诊断。疑及肠梗阻时,应做立位腹部 X 线透视或摄片,高位者可见盆腔内缺乏气体;低位者可见梗阻以上肠段扩张、充气且有液平面,梗阻以下肠段则无气体。疑颅内占位性病变或脑出血者,可做脑超声波、脑血管造影、头颅 CT 扫描或磁共振等检查。

三、诊断对策

(一)诊断要点

呕吐病因复杂,须结合起病年龄、病史特点、体格检查、伴随症状及必要的实验室检查结果,全面进行分析。

1.年龄

不同的年龄有不同的呕吐原因。新生儿期呕吐,除在分娩过程中,咽入羊水、胎粪或血液刺激胃部所致外,常与产伤、感染和发育障碍等因素有关,如颅内出血、新生儿败血症、腹膜炎、消化道与颅脑畸形等。婴儿期以喂养不当,哭闹,用手指挖口腔为最常见,其次为呼吸道及胃肠道感染为多见。幼儿及较长儿童,除鼻出血时大量血液吞入刺激胃部而呕吐外,以扁桃体炎、各种脑膜炎及脑炎、胃肠道感染为多见,其次为各种中毒。

2.呕吐方式

(1)溢乳:系哺乳量过多及贲门松弛所致,常表现胃内乳汁,由口角少量外溢。

(2)一般呕吐:此种呕吐常伴有恶心,呕吐物量多少不定。

(3)喷射状呕吐:是指大量呕吐物从口鼻喷涌而出,除医生检查咽部按压舌面不当及家长喂药刺激外,常见于吞入大量空气,幽门肥大性狭窄及中枢神经系统疾病。

3.呕吐物性质

吐物为黏液,乳汁者在新生儿应考虑到食管闭锁或食管-气管瘘。吐物为奶汁、乳凝块、食物而无胆汁者,多见于幽门痉挛及梗阻、贲门失弛缓、十二指肠上端梗阻。呕吐物含有胆汁者见于剧烈呕吐者,胆道蛔虫病及高位小肠梗阻。呕吐物带粪汁则多见于下段或更低位的肠梗阻。吐出物内有较多血液时应考虑到消化道溃疡,食管下端静脉曲张症。吐物为咖啡色血液,显示胃内渗血或有小血管破裂。

4.呕吐与进食的关系

病前有无进食特殊物或药物史。若进食后立即呕吐,常见于吞入空气,新生儿早期应考虑到食管闭锁或狭窄。进食 3～4h 后呕吐者,常见幽门肥大性狭窄、急性胃肠炎、下消化道梗阻。呕吐与进食无关者,见于消化道外疾病。

5.伴随症状

呕吐的同时伴有发热、头痛、神经系统体征阳性则提示颅内感染。呕吐伴有发热、恶心、上腹部不适者需注意病毒性肝炎。呕吐伴有发热、腹痛、腹泻者应想到消化道感染。呕吐伴有血便,可能为痢疾、肠套叠、坏死性肠炎、美克憩室炎、过敏性紫癜等。不明原因的反复呕吐者应考虑到颅内肿瘤、结核性脑膜炎。若呕吐的同时有高热、惊厥、昏迷或休克者需考虑到败血症或严重感染。

结合临床,常见疾病的诊断较为容易。常见的诊断有以下几种。

(1)消化系统疾病。

先天性:先天性食管闭锁或狭窄、先天性食管裂孔疝、先天性食道过短、先天性幽门肥大性狭窄、贲门松弛、幽门痉挛、环状胰腺、先天性肠闭锁或狭窄、肠旋转不良、肠重复畸形、胎粪性肠梗阻与由于胎粪黏稠阻塞肠管、先天性巨结肠、原发性腹膜炎、胎粪性腹膜炎、肛门闭锁等。

后天性:消化性食管炎、食管壁静脉曲张、急性胃扩张、急性胃炎、胃或十二指肠溃疡、胆道蛔虫病、肠套叠、机械性或功能性肠梗阻等。

感染性:感染性腹泻病、急性胆囊炎、病毒性肝炎、急性胰腺炎、沙门菌属感染、急性肠系膜淋巴结炎、腹膜炎和阑尾炎等。

(2)消化道外疾病。

颅内疾病:各种脑膜炎、脑炎、脑脓肿、脑肿瘤、脑水肿、脑外伤、颅内出血、胆红素脑病等。

呼吸道疾病:上呼吸道感染、咽炎、扁桃体炎、支气管炎、肺炎等。

心肾疾病:心肌炎、心包炎、心力衰竭、肾性高血压脑病、肾盂肾炎、肾盂积水、尿路结石、肾功能不全等。

内分泌及代谢性疾病:肾上腺皮质功能不全、甲状旁腺功能亢进症、代谢性酸中毒、低钠及高钠血症、低钾血症、糖尿病引起酮症酸中毒、苯丙酮尿症、半乳糖血症等。

其他:喂养不当、各种食物或药物中毒、一氧化碳中毒、美尼尔综合征、再发性呕吐、晕车、晕船等。

(二)鉴别诊断要点

1.容易和呕吐混淆的问题

(1)吐奶:照顾吃奶的婴儿时,很容易将吐奶误以为是呕吐。吐奶是由于婴儿的食道过短或胃的贲门关闭的比较松弛,胃中又有气体存在,所以喂奶以后胃中的气体就会将奶顶出来,出现吐奶。吐奶并不是一种疾病,而是喂奶不正确引起的。出现吐奶时只要细心观察就可发现其与呕吐不同,吐奶只发生在新生婴儿或出生后几个月的婴儿,吐奶不会影响孩子的食欲、精神状况,婴儿的体重也可以正常增加。而呕吐却不同,出现呕吐时,孩子出现不精神、食欲差、发热、体重不增加甚至减轻的症状。

(2)溢奶:婴儿吃奶后从口角流出叫"漾奶"或"溢奶",常见于 6 个月以内的婴儿,尤其是新生儿。婴儿溢奶无任何不适和恶心,也是一种正常现象。因为婴儿消化道发育不成熟,胃的贲门括约肌力量较弱,而幽门括约肌发育较好,所以常有溢奶现象,不需要治疗。只要喂奶时不要让孩子咽下较多的空气,喂完后在孩子后背轻轻拍一拍,使胃内空气排出再放到床上,就可防止溢乳,而如果婴儿吐奶呈喷射状,吐物有力地溅到床边或地上,则是病态。

2.小儿时期特有的几种以呕吐为主的疾病

(1)食管闭锁:临床上分 4 型,以食管盲端与食管盲端—气管瘘为多见。其特点如下。

阵发性青紫,口腔不断有唾液流出(吞咽之唾液充盈盲端食管所致)。

第一次喂水或喂乳,患儿咽吸 1~2 次后即呕吐,并因气管被堵塞,出现呛咳、面色青紫以致窒息,待咽喉物吸出或吐出后,可暂时好转。

如疑为食管闭锁,前述导尿管试验性插入可明确诊断。

其孕母多有羊水过多史。

(2)先天性幽门肥大性狭窄:临床特点如下。

多于生后2～3周开始出现呕吐,初始仅偶尔吐奶,以后呕吐次数增多,呈现频繁剧烈或喷射性呕吐,呕吐后饥饿欲食。

呕吐物为奶汁、奶块,无胆汁。

食欲虽佳,但营养不良,逐渐出现脱水状,由于大量酸基丧失,可出现碱中毒,甚至发生手足搐搦症或喉痉挛。

上腹部可见球形隆起,及自左向右的胃蠕动波或有逆蠕动,常于喂奶或刺激腹壁时更易出现。

右上腹肋下缘,常可触及2cm×1cm大小橄榄样肿块,边缘光滑,质地坚韧。但未触及肿块,亦不能排除本病。必要时可做钡餐透视或B超检查。

(3)再发性呕吐:又名周期性呕吐,多见于3～10岁。数周或数月发作1次,每次历时2～7d自愈,呕吐可骤然停止。常有上呼吸道感染、多食、疲劳或精神受刺激等诱因。发作时呕吐剧烈,每日20～50次,摄取任何食物或水均能吐出,吐物为胃内容,常含胆汁或血丝,偶或吐出大量血液。常伴有口渴、头痛或腹痛,甚至发生脱水、酸中毒。神经系统检查、胃肠钡餐检查正常或仅有十二指肠段痉挛现象。酮血症及酮尿症常出现于呕吐发作之前。部分病例可有脑电图异常。只要暂时禁食,及时静脉补液纠正体内代紊乱,呕吐即止。

(4)先天性肛门闭锁:是一种较为多见的先天性畸形。其病理改变简单复杂不一。简单者仅一层肛门膜未破,复杂者可有各种不同的瘘管或伴其他畸形。共有四种类型:第一型为肛门直肠狭窄;第二型仅肛膜未破;第三型为直肠盲袋与肛门正常位置有相当的距离;第四型外表有肛门,但直肠有闭锁,两端有相当距离。其诊断依据如下。

生后一直不排胎粪,随后腹胀,呕吐频繁。

生后发现无肛门,用指尖抵在相当于肛门处,可发现患婴啼哭时有冲击感。

温一莱(Wayensteen-Rice)三氏X线检查法,患婴取倒置位,做腹部及盆腔部摄片,可发现肠内气体终止于闭锁部,此法既可确定诊断,又用于手术定位及选择治疗方法。

合并有瘘管者,在尿道口或阴道口处有胎粪排出。

(5)胎粪性便秘:新生儿生后不久,吐淡黄色或墨绿色黏液,1～2d不排胎粪,或最初只排很少绿色或墨绿色胶冻样便。以后腹胀逐渐明显,喂乳或喂水不久即呕吐。用肛管或开塞露通便后,可排出大量黏胶样墨绿色大便,腹胀逐渐减轻,喂水或喂乳不再呕吐。

(6)肠梗阻:出现反复发作、症状较重的呕吐,并伴有腹胀、便秘、不排气、腹剧痛、不能仰卧等症状者多为肠梗阻。如呕吐物中有胆汁或粪便汁,说明梗阻部位在十二指肠以下。1岁以下的婴幼儿,突然发生严重呕吐,伴有阵发性哭啼、面色苍白、出汗、便血、精神不振等症状,多由肠套叠引起。

(7)其他。

羊水刺激,胎儿在宫内或分娩过程中吞入大量羊水,出生后最初2d,未进食即吐。吐物为黏液或棕色血样黏液,其他均正常。大多吐几次后1～2d内停止。用2％碳酸氢钠洗胃有效。常有宫内窒息、难产或过期产史。可发生吸入性肺炎。

喂养不当婴儿吸奶时间过长或吸吮空乳房或吸奶太快或喂奶量太多,亦有喂奶后不久更换尿布,臀部抬高而致呕吐。

3.呕吐的鉴别诊断

(1)中耳炎:小儿由于通向中耳的咽鼓管短而直,加上躺卧时间较多,所以在上呼吸道感染时病毒容易由这个通道进入到中耳,引起中耳炎。当中耳发生炎症时,就会引起呕吐症状。

(2)美尼尔综合征:它以突发眩晕、耳鸣、听力减退为主要临床表现,同时伴有恶心和呕吐。美尼尔综合征具有突发性和复发性的特点。患儿自感周围景物和自身循一定方向旋转,睁眼和头部活动时加重,休息后减轻。眩晕持续数分钟、数小时甚至数天,并有一侧听力减退、耳闷等症状。

(3)晕动病:多因乘坐汽车、飞机等交通工具引起,常伴有恶心呕吐、面色苍白、多汗与全身乏力等症状,经对症处理和休息后症状自然消失。

(4)前庭神经炎:由上呼吸道感染引起的前庭神经炎所致的眩晕发病突然,眩晕伴剧烈的恶心呕吐,眩晕持续时间长,无反复发作特性。此病一般无耳鸣、耳聋症状,但患儿有发热、发冷、咽部疼痛等上呼吸道感染表现。

(5)急性肝炎:呕吐多发生在饭后,伴有食欲缺乏不想吃油腻过多的食物,同时伴腹胀、排气多、无力、右肋下痛、皮肤和巩膜发黄时,常为急性肝炎引起。

(6)流行性脑炎:学龄前儿童突然出现喷射性呕吐,并伴有高烧、剧烈头痛、抽搐、颈硬时,多为脑膜炎、脑炎引起。

(7)结核性脑膜炎:15岁以下儿童若呕吐呈喷射状,长时间不愈,并伴有午后潮热、盗汗、剧烈头痛、神志发呆、抽搐、颈硬等症状时,应考虑结核性脑膜炎。

(8)颅内血肿或脑震荡:如呕吐不停,伴有头痛、头昏、视力障碍、头部有摔伤史者,可能为颅内血肿或脑震荡引起。

(9)脑脓肿:出现呕吐不停,并伴有发热、耳内流脓等症状,可能为脑脓肿引起。

(10)脑肿瘤:由延髓呕吐中枢迷走神经受到直接压力或刺激引起。以脑部肿瘤常见,儿童尤多见,呕吐呈喷射性,每于头痛加重时频发。

(11)百日咳:小儿呈长时间阵发性咳嗽后的呕吐。

(12)加重呕吐的因素:呕吐与咽喉炎没有直接关系或关系不是很大。但咽喉炎会加重呕吐症状。同时咽喉炎引起的咳嗽也会导致呕吐。

(三)临床类型

呕吐的分类一般分反射性与中枢性两大类。

1.反射性呕吐

(1)消化系统:咽部刺激(如人为的刺激)、急性胃肠炎、慢性胃炎、消化性溃疡活动期、急性胃肠穿孔、幽门梗阻、大量出血、胃黏膜脱垂、急性胃扩张、胃扭转、急性肠炎、急性阑尾炎、机械性肠梗阻、急性出血坏死性肠炎、急性肝炎、慢性活动性肝炎、肝硬化晚期、急性慢性胆囊炎、胆石症、胆道蛔虫病、急性胰腺炎、急性腹膜炎等。

（2）泌尿生殖系疾病：输尿管结石、急性肾盂肾炎、急性盆腔炎等。

（3）心血管疾病：充血性心力衰竭。

（4）眼耳疾病及其他：梅尼埃病、迷路炎等以及青光眼、屈光不正等。

2.中枢性呕吐

（1）神经系统：偏头痛、脑膜炎、脑出血、脑栓塞、高血压脑病、脑肿瘤、脑震荡、颅内血肿、癫痫持续状态等。

（2）感染性疾病：急性病毒、支原体、立克次体、细菌、螺旋体或寄生虫感染。

（3）内分泌与代谢紊乱：尿毒症、肝性昏迷、低血糖症、糖尿病酮症、代谢性酸碱失衡、甲亢危象、肾上腺皮质功能减退、营养不良、维生素缺乏症。

（4）神经性呕吐。

（5）许多药物有恶心呕吐的不良反应：阿扑吗啡、雌激素与避孕药、乙酸水杨酸制剂、链霉素、卡那霉素、新霉素、庆大霉素、氯霉素、红霉素、异烟肼、苯乙双胍、保泰松、苯妥英钠、各种抗癌药物等。

（6）中毒：酒精、硫酸铜、铅、砷、砒、苯、苯胺、一氧化碳、有机磷等中毒。

（7）其他：休克、缺氧、急性溶血、中暑、高热等。

（四）呕吐的并发症

1.代谢紊乱

（1）脱水：由于呕吐使机体丢失水和电解质，又不同程度地影响液体摄入量，因而易导致脱水。

（2）代谢性碱中毒：呕吐除丢失大量胃酸，可引起代谢性碱中毒；另外与低钾情况下 H^+ 向细胞内转移也有关。

（3）代谢性酸中毒：呕吐除丢失胃酸外，丢失大量的碱性肠液；呕吐时间较长时患儿又处于饥饿状态，可导致代谢性酸中毒。

（4）低钠低钾血症：主要由于呕吐物中钾钠离子的丢失引起；此外低血容量时，肾素-血管紧张素-醛固酮系统活性增强，抗利尿激素分泌增加，前者促进肾小管钠-钾交换而使肾排钾增加，后者导致血浆稀释而使血钠进一步降低。

2.食管贲门黏膜撕裂症

剧烈呕吐时可产生食管贲门撕裂症，导致急性上消化道出血。

3.营养不良

慢性呕吐使摄入的营养素自呕吐物中丢失，从而导致营养不良。

4.长期呕吐

可引起反流性食管炎及食管溃疡，胃酸经常反流至口腔可引起牙齿侵蚀和龋齿。

四、治疗

（一）治疗原则

迅速判断病变部位、损害的程度，尤其是是否需要外科处理相当重要，对症治疗决不能因此而延误诊断。

(二)治疗计划

包括病因治疗和以下的对症处理。

(1)呕吐严重者须禁食 4h,除胃穿孔外,可用生理盐水或 1%～2% 碳酸氢钠液洗胃。注意侧卧以防吐出物吸入气管内。

(2)呕吐停止或减轻后,可给予少量、较稠微温易消化食物,或米汤等流质饮食。

(3)有脱水或电解质紊乱者,应及时按需要补液和供给电解质。若有周围循环衰竭,应按循环衰竭处理。

(4)呕吐频繁者须予以止吐、镇静剂、苯巴比妥、氯丙嗪、多潘立酮栓剂等,慎用甲氧氯普胺。

(5)解痉药物,如颠茄合剂、阿托品、654-2、溴丙胺太林、1%～2% 普鲁卡因[1～2mL/(岁·次)]根据病情也可选用。但注意应用不当可掩盖症状,不利于明确诊断。

(6)有颅内高压、脑水肿者,可用甘露醇、高渗葡萄糖液等脱水剂治疗。

(7)针刺常选用内关、中腕、足三里等穴位。

(三)治疗方案的选择

1.一般治疗

(1)首先应注意呼吸和意识状态,意识障碍者应确保气道通畅,避免呕吐物吸入。呕吐严重者应暂禁食;呕吐较轻者仍可进食,主张稀的和易消化的饮食。

(2)出血性休克引起低血压的情况要紧急处理。

(3)脱水和代谢性碱中毒,系持续性呕吐丧失胃液引起脱水和代谢性碱中毒。婴幼儿呕吐必须行侧卧位、防止呕吐物吸入到肺,引起窒息或吸入性肺炎。

2.对症处理

只有在确定消化道障碍所引起的呕吐,才能用止吐剂。普通腹泻患儿禁用止呕剂,频繁出现呕吐的腹泻患儿可在短期内使用止吐剂。对消化道梗阻所引起的呕吐,一般不用止呕药。常用的止呕药有以下几种。

(1)中枢性镇吐药:氯丙嗪。

(2)胃肠功能调节药:甲氧氯普胺、多潘立酮。

(3)抗组胺药:苯海拉明。

(4)其他:舒必利、地西泮、维生素 B_6 及谷维素。

(5)周围性镇吐药:抗胆碱药如阿托品、颠茄等。

(6)局部麻醉药:2%～4% 利多卡因局部喷药。

3.并发症的治疗

纠正水电解质平衡等。

4.病因治疗

针对患儿不同的病因而作不同的处理。

第二节 胃食管反流

胃食管反流病(gastroesophageal reflux disease,GERD)是最常见的食管疾病,是因食管下端括约肌的功能缺陷,引起胃液或胆汁从胃反流入食管,是婴幼儿顽固性呕吐和生长发育迟缓的重要原因。

一、病因及发病机制

(一)食管下端括约肌抗反流屏障破坏

食管下端环状肌有括约肌功能,因此能防止胃食管反流发生,其抗反流功能受神经及消化道激素的调节,如胃泌素、前列腺素等,当其抗反流因素受到破坏时,反流量增加,因此产生胃食管反流。

(二)食管酸廓清延缓

正常情况下,食管本身具有以下防御功能一食管下端括约肌能阻止反流作用;食管的蠕动向远端清除进入食管的反流液;吞咽含碳酸氢钠的唾液、中和酸度及清洗刺激物。当上述功能受到损伤时,使酸清除延缓。

二、诊断

(一)病史采集要点

1.婴儿

婴儿胃食管反流症有四大症状,即吐奶、体重不增、出血和肺部症状,其中以吐奶最常见。正常情况下,食管下端括约肌保持一定的张力,形成一个高压带,将胃和食管分隔开来,阻止胃内容物反流入食管,而且食管的蠕动波还能将反流物推回胃中。刚出生不久的婴儿食管下端括约肌还未发育完善,张力较低,5~7周后才能建立起有效的抗反流屏障,并随年龄增长逐渐完善。此外,婴儿的食管下端括约肌到咽部的距离相对成人为短,卧位时间较长,哭闹时腹压升高。如果喂养不当,吞气过多,引起胃扩张,就容易发生胃食管反流。患儿出生后不久即出现反复呕吐,随年龄增大而加重,严重者甚至每次喂奶后均呕吐。呕吐多不费力,非喷射性,但也有部分为喷射性呕吐,平卧位和嗳气时更易出现。也有患儿不喂奶时也常呕吐。反复呕吐引起营养不良、体重不增或下降。由于胃食管反流,胃酸等腐蚀食管黏膜,还可造成食管炎,甚至引起食管黏膜血管破损、出血。此外,胃食管反流时,若胃内容物误入气管则可引起肺部反复感染。

(1)呕吐:新生儿及婴儿患儿85%的出生后第1周即出现呕吐,逐渐发展为食后呕吐,呈喷射状,吐出物为胃内容物,偶有呕血。

(2)生长发育落后:由于呕吐造成长期热量摄入不足而致营养不良、生长发育缓慢、消瘦。亦可因反流性食管炎引起痉挛与狭窄,少数患儿有贫血症状。

(3)其他:呕吐物或反流物如吸入肺部可致肺部感染,久之形成肺纤维化,产生原发性肺间质纤维化。个别患儿对酸性反流液高度敏感,可诱发支气管痉挛,引起哮喘发作。反流液刺激咽喉者,反射性喉痉挛,可造成窒息,甚至猝死。

2.较大儿童

年长儿可诉胸骨后烧灼痛、嗳气、上腹部不适。胃灼热、反流、非心源性胸痛和吞咽困难及一些肺部症状是 GERD 的常见表现。一旦出现上述症状时应首先想到 GERD 的可能,但 GERD 有时可有完全不同的临床表现。患儿有食管症状可伴或不伴食管黏膜损害,有或未证实病理性酸反流的量;另一些患儿有食管黏膜损害但不一定伴有反流症状;还有患儿表现为各种各样食管外表现,可无或很少伴有食管症状,因而给 GERD 确诊;断带来一定的困难。在较大儿童直至成人患儿,胃灼热和反流是 GERD 的主要症状,这 2 个症状对于 GERD 有很高的特异性。

(1)胃灼热。胃灼热伴或不伴有胃内容物反流至口腔是最突出的症状。胃灼热典型者为胸骨后灼烧感,向咽喉或口放射,最常见于餐后,由于平躺、躯体弯曲过度或猛烈的抬举而发生,常因急剧进餐、吃柑橘、辛辣食品、高脂肪餐和饮酒而诱发。胃灼热的严重性与食管炎的严重度无关。在 Barrett's 食管或有食管外表现的 GRED 患儿,胃灼热可能很轻或阙如。

(2)反流。反流是指胃内容物反流入食管,且常反流入口,应与呕吐相区别。反流常伴有胃灼热,反流物为典型的酸性物,更为重要的是反流可引起食管外表现。

(3)吞咽困难:是 GERD 的常见症状,若患儿尚能吞咽肉食(肉片、牛排)、带皮的蔬菜和硬面食品等,吞咽困难的存在将被怀疑。吞咽困难可为机械性梗阻或非机械性梗阻引起。机械性梗阻可能继发于与反流有关的狭窄、癌(如 Barrett's 食管引起腺癌或鳞状上皮癌)或食管环;非机械性梗阻吞咽困难可继发于蠕动功能障碍含有低幅度收缩和传递不良,或继发于反流引起敏感性蠕动收缩和食管痉挛,糜烂性食管炎的存在和严重性也是重要的决定因素,糜烂性或溃疡性食管炎患儿进硬食常有吞咽困难,给充分治疗后 GERD 可消失。

(4)非器质性上消化道症状表现。如消化不良、腹胀、嗳气或不消化,当缺乏胃灼热或酸反流主要症状时,上述症状对 GERD 无特异性,有些患儿仅诉胃灼热。

(5)食管外表现。

哮喘最为常见,抗反流治疗可改善哮喘症状。虽 1/3 的哮喘患儿有食管功能障碍而无食管症状,但询问有关反流和胃灼热史在哮喘患儿是重要的。哮喘时存在 GERD 的线索包括缺乏变应原、哮喘开始在少年、哮喘前存在反流症状、夜间咳嗽、肥胖、哮喘发作前有胃灼热或激烈进食后胃灼热、对常用的哮喘治疗有对抗。

心绞痛样胸痛:又称为非心源性胸痛,是 GERD 的另一个突出表现。为位于胸骨下方烧灼样或压榨样痛,以下几点应考虑源于食管引起的胸痛:①伴有食管症状,如胃灼热、吞咽困难或反流;②疾病发生在餐后或仰卧位置;③用抗酸剂疼痛减轻;④疼痛持续几小时或几天而无心肺恶化。但值得注意的是不少冠心病和心源性胸痛患儿常并存有食管症状,因此建议诊断食管源性胸痛时应首先排除心源性胸痛。

耳鼻喉疾病:有喉症状而缺乏典型食管症状或症状轻微的患儿,内镜检查有低的食管炎检出率,少量的酸即可引起喉病理改变。牙糜烂是 GERD 最流行的口表现,牙糜烂和齿质丢失可引起颞下肌筋膜疼痛综合征,也可有口臭、口烧灼、舌过敏等表现。

3.并发症

胃食管反流病的并发症包括食管炎、消化性食管狭窄、食管溃疡及 Barrett 化生。食管炎常可引起吞咽痛及大量出血;消化性食管狭窄可出现对固体食物的进行性吞咽困难;食管消化性溃疡可发生与胃或十二指肠溃疡同样的疼痛,但其部位常局限于剑突区或高位胸骨后区,这些溃疡愈合慢,易复发,在愈合后常遗留狭窄。

(二)体格检查要点

胃食管反流时由于酸性胃液反流,食管长期处于酸性环境中,可发生食管炎、食管溃疡、食管狭窄、反流物吸入气管可引起反复发作的支气管肺炎、肺不张,也可引起窒息、猝死综合征等。患儿常呕吐可出现体重不增、食管炎、食管糜烂或溃疡,表现为不安、激惹、拒食,重者呕血或便血,导致缺铁性贫血。反流物吸入后可有吸入症状,肺部并发症,呛咳、窒息、呼吸暂停、吸入肺炎,并伴精神运动发育迟缓。体格检查可见相应的体征。

(三)门诊资料分析

1.食管测压

食管测压仅用于对可疑 GERD 的开始评价,不用于 GERD 的肯定诊断,反流食管炎往往伴有 LES 压力降低(正常 15~30mmHg),LES 松弛时间也较正常明显延长(正常 2~7s),胃食管屏降压(正常 11~19mmHg)明显降低,因此 LES 低压可作为 GERD 严重度的评价指标。

2.放射线检查

患儿垂头仰卧位所做的 X 线钡餐检查可显示钡剂从胃反流至食管,也可采取腹部加压法。但 X 线照相的方法通常不能敏感地诊断胃食管反流病。吞钡后所做的 X 线检查很容易显示食管溃疡和消化性狭窄,但对因食管炎所致的出血患儿则诊断价值不大。上消化道吞钡检查可提供食管蠕动情况,并可发现憩室、裂孔疝和肿瘤等病变;气钡双重对比检查,食管炎时可见黏膜粗糙、溃疡等病变。为了评价 GERD 及其并发症,临床用食管钡造影和同位素检查,钡检查对于评价有吞咽困难的 GERD 以及准确地诊断裂孔疝、食管狭窄、食管环等极有价值。放射线检查证实黏膜呈网状改变可提出存在 Barett's 食管。但与 pH 监测相比,钡检查对 GERD 诊断的敏感性低,居于这个原因吞钡检查用于评价 GERD 患儿受到限制。

(四)进一步检查项目

1.食管镜检查

可对伴或不伴有出血的食管炎做出准确的诊断。食管镜结合细胞刷洗和直视下活检对鉴别食管的良性消化性狭窄和癌肿是必需的。疑有 GERD 患儿一般进行内镜评价,检查指征包括:

(1)患儿症状不明朗或有警报症状如出血、体重下降、吞咽困难征象,目的为排除其他疾病或并发病。

(2)有长期症状的患儿,目的为排除 Barett's 食管的筛选。

(3)用于食管炎的诊断和其严重度的评估。

(4)治疗目的:直接内镜治疗和预防慢性化。如果发现糜烂性食管炎或 Barett's 食管,大部分 GERD 可通过内镜得到诊断,虽然糜烂性食管炎也可由感染或药物引起损伤所致。

内镜检查对于 GERD 的诊断缺乏可靠的敏感性,胃灼热患儿内镜检查时仅 30%~40%的证实有黏膜破坏。内镜检查提示严重食管炎的存在可指导治疗,且有助于预报对治疗的反应、复发率和慢性化。内镜检查阴性患儿食管黏膜活检病理改变有助于 GERD 的诊断。反流症状持续久的患儿可通过内镜筛选 Barrett's 食管,如果看不到 Barrett's 食管化生,将来患儿不再需要用内镜筛选;而内镜发现有 Barrett's 食管者建议患儿首选质子泵抑制剂治疗直至症状消失、食管糜烂或溃疡改变轻微。

2.食管测压法

食管测压法是在下食管括约肌处测定压力,并显示其强度,可区分正常与闭锁功能不全的括约肌。

3.24h 食管 pH 监测

24h 食管 pH 监测是当前一个广为应用的研究和临床工具,对食管暴露酸量的判定、对 GERD 的认识有很大提高,可提供胃食管反流病的直接证据,了解反流的病因和异常程度,有助于肯定 GERD 诊断。24h pH 监测能很好地区别正常对照组和食管炎患儿,pH 监测也有助于提高诊断有食管外表现存在的 GERD 患儿。pH 监测受到各种限制,所有证实食管炎患儿,25% 患儿 24h pH 监测在正常范围内,正常对照组与有反流症状的患儿也有很大的重叠。一般以 pH<4(正常食管 pH 为 5.0~7.0)至少持续 5~10s 作为胃食管反流发生指标。现在国内多采用便携式食管 24h 连续 pH 监测,监测期间一般规定 pH<4 持续 5s 或 10s 以上判定为有胃食管反流,一般采用以下 6 个参数。

(1)总 pH<4 的时间百分率(%)(正常人为 1.2%~5%)。

(2)直立位 pH<4 的时间百分率(%)。

(3)卧位 pH<4 的时间百分率(%)。

(4)反流次数。

(5)pH<4 长于 5min 的次数。

(6)最长反流持续时间。

有认为正常人 pH<4 长于 5min 的次数大于 3 次,而反流发作长时间大于 9min 即为病理性反流。24h 食管 pH 监测表明,每天站立位有反流者食管炎较轻,夜间卧位有反流者食管炎较重,而白天、夜间均有反流者食管炎最重。反流和症状之间的相互关系对于决定症状由反流引起是有帮助的。相互关系是通过统计学处理得出的。此相互关系可能决定于总酸暴露时间,严格的反流和症状间隔时间是不明了,多数作者认为出现间隔时间为 2~5min。反流和症状之间相互关系特别用于评价患儿有不能解释的胸痛。

4.双探针 pH 监测法

将一个探针(Probe)置于食管下端括约肌上 5cm 处,另一个探针置于近端食管或咽下部,此种方法有助于评价 GERD 患儿的食管外表现。有各种各样耳鼻喉症状的患儿食管近端 pH 监测常有异常,如喉痛、声嘶表现反流性喉炎或酸后喉炎患儿,双探针 pH 监测也用于检查大多数有发作性喉痉挛的反流异常者,有些患儿有反流性咽炎而远端食管总酸暴露时间正常,在评价哮喘或慢性咳嗽患儿近端食管 pH 监测的重要性很少建立,研究仍有矛盾的结果。

5.Bernstein 试验

Bernstein 试验与症状性胃食管反流的存在密切相关,灌酸可使症状迅速出现,但可被灌注盐水所缓解。

6.食管活检

食管活检显示鳞状黏膜层变薄,基底细胞增生,这些组织学变化可见于内镜下肉眼见不到食管炎的患儿。

内镜或 X 线检查的结果如何,活检或 Bernstein 试验的阳性结果与反流所致的食管炎症状具有密切关系。内镜下活检还是能连续观察 Barrett 化生柱状黏膜改变的唯一方法。

7.试验治疗

试验治疗在 GERD 评价上是有吸引力的。Orne Prazole 试验开始用于 1992 年。英国胃肠学会资料(1999)显示其敏感性为 81%,特异性为 85%。尤其是对 pH 监测(一)或内镜(一)的患儿若用试验治疗症状改善时也可考虑 GERD 的诊断。应当指出,单纯试验治疗也可能造成误诊,如消化性溃疡、卓一艾综合征用强酸抑制剂治疗症状也明显减轻。目前临床上普遍认为用质子泵抑制剂(PPI)试验诊断反流病准确性高,实用于临床。最近美国胃肠学会推荐凡有典型 GERD 症状的患儿,在行内镜检查之前,应接受 PPI 治疗。另一些专家推荐在大多数病例中,将 PPI 试验放在 24h 食管内 pH 监测之前进行,或者用其作为替代试验。

(五)临床类型

胃食管反流病可有典型表现(如上述)和食管外表现,其食管外表现尤应重视胃食管反流病常可伴有呼吸系统症状与疾病(如哮喘、咳嗽和纤维化),耳鼻喉科症状和体征,其他食管外症状和体征(如非心源性胸痛、牙腐蚀、鼻窦炎和睡眠呼吸暂停)等。

1.呼吸系统表现

GERD 的食管外表现,以呼吸系统为最多见。由于反流的轻重、持续时间长短、反流物的刺激性以及个人致反流因素等具体情况不同,可有不同的表现。

(1)夜间阵咳及支气管炎:为反流物进入气道直接刺激所致。轻者,患儿常于夜间或熟睡中突然出现阵咳或呛咳,需立即坐起。若长期反流、持续刺激,则可引起支气管炎,咳嗽增重,但以夜间为主。如引致气管炎的其他病因因素不明显,或抗菌治疗效果不好,要想到有 GERD 的可能。

(2)反复发作性肺炎及肺间质纤维化:反流较重、反复吸入,可导致反复发作的肺炎。患儿可有反复发作的咳嗽、咳痰、气喘,尤以夜间为著,有的伴有夜间阵发性呛咳。有的患儿可有胸闷、胸痛、发热等症状。胸部 X 线检查,可提示炎症征象。虽经正规抗生素治疗,症状及 X 线表现常无明显改善,或易于复发。极少数患儿可并发肺脓肿或肺不张。长期、反复吸入刺激,个别患儿可进一步发展为肺间质纤维化。

(3)支气管哮喘:有学者证实,高酸反流物进入气道,可引起支气管痉挛。食管滴酸试验阳性者,也能引起支气管痉挛,食管酸刺激传入神经感觉机制触发呼吸道反应,因此在食管少量酸即可引起支气管痉挛。咽喉部存在着对酸超敏感的丰富的化学感受器,受反流酸刺激,亦能引起支气管痉挛,出现哮喘。GERD 所致的哮喘,多于夜间发作,无季节性,常伴反流症状,亦可伴咳嗽、呛咳、声嘶,咽喉酸辣等症状。但约 1/3 的患儿可无反流症状或不明显。解痉剂的应用常难奏效,甚至加重。此夜间哮喘须与心源性哮喘相鉴别。反过来,支气管哮喘也易诱发 GERD,这是因为如下。

支气管痉挛时,肺充气过度,使膈肌下降,致 LES 功能减低,抗反流作用减弱。

哮喘发作时,胸内负压增大,腹内压增高,胸膜压差增长,更利于胃食管反流。

支气管扩张剂的应用,可降低 LES 张力。如原有 GERD 者,支气管哮喘可使其加重。

夜间睡眠呼吸暂停:反流性食管炎可能是夜间睡眠呼吸暂停的原因之一。反流物吸入的主要机制是膈和腹部呼吸肌的突发收缩,胃压突然增高,使胃内容物通过食管进入气管引起。呼吸暂停发生在睡眠时,少数发生在白天饭后 1h。

2.非心源性胸痛

反流性食管炎或 GERD 是非心源性胸痛的主要原因。非心源性胸痛 80% 的患儿是由胃食管反流引起。患儿除了胸骨后、剑下疼痛的典型症状外,还可向胸骨两侧、上胸、后背放射,甚至有的放射至颈部、耳部,个别还有表现为牙痛。易与心绞痛、胸膜炎、肺炎、肋软骨炎等相混。GERD 所致胸痛也可间歇发作,有的呈剧烈刺痛,酷似心绞痛。

3.慢性咽喉炎

慢性咽喉炎为反流物刺激咽喉所致的化学性炎症。患儿常有咽喉部不适,疼痛、咳嗽、喉部异物感或堵塞感,也可有声音嘶哑。咽部检查可见充血、肿胀、淋巴滤泡增生,偶尔可见溃疡形成。喉部检查可见喉部、声带水肿,偶见溃疡或声带结节形成,病变常限于声带后 1/3 和杓状软骨间区域。咽喉炎是夜间食管喉反流的结果。喉咽与胃液接触引起水肿和炎症。

4.口腔表现

反流物刺激,可有唇舌烧灼感,个别患儿出现口腔溃疡。有的患儿可有口酸、口苦、口臭及味觉损害等。有的患儿唾液分泌增多,可能是酸刺激食管,反射引起的酸清除的保护性反应。与此相关,干燥综合征时,由于唾液分泌减少,对食管酸的中和清除能力减低,易诱发或加重反流物对黏膜的损害。

5.婴儿食管外表现

婴儿食管短,LES 尚未发育好,张力低下,且以流食为主,又多采取卧位,因而较易出现胃食管反流,也更易累及食管邻近器官,食管外表现更为突出。由于小儿不能主诉,如警惕性不高,易被忽略或误诊。常见表现为呼吸道症状,如夜间阵咳、哮喘、肺炎等。由于反流的痛苦,食管炎及食管外并发症的折磨,患儿亦可表现为哭闹、睡眠不好、拒食等。久之,可出现缺铁性贫血、营养不良及发育障碍。偶尔,患儿可出现间歇性斜颈或姿势怪异(Sandifer 综合征)。

(六)鉴别诊断要点

1.婴儿溢奶

婴儿在吃完奶后,变动体位或刚躺下,就会马上吐奶,这种情况为溢奶,是一种生理现象。是因为婴儿的胃成水平状,一变动体位,使胃无法保持水平位置,就会发生溢奶现象。待婴儿长到 6 个月以后,会自然好转。

2.幽门痉挛

婴儿不论躺着或抱着,每次吃奶以后 10min 左右就会呕吐,这种现象大多由于幽门痉挛引起。幽门痉挛使乳汁不能顺利地流入十二指肠,就会出现呕吐。

3.先天性幽门肥厚性狭窄

婴儿每次吃完奶,马上就呕吐,而且不论是改变体位,改变饮食,还是使用药物都不能使其症状得到缓解。体格检查在婴儿胃上中部偏右处,摸到像红枣大小的硬块,则可能是先天性幽门肥厚性狭窄,必须手术治疗。

4.其他

GERD 所致非心源性胸痛易与心绞痛、胸膜炎、肺炎、肋软骨炎等相混。食管源性心绞痛样胸痛,多与体位有关,仰卧、弯腰易发生,坐起站立可缓解;冷饮或刺激性饮料食物亦可诱发等可资鉴别。

三、治疗

(一)治疗原则

首选非手术疗法包括饮食控制、体位疗法和药物疗法,新生儿、婴儿胃食管反流经内科治疗绝大部分数月后可明显改善。若经上述治疗 6 个月后仍有吐奶或其他症状,可考虑手术治疗。

(二)治疗计划

应根据婴儿胃食管反流的不同程度采取相应措施,无并发症者的治疗包括:

1.饮食控制

饮食宜少量多次,选择质地柔软而营养丰富的食物,避免吃过热或过冷的食物。由于胃食管反流与胃的充盈度关系较大,因此,食品应稠厚,以减少容量。

2.体位疗法

对轻、中度的胃食管反流婴儿,喂奶时应将婴儿抱在半直立位,喂奶后维持半卧位 1h 左右,睡眠时床头抬高 20～30cm 保持头高脚低位。通常在 2 周内就可使呕吐减轻。重度患儿应 24h 续维持体位治疗,可让患儿睡在倾斜30°的床板上(头高脚低),取俯卧位(趴着睡),以背带固定,或抬高床头 20～30cm。

3.药物治疗

目前用于胃食管反流的药物主要有两大类,一种是抗酸剂,不仅能中和胃酸,还可促进幽门窦胃泌素的产生,升高血清胃泌素的浓度,从而增加食管下端括约肌的压力;另一种是 H_2 受体拮抗剂如西咪替丁,其机制是抑制胃酸分泌,减少胃酸反流至食管,从而减轻症状。具体用药方法如下。

(1)餐后 1h 和临睡时予以制酸剂:可中和胃酸,并可能增加食管下段括约肌张力。

(2)应用 H_2 阻滞剂以降低胃液酸度(有时合并应用其他药物)。

(3)应用胆碱能激动剂如氯贝胆碱、甲氧氯普胺餐前 30min 和临睡前口服。

(4)西沙比利。

(5)质子泵抑制剂:如奥美拉唑或兰索拉唑,是促进消化性食管炎快速愈合的最有效
药物。研究证实有严重食管炎患儿用质子泵抑制剂治疗可预防黏膜并发症尤其是狭窄的发生。奥美拉唑已被获准长期应用于腐蚀性食管炎再复发的预防。

4.其他

(1)避免应用引起胃酸分泌的强刺激剂,如咖啡、酒精。

(2)避免应用降低下食管括约肌张力的药物,如抗胆碱能药物、食物(脂肪、巧克力)和吸烟(被动)。

5.并发症的治疗

除大量出血外,由食管炎引起的出血无须紧急手术,但可复发。食管狭窄应采用积极的内科治疗,并反复扩张(如在内镜下采用气囊或探条)以达到和维持食管的畅通,若扩张恰当,不会严重影响患儿的进食。奥美拉唑,兰索拉唑或抗反流手术(如 Belsey、Hill、Nissen 等)常用于有严重食管炎、出血、狭窄、溃疡或难治性症状的患儿,而不管是否有裂孔疝的存在。该类手术也可应用电视辅助下的腹腔镜进行。内科或外科治疗对 Barrett 化生的效果并不一致,目前推荐内镜检查(每 1~2 年 1 次)以监视这种化生恶变的可能。

(三)治疗方案的选择

1.内科治疗

(1)体位:使患儿处于 45°~60°半坐位,有的主张至少应保持在 60°,多数患儿呕吐即可消失。对较大儿童,轻者进食后 1h 保持直立位;严重者可用 30°倾斜的床上俯卧位,或 50°角仰卧。

(2)喂养:饮食以少量多餐为主,喂稠厚乳汁防止呕吐。治疗期禁食酸果汁,食物用米糊调稠喂饲。

(3)药物:药物治疗主要是应用 H_2 受体拮抗剂来抑制胃酸分泌。一般 1~2 周可缓解症状。合并有食管炎时,予西咪替丁每日 30~40mg/kg,分 4 次口服;可在食后 15~3min 钟加服抗酸药,同时用甲氧氯普胺每次 0.1mg/kg,每日 4 次。多潘立酮可使胃肠道上部的蠕动和张力恢复正常,促进胃排空,增强胃窦和十二指肠运动,协调幽门的收缩,还可增强食管的蠕动和食管下部括约肌的张力,因此对本病有较好疗效。儿童每次 0.6mg/kg,每日 3~4 次;不能口服者,可使用栓剂,6 个月以下婴儿用时需密切监护。十六角蒙脱石可保护食管黏膜,促进受损上皮修复与再生,还因其对 H_2 的缓冲作用,对胃蛋白酶的抵抗作用及对胆盐、胆酸的螯合作用等,也可用于本病的治疗。

2.外科治疗

经内科治疗 6~8 周无效者,有严重并发症、严重食管炎或缩窄形成的,可考虑手术治疗,一般采用胃底折叠术,效果良好。

四、预后

当没有食管炎或呼吸道并发症的胃食管反流,一般预后是良好的。抗反流手术对缓解症状以及食管黏膜损伤的愈合有效率达 85%,但长期随访发现有 10%的复发率。抗反流手术的并发症是食管狭窄。

第三节　急性胃炎

急性胃炎(acute gastritis)是由不同病因引起的胃黏膜急性炎症。病变严重者可累及黏膜下层与肌层,甚至深达浆膜层。

临床上按病因及病理变化的不同,分为急性单纯性胃炎、急性糜烂性胃炎、急性腐蚀性胃炎及急性化脓性胃炎,其中临床上以急性单纯性胃炎最为常见,而由于抗生素广泛应用,急性化脓性胃炎已罕见。儿童中以单纯性与糜烂性多见。

一、病因

(一)微生物感染或细菌感染

进食污染微生物和细菌毒素的食物后引起的急性胃炎中,多见沙门菌属、嗜盐杆菌及某些病毒等。细菌毒素以金黄色葡萄球菌为多见,偶为肉毒杆菌毒素。近年发现幽门螺杆菌也是引起急性胃炎的一种病原菌。

(二)化学因素

(1)误食药物水杨酸盐类药物,如阿司匹林及吲哚美辛等。

(2)误食强酸(如硫酸、盐酸和硝酸)及强碱(如氢氧化钠和氢氧化钾)引起胃壁腐蚀性损伤。

(3)误食毒蕈、砷、灭虫药及杀鼠剂等化学毒物,均可刺激胃黏膜引起炎症。

(三)物理因素

进食过冷、过热的食品或粗糙食物均可损伤胃黏膜,引起炎症。

(四)应激状态

某些危重疾病如新生儿窒息、颅内出血、败血症、休克及大面积灼伤等使患儿处于严重的应激状态是导致急性糜烂性胃炎的主要原因。

二、发病机制

(1)外源性病因可严重破坏胃黏液屏障,导致氢离子及胃蛋白酶的逆向弥散,引起胃黏膜的损伤而发生糜烂、出血。

(2)应激状态使去甲肾上腺素和肾上腺素大量分泌,内脏血管收缩,胃血流量减少,缺血、缺氧进一步使黏膜上皮的线粒体功能降低,影响氧化磷酸化过程,使胃黏膜的糖原贮存减少。而胃黏膜缺血时,不能清除逆向弥散的氢离子;缺氧和去甲肾上腺素又使碳酸氢根离子分泌减少,前列腺素合成减少,削弱胃黏膜屏障功能,导致胃黏膜急性糜烂性炎症。

三、临床表现及分型

(一)急性单纯性胃炎

起病较急,多在进食污染食物数小时后或 24h 发病,症状轻重不一,表现上腹部不适、疼痛,甚至剧烈的腹部绞痛。厌食、恶心、呕吐,若伴有肠炎,可有腹泻。若为药物或刺激性食物所致,症状则较轻,局限上腹部,体格检查有上腹部或脐周压痛,肠鸣音可亢进。

(二)急性糜烂性胃炎

多在机体处在严重疾病应激状态下诱发,起病急骤,常以呕血或黑便为突出症状,大量出血可引起昏厥或休克,伴重度贫血。

(三)急性腐蚀性胃炎

误服强酸、强碱史,除口腔黏膜糜烂、水肿外,中上腹剧痛、绞窄感、恶心、呕吐、呕血和黑便,并发胃功能紊乱,急性期过后可遗留贲门或幽门狭窄,出现呕吐等梗阻症状。

四、实验室检查

感染因素引起者其末梢血白细胞计数一般增高,中性粒细胞比例增大。腹泻者,粪便常规检查有少量黏液及红、白细胞。

五、影像学检查

(一)内镜检查

胃黏膜明显充血、水肿,黏膜表面覆盖厚的黏稠炎性渗出物,糜烂性胃炎则在上述病变上见到点、圆、片、线状或不规则形糜烂,中心为红色新鲜出血或棕红色陈旧性出血,伴白苔或黄苔,常为多发亦可为单个。做胃镜时应同时取胃黏膜做幽门螺杆菌检测。

(二)X 线检查

胃肠钡餐检查病变黏膜粗糙,局部压痛,但不能发现糜烂性病变,且不能用于急性或活动性出血患儿。

六、诊断与鉴别诊断

急性胃炎无特征性临床表现,诊断主要依靠病史及内镜检查,以上腹痛为主要症状者应与下列疾病鉴别。

(一)急性胰腺炎

有突然发作的上腹部剧烈疼痛,放射至背部及腰部,血清淀粉酶升高,B 超或 CT 显示胰腺肿大,严重患儿腹腔穿刺可抽出血性液体且淀粉酶增高。

(二)胆道蛔虫病

骤然发生上腹部剧烈绞痛,可放射至左、右肩部及背部,发作时辗转不安,剑突下偏右压痛明显,可伴呕吐,有时吐出蛔虫,B 超见胆总管内有虫体异物。

七、治疗

(一)单纯性胃炎

以对症治疗为主,去除病因,解痉止吐,口服黏膜保护剂,对细菌感染尤其伴有腹泻者可选用小檗碱、卡那霉素及氨苄西林等抗生素。有幽门螺杆菌者,则应做清除治疗。

(二)糜烂性胃炎

应控制出血,去除应激因素,可用 H_2 受体拮抗剂:西咪替丁 $20\sim40mg/(kg \cdot d)$,法莫替丁 $0.4\sim0.8mg/(kg \cdot d)$,或质子泵阻滞剂奥美拉唑 $0.6\sim0.8mg/(kg \cdot d)$,以及应用止血药如巴曲酶注射,凝血酶口服等。

(三)腐蚀性胃炎

应根据腐蚀剂性质给予相应中和药物,如口服镁乳氢氧化铝、牛奶和鸡蛋清等治疗强酸剂腐蚀。

第四节　慢 性 胃 炎

慢性胃炎(chronic gastritis)是指各种原因持续反复作用于胃黏膜所引起的慢性炎症。慢性胃炎发病原因尚未明了,各种饮食、药物、微生物、毒素以及胆汁反流,均可能与慢性胃炎的发病有关。近年的研究认为幽门螺杆菌的胃内感染是引起慢性胃炎最重要的因素,其产生的机制与黏膜的破坏和保护因素之间失去平衡有关。

一、病因及发病机制

(一)幽门螺杆菌

自从 1983 年澳大利亚学者 Warren 和 Marshall 首次从慢性胃炎患儿的胃黏液中分离出幽门螺杆菌以来,大量的研究表明,幽门螺杆菌与慢性胃炎密切相关:在儿童中原发性胃炎幽门螺杆菌感染率高达 40%,慢性活动性胃炎高达 90% 以上,而正常胃黏膜几乎很难检出幽门螺杆菌。感染幽门螺杆菌后,胃部病理形态改变主要是胃窦黏膜小结节,小颗粒隆起,组织学显示淋巴细胞增多,淋巴滤泡形成,用药物将幽门螺杆菌清除后胃黏膜炎症明显改善;此外,成人健康志愿者口服幽门螺杆菌证实可引发胃黏膜的慢性炎症,并出现上腹部痛、恶心及呕吐等症状;用幽门螺杆菌感染动物的动物模型也获得了成功,因此幽门螺杆菌是慢性胃炎的一个重要病因。

(二)化学性药物

小儿时期经常感冒和发热,反复使用非甾体类药物如阿司匹林和吲哚美辛等,使胃黏膜内源性保护物质前列腺素 E_2 减少,胃黏膜屏障功能降低,而致胃黏膜损伤。

(三)不合理的饮食习惯

食物过冷、过热、过酸、过辣、过咸,或经常暴饮暴食、饮食无规律等均可引起胃黏膜慢性炎症,食物中缺乏蛋白质及 B 族维生素也使慢性胃炎的易患性增加。

(四)细菌、病毒和(或)其毒素

鼻腔、口咽部的慢性感染病灶,如扁桃腺炎、鼻旁窦炎等细菌或其毒素吞入胃内,长期慢性刺激可引起慢性胃黏膜炎症。有报道 40% 的慢性扁桃腺炎患儿其胃内有卡他性改变。急性胃炎之后胃黏膜损伤经久不愈,反复发作亦可发展为慢性胃炎。

(五)十二指肠液反流

幽门括约肌功能失调时,使十二指肠液反流入胃增加。十二指肠液中含有胆汁、肠液和胰液。胆盐可减低胃黏膜屏障对氢离子的通透性,并使胃窦部 G 细胞释放胃泌素,增加胃酸分泌,氢离子通过损伤的黏膜屏障并弥散进入胃黏膜引起炎症变化、血管扩张及炎性渗出增多,使慢性胃炎持续存在。

二、临床表现

小儿慢性胃炎的症状无特异性,多数有不同程度的消化不良症状,临床表现的轻重与胃黏膜的病变程度并非一致,且病程迁延。主要表现是反复腹痛,无明显规律性,通常在进食后加重。疼痛部位不确切,多在脐周。幼儿腹痛可仅表现不安和正常进食行为改变,年长儿症状似成人,常诉上腹痛,其次有嗳气、早饱、恶心、上腹部不适及泛酸。进食硬、冷、辛辣等食物或受凉、气温下降时可引发或加重症状。部分患儿可有食欲缺乏、乏力、消瘦及头晕,伴有胃糜烂者可出现黑便。体征多不明显,压痛部位可在中上腹或脐周,范围较广泛。

三、实验室检查

(一)胃酸测定

浅表性胃炎胃酸正常或偏低,萎缩性胃炎则明显降低,甚至缺酸。

（二）幽门螺杆菌检测

包括胃镜下取胃黏液直接涂片染色,组织切片染色找幽门螺杆菌,幽门螺杆菌培养,尿素酶检测。其次是非侵袭法利用细菌的生物特性,特别是幽门螺杆菌的尿素酶水解尿素的能力而形成的呼气试验(^{13}C-尿素呼气)检测幽门螺杆菌。血清学幽门螺杆菌 IgG 抗体的测定,因不能提供细菌当前是否存在的依据,故不能用于目前感染的诊断,主要用于筛选或流行病学调查。以上方法中,以尿素酶法最为简便、快速,常一步完成。^{13}C-尿素呼气试验,因此法价格昂贵,临床普及受到限制。

（三）其他检查

在 A 型萎缩性胃炎（胃体胃炎）血清中可出现壁细胞抗体、胃泌素抗体和内因子抗体等。多数萎缩性胃炎的血、尿胃蛋白酶原分泌减少,而浅表性胃炎多属正常。恶性贫血时血清维生素 B_{12} 水平明显减少。

四、X 线钡餐检查

X 线钡餐检查对慢性胃炎的诊断无多大帮助。依据国外资料,胃镜确诊为慢性胃炎者 X 线检查显示有胃黏膜炎症者仅占 20％～25％。虽然过去多数放射学者认为,胃紧张度的障碍、蠕动的改变及空腹胃内的胃液,可作为诊断胃炎的依据,但近年胃镜检查发现,这种现象系胃动力异常而并非胃炎所致。

五、胃镜检查

胃镜检查是慢性胃炎最主要的诊断方法,并可取黏膜活体组织做病理学检查。慢性胃炎在胃镜下表现为充血、水肿,反光增强,胃小凹明显,黏膜质脆易出血;黏液增多,微小结节形成,局限或大片状伴有新鲜或陈旧性出血点及糜烂。当胃黏膜有萎缩改变时,黏膜失去正常的橘红色,色泽呈灰色,皱襞变细,黏膜变薄,黏膜下血管显露。病理组织学改变,上皮细胞变性,小凹上皮细胞增生,固有膜炎症细胞浸润,腺体萎缩,炎症细胞主要是淋巴细胞及浆细胞。

六、诊断与鉴别诊断

慢性胃炎无特殊性表现,单凭临床症状诊断较为困难,对反复腹痛与消化不良症状的患儿确诊主要依靠胃镜检查与病理组织活体检查。根据有无腺体萎缩诊断为慢性浅表性胃炎或慢性萎缩性胃炎。根据炎症程度分为轻度（炎症浸润仅限于黏液的浅表 1/3）、中度（炎症累及黏膜的浅层 1/3～2/3）及重度（炎症超过黏膜浅层 2/3 以上）;若固有层内有中性粒细胞浸润则说明"活动性"。此外,常规在胃窦大弯或后壁距幽门 5cm 内取组织切片染色,快速尿素酶试验或细菌培养,或^{13}C-尿素呼气试验检查幽门螺杆菌,如阳性则诊断为"幽门螺杆菌相关性胃炎"。发现幽门口收缩不良,反流增多,胆汁滞留胃内,病理切片示纤维组织增生,常提示胃炎与胆汁反流有关。

鉴别诊断:在慢性胃炎发作期时,可通过胃镜、B 超、24h pH 监测综合检查,排除肝、胆、胰、消化性溃疡及反流性食管炎。在胃炎发作期,应注意与胃穿孔或阑尾炎早期鉴别。

七、预防

早期去除各种诱发或加重胃炎的原因,避免精神过度紧张、疲劳与各种刺激性饮食,注意气候变化,防止受凉,积极治疗口腔及鼻咽部慢性感染灶,少用对胃黏膜有刺激的药物。慢性胃炎尚无特殊疗法,无症状者无须治疗。

（1）饮食：宜选择易消化无刺激性食物，少吃冷饮与调味品。

（2）根除幽门螺杆菌：对幽门螺杆菌引起的胃炎，尤为活动性胃炎，应给予抗幽门螺杆菌治疗。

（3）有腹胀、恶心、呕吐者，给予胃动力药物，如多潘立酮及西沙比利等。

（4）高酸或胃炎活动期者，可给予 H_2 受体阻滞剂（西咪替丁、雷尼替丁和法莫替丁）。

（5）有胆汁反流者，给予胃达喜、熊去氧胆酸与胆汁酸结合及促进胆汁排空的药。

第五节　急性胰腺炎

急性胰腺炎（acute pancreatitis）是指胰腺及其周围组织的急性炎症过程。急性胰腺炎在儿童中少见，其发病原因多种多样，临床上常有急性发作的上腹部剧痛伴恶心、呕吐及血尿淀粉酶增高，疾病初期常易被忽视或误诊。在临床上根据其严重程度，可分为轻型和重型两大类。轻型胰腺炎多见，仅有轻度的胰腺功能障碍，去除发作的病因后多不会再有发作，病情呈自限性，一般病程在 1～2 周，胰腺的形态和功能亦恢复正常。重型胰腺炎少见，有器官衰竭或坏死、脓肿、假性囊肿等局部并发症存在，病情急重，病死率高。

一、病因

儿童胰腺炎的病因与成人显著不同。成人急性胰腺炎的病因主要是胆石症及酗酒。儿童的常见病因是病毒感染、外伤、多系统疾病和胰胆管系统的先天畸形，其中以病毒感染最为重要。

（一）感染流行性腮腺炎

病毒、麻疹病毒、风疹病毒、柯萨奇病毒、埃可病毒、甲型和乙型肝炎病毒、巨细胞病毒等都可引起急性胰腺炎。其中流行性腮腺炎病毒引起的胰腺炎是较常见的。在小儿患流行性腮腺炎时，约 50% 患儿的胰腺受到不同程度的影响。

近年报道，间质性胰腺炎是风疹病毒感染的又一种表现，并为尸体解剖证实。风疹病毒亦被胰腺组织培养证实。在亚洲地区寄生虫感染也是一种多见的原因，如蛔虫及肝吸虫引起的上行性感染、梗阻可导致急性胰腺炎的发生。细菌感染如沙门菌、痢疾杆菌、弯曲菌及钩端螺旋体感染可伴急性胰腺炎，但多是由于其毒素引起。国内有小儿伤寒并急性胰腺炎的报道。另外，支原体感染也可引起急性胰腺炎，并且胰腺炎可以是支原体感染的首发表现。

（二）外伤急性胰腺炎

可由于各种腹部钝挫伤引起，常见于自行车碰撞及车祸等。在儿童胰腺炎病因统计中，外伤原因占 13%～30%。胰管中段跨越脊柱，特别容易受伤、折断。轻者仅为血肿，无实质性损伤；重者可有胰导管破裂，胰液外溢再加血供障碍及感染等因素可导致急性出血坏死性胰腺炎。

（三）先天畸形

儿童胰腺炎中仅有 10%～16% 的是由先天性胰胆管异常引起的。胆总管囊肿及胰腺分裂症所伴发的常为复发性胰腺炎,患儿的胰腺体尾部及部分头部由较小的副胰管引流,其相对狭窄可使胰液排泄不畅。

(四)梗阻胆石症

梗阻胆石症是成人中多见的急性胰腺炎的病因,而在儿童中很少见。儿童中多见的梗阻性原因是胆道蛔虫病。胆道蛔虫嵌顿于共同通道,阻塞胰液的排出而致胰腺炎。

(五)全身性疾病

全身性疾病如过敏性紫癜、系统性红斑狼疮、皮肤黏膜淋巴结综合征、溶血性尿毒综合征及炎症性肠病等都可伴发胰腺炎。此类疾病因血管炎累及胰腺和其他脏器的血管,引起血管壁的炎症、坏死、血栓形成而致坏死性胰腺炎。

(六)药物和毒素

此病因在儿童中较成人少见。国内相关医院统计在应用门冬酰胺酶(L-ASP)治疗 230 例小儿急性淋巴细胞性白血病和Ⅳ期淋巴瘤的过程中,发生急性坏死性胰腺炎(ANP)6 例(2.6%)。国外 Joseph 等报道丙戊酸治疗 10 年后引起坏死性胰腺炎 1 例。

(七)内分泌和代谢性疾病

在儿童中此类病因少见。

1.高血钙

可以刺激胰酶的分泌,活化胰蛋白酶及形成胰管结石,从而引起急性胰腺炎。全胃肠道外营养(TPN)时偶尔可致高血钙而发生胰腺炎。

2.高脂血症

高脂血症引起胰腺炎的最早期损伤是在胰腺的小血管。三酰甘油受脂酶的作用,释放出游离脂肪酸,作用于胰腺小血管的内皮,引起血管损伤及血栓形成。

3.营养不良

低蛋白饮食可导致胰腺萎缩、纤维化及结石形成。

4.代谢性疾病

如乳酸血症、丙酸血症、糖原贮积症Ⅰ型及同源性胱氨酸尿等。其发病机制未明,有些患儿的原发病未获诊断而在发作时常被诊断为特发性胰腺炎。

5.糖尿病

在儿童的 1 型糖尿病及酮症酸中毒时由于唾液淀粉酶增高而出现淀粉酶血症。但伴发急性胰腺炎少见。

(八)遗传性胰腺炎

遗传性胰腺炎是一种常染色体隐性遗传性疾患,常在一个家族中有多个发病,患儿无性别差异,多见于白色人种。患儿常在幼年开始发生典型的急性胰腺炎,以后转为慢性反复发作,逐渐导致胰腺的钙化、糖尿病和脂肪泻。

二、病理生理

急性胰腺炎的病理生理是酶原在胰腺内被过早激活为有活性的消化酶,且同时伴胰酶向肠腔内排泄受阻。在生理情况下,胰腺有一系列保护机制以使胰腺实质免受蛋白水解酶的损害,其中主要因素是腺泡细胞内的酶原以非活化的形式存在。胰腺中的酶均在内质网合成,然后移行至高尔基体进行组合。这些酶均以非活性形式贮存在有膜限制的酶原颗粒内。这些颗粒和胰腺细胞质内均含有胰蛋白酶抑制物,活性酶不会释放至腺细胞质内,而是在酶颗粒膜与腺细胞膜融合后直接进入管腔。酶原在肠腔内被刷状缘的肠激酶启动激活,首先激活胰蛋白酶原,形成胰蛋白酶。

急性胰腺炎发病机制中最先的一步就是胰蛋白酶原在腺泡细胞内被提前激活为胰蛋白酶。胰蛋白酶原由一种溶酶体水解酶—组织蛋白酶 B 激活为胰蛋白酶。然后胰蛋白酶再将多种酶原转变活性酶,包括磷脂酶 A₂、弹性酶及羧肽酶等,溢入胞质后通过基侧膜渗漏至间质组织引起自身消化过程。胰蛋白酶同时可激活补体和激肽系统。在实验性胰腺炎中,激活的胰酶中最具毒性的是脂肪酶,其次是弹性酶和磷脂酶 A₂,胰蛋白酶的毒性最低。脂肪酶导致胰周脂肪坏死。损伤的脂肪细胞可产生有害因子,更加重周边腺泡细胞的损伤。弹性蛋白酶可使血管壁弹力纤维溶解,致胰血管破裂、出血和坏死。胰血管舒缓素能催化激肽原为缓激肽,两者引起血管扩张,血管壁通透性增加,白细胞渗出和疼痛。胰蛋白酶和糜蛋白酶能引起组织水肿、出血和坏死。磷脂酶 A₂使卵磷脂变成具有细胞毒性的溶血卵磷脂,引起胰腺组织坏死,并可破坏肺泡表面卵磷脂致肺损伤。

儿童急性胰腺炎发作时白细胞激活也对全身病变起到很重要的作用。中性粒细胞被激活后产生弹性蛋白酶及过氧化离子引起内皮损伤。此外,还有巨噬细胞、单核细胞及淋巴细胞等在胰腺和其他组织释出各种炎症递质,如血小板活化因子、氧反应性物质及细胞因子。

三、临床表现

急性胰腺炎的小儿有持续的中,上腹和脐周剧烈腹痛、呕吐,且常有发热。患儿很少主诉背痛或束腰样痛。进食会使腹痛和呕吐加重。患儿呈急性病容,且烦躁不安,取弯腰蜷腿体位。可以有轻度黄疸和心动过速。肠鸣音减弱甚至消失。腹胀,且有腹部压痛。腹痛在24～48h 内持续加重。在此期间,呕吐也趋频繁,往往需要住院输液治疗。急性水肿性胰腺炎通常呈自限性,预后一般较好。

急性坏死性胰腺炎在儿童少见。多呈急性发病,表现为剧烈的上腹部疼痛以及顽固性的恶心、呕吐,也可伴有腹泻,偶见血便。患儿上腹部疼痛迅速扩散到全腹,早期出现腹胀及腹膜刺激征。体格检查显示上腹部压痛,但也可偏左或偏右或在脐周,伴明显肌紧张,肠鸣音稀少而弱。患儿可出现黄疸、腹腔积液以及胸腔积液,同时有明显水、电解质及酸碱平衡紊乱,中毒性低血容量休克,或出现中枢神经系统障碍和心、肺、肾等脏器功能衰竭表现。在成人,休克、肾衰竭、感染、大量胃肠道出血和其他并发症的病死率是 20%～50%。预后不良的指标包括器官功能衰竭、严重的代谢紊乱如高糖血症、低钙血症及低球蛋白血症。用于评估成人胰腺炎严重性的体系通常不适用于儿科患儿。急性胰腺炎的症状和体征。

四、诊断

水肿性胰腺炎的诊断并不困难,根据临床上剧烈腹痛、恶心、呕吐、发热等和血、尿淀粉酶测定来诊断。但儿科患儿尤其是婴幼儿临床表现不典型,故实验室检查和影像学检查显得更为重要。重要的是如何及早做出重症胰腺炎的诊断。小儿急性坏死性胰腺炎临床表现不典型。剧烈腹痛是胰腺炎的主要症状,但小儿有时仅表现为阵发性哭闹,而小婴儿可无腹痛,仅有反应差及面色灰等表现。典型胰腺炎往往左上腹痛,而小儿腹痛常为全腹性甚至伴明显肌卫,易并发腹膜炎。有文献报道急性胰腺炎如具有以下症状之一者即应拟诊急性坏死性胰腺炎。

(1)急性胰腺炎经内科治疗 4~72h,病情无改善或加重,表现为高热、末梢血白细胞计数明显增高及脏器功能衰竭(肾衰竭及休克肺等)。

(2)腹胀明显,肠鸣音减弱或出现麻痹性肠梗阻。

(3)出现腹腔积液,尤其是血性腹腔积液,其淀粉酶升高。

(4)发生休克。对于原因不明的发热、腹痛、腹胀及呕吐者,尤其有腹膜炎或肠梗阻表现者,常规行腹腔穿刺及腹腔积液淀粉酶测定,能提高早期诊断率。

五、实验室检查

(1)淀粉酶测定:血和尿淀粉酶增高。75%的急性胰腺炎患儿血清淀粉酶增高达正常的 3 倍并持续数日,一般在症状发作后 2~12h 即增高,24h 为最高峰,48h 后高峰下降而尿淀粉酶升高,尿淀粉酶可持续 1~2 周。临床检测淀粉酶作诊断时需注意以下几个方面。

淀粉酶增高程度与病情常不成正比。

血清淀粉酶正常并不能排除急性胰腺炎,10%重症胰腺炎患儿的血清淀粉酶可始终在正常范围内。

胸膜腔积液中淀粉酶显著增高可作为急性胰腺炎的诊断依据,但需与消化道穿孔等所致的胸膜腔积液中淀粉酶增高鉴别。

血清淀粉酶也可以在急性胰腺炎以外的许多情况中升高。

(2)血清脂肪酶测定:急性胰腺炎时血清脂肪酶也增高。血清脂肪酶增高 3 倍以上更有特异性。脂肪酶由肾小球滤过,肾小管重吸收。脂肪酶在发病后几小时即增高,可持续 8~14d。

(3)白细胞计数增高,并可出现核左移现象。

(4)血细胞比容增高(未进行大量输液前)。

(5)低血钙。

(6)低血钾。

(7)血糖增高。

(8)发生弥散性血管内凝血(DIC)时,各种凝血试验异常。

(9)心电图有心肌缺血或损伤的表现,系坏死的胰腺组织释放的心肌抑制因子以及电解质紊乱引起。

六、影像诊断

(一)X 线检查

腹部 X 线片可见横结肠明显充气,十二指肠或小肠节段性麻痹性扩张,腰大肌线模糊或消失,胃气泡变形,胃与结肠间距增大,或者是结肠切割征表现。但这些都不是胰腺炎的特异性表现。

(二)B 超

检查超声检查由于其直观性及无创性,已成为儿科诊断胰腺炎的常用手段。胰腺炎的超声检查结果包括:弥散性或局部胰腺肿大,胰腺边界不清,组织回声减弱,胰管扩张或假性囊肿。20%~30%的胰腺炎患儿超声检查结果可能正常或者由于肠道气体的影响而使胰腺显像不清。另外,对胰腺炎是否合并胆系结石及胆道梗阻的诊断亦有价值。

(三)电子计算机断层扫描摄影(CT)

腹部 CT 检查用于 B 超检查诊断不确定时。CT 可以显示损伤的存在、弥散性胰腺肿大、胰腺肿块、脓肿以及出血性胰腺炎等。CT 增强扫描可见到胰腺坏死区呈现明显的低密度透亮区。值得注意的是,20%以上的急性胰腺炎患儿的 CT 结果为正常,所以 CT 正常并不能排除胰腺炎的诊断。

(四)内镜下逆行胰胆管造影术(ERCP)

已被接受为诊断和治疗小儿胰腺炎。ERCP 对于诊断复发性胰腺炎疑有胰管异常及胰腺分裂症尤其有用。在以下情况可做 ERCP:胰腺炎发病后 1 个月仍未缓解、复发性胰腺炎、胰酶持续升高、有胰腺炎家族史、肝移植后的胰腺炎以及纤维囊性变的胰腺炎。对于未消散性外伤性胰腺炎,在决定是否需要内镜治疗或外科手术时最好先做 ERCP。儿童行 ERCP 的并发症和成人一样,包括高淀粉酶血症、胰腺炎、疼痛、胆管炎、肠麻痹及发热等,发生率高于成人患儿。

七、治疗

(一)内科治疗

治疗的主要原则是尽量停止胰腺的自身消化,即通过禁食、胃肠减压及应用酶的抑制剂等减少胰腺酶的分泌。此外,防止继发感染、缓解疼痛、纠正水、电解质紊乱以及维持主要脏器功能也极为重要。

1.禁食

急性胰腺炎的患儿应绝对禁食,直到腹痛消失可开始进少量流质。进食可引起胰液分泌增加,从而可加重胰腺及其周围组织的损伤。

2.胃肠减压

胃酸进入十二指肠可刺激肠黏液分泌肠激素并激活肠道中的胰酶,故恶心、呕吐较明显时需作胃肠减压。

3.缓解疼痛

疼痛常是急性胰腺炎患儿就诊的主要原因,缓解疼痛在治疗上极其重要。剧烈的腹痛可产生或加重休克,加重 Oddi 括约肌痉挛,使胰腺分泌增加。一般首选抗胆碱能药物,具有解痉止痛及抑制胰腺分泌作用,常用者有阿托品。亦可用哌替啶止痛。

4.抗感染治疗

抗生素应用的目的是预防性用药、治疗导致胰腺炎发生的感染因素及对急性胰腺炎合并周围组织感染的治疗。抗生素的选用既要考虑对引起胰腺感染菌种的敏感性,又要考虑在胰腺有较好的渗透性。常见的感染细菌为大肠埃希菌、假单胞菌、金黄色葡萄球菌及厌氧菌等。可选用头孢类抗生素如头孢噻肟、头孢哌酮等并用甲硝唑。重型胰腺炎尤须加强抗感染治疗。

5.抑制胰酶药物

(1)抑肽酶:是临床常用的抑制胰酶分泌的药物,但仅在早期使用有一定效果。其药理机制为:抑制胰蛋白;抑制纤维蛋白溶解,可预防和治疗各种纤维蛋白溶解引起的急性出血;抑制血管舒缓素从而阻断休克发生中的血管活性因子作用。

（2）生长抑素合成衍生物：主要有 14 肽的生长抑素施他宁（stilamin）及 8 肽的奥曲肽。目前在临床上均有应用，其效应明显优于抑肽酶。其作用有：抑制胰液及胃液的分泌；阻止血小板活化因子产生后引起的毛细血管渗漏综合征；刺激肝、脾及循环中单核，吞噬细胞系统活性；松弛 Oddi 括约肌。

6.静脉高营养

对于重症胰腺炎，可予静脉高营养。国内外一致认为静脉高营养有以下几个优点：减少胃肠负担，补充代谢需要，增强机体免疫功能，有利于外科手术治疗。脂肪乳剂有利于补充代谢需要，有利于重型胰腺炎的恢复，故现主张可予以适量的脂肪乳剂。

（二）外科治疗

手术指征如下。

（1）诊断不肯定，特别与外科急腹症（如肠梗阻和胃穿孔等）鉴别有困难者，需剖腹探查。

（2）有腹腔内渗出和肠麻痹，内科治疗无好转可作腹膜后或腹腔引流。

（3）有胰腺脓肿形成应及时作引流排脓。

（4）黄疸加深，合并胆总管结石梗阻和胆道化脓性感染者。

在成人的急性坏死性胰腺炎的治疗中，许多专家学者强调要晚期手术，但国内儿科较多主张一旦确诊为急性坏死性胰腺炎时，即应做手术治疗。因小儿机体代偿能力有限，早期病变相对局限，全身中毒症状轻，对手术耐受性相对较好。手术方式有腹腔灌洗引流术以及坏死组织清除术等。

第六节　婴儿肝炎综合征

婴儿肝炎综合征（infantile hepatitis syndrome）系指一组于婴儿期（包括新生儿期）起病、具有黄疸、肝脏病理体征（肝大、质地异常）和肝功能损伤（主要为血清谷丙转氨酶升高）的临床症候群，又称婴儿肝病综合征。病因复杂，主要有宫内和围生期感染、先天性遗传代谢病、肝内胆管发育异常等，由环境、遗传等因素单独或共同造成病变。国外亦有将其称为特发性肝炎。随着诊断水平的不断提高，目前认识的病种也较以前显著增加。这类疾病在明确病因之前统称为婴儿肝炎综合征，一旦病因明确，即按原发病因诊断。

一、病因及发病机制

婴儿肝炎综合征的原因包括：

（一）感染

包括肝脏的原发性感染和全身感染累及肝脏。临床上所谓的 TORCH 综合征包括了主要的感染病原，即弓形虫（toxoplasma）、风疹病毒（rubella virus）、巨细胞病毒（cytomegalo virus，CMV）、单纯疱疹病毒（herpes simplex virus，HSV），以及嗜肝病毒、EB 病毒、柯萨奇病毒B 组、埃可病毒、腺病毒等。细菌感染如金黄色葡萄球菌、大肠埃希菌、沙门菌、厌氧菌、肺炎球菌、链球菌等，以及一些条件致病菌，往往在全身感染时累及肝脏。近年来梅毒螺旋体以及结核杆菌等引起的肝炎综合征仍不容忽视,人类免疫缺陷病毒(HIV)等新病;原体的母婴传播引起肝炎综合征也应引起注。

(二)先天性代谢异常

先天代谢异常可累及肝脏,但只有少数会引起严重的、持续的肝损害;一般来说,有代谢性累积病变都伴有显著的肝大,而有肝损伤者往往为中等度肝大。按其种类包括如下。

1.糖类代谢异常

如遗传性果糖不耐受症、半乳糖血症、糖原累积症等。其中与肝炎综合征相关的糖原累积症主要有Ⅰ、Ⅲ、Ⅳ型。

2.氨基酸及蛋白质代谢异常

酶缺陷使正常代谢途径发生阻滞,其中遗传性酪氨酸血症、高蛋氨酸血症等,可以造成持续性肝脏损伤。

3.脂质代谢异常

系一组遗传性疾病,由于类脂质代谢过程中某些酶的遗传性缺陷,使得原本能被该酶分解的某些类脂质沉积在单核－吞噬细胞系统及其他组织内,呈现充脂性组织细胞增生。如戈谢病、尼曼·匹克病、Wolman病等。

4.胆汁酸及胆红素代谢异常

如进行性家族性肝内胆汁淤积症(PFIC),包括PFIC-1型:Byler病、FIC1缺乏、ATP8BI基因缺陷;PFIC-2型:BSEP缺乏、ABCB11基因缺陷;PFIC-3型:ABCB4/MDR3基因缺陷。Citrin缺乏致新生儿肝内胆汁淤积症(NICCD)、Aagenaes综合征(遗传性胆汁淤积伴淋巴水肿)、新生儿Dubin-Johnson综合征(MRP2缺乏症)、Zellweger综合征(脑-肝肾综合征)等。

5.α-抗胰蛋白酶缺乏症

α-抗胰蛋白酶缺乏症是由于α-抗胰蛋白酶缺乏,中和白细胞弹性蛋白凝固酶等抗蛋白酶作用减弱,使自体组织遭到破坏而致病。可造成肝细胞损伤、汇管区纤维化伴胆管增生以及胆管发育不良等类型改变。

(三)胆道闭锁、胆管扩张和肝内胆管发育不良

1.胆道闭锁

胆道闭锁是发生于胎儿后期、生后早期及新生儿期的一种进行性病变,由于某种原因导致肝内和肝外胆管的阻塞,使胆汁排泄的通道梗阻,并逐步形成不同程度的胆道闭锁。多数学者认为围生期感染(特别是病毒感染)所致的炎症病变是导致本病的重要因素,因胆道炎症原因造成胆道闭锁的占80%,而因先天性胆管发育不良造成胆道闭锁者仅占10%。

2.先天性胆管扩张症

先天性胆管扩张症又称先天性胆总管囊肿,是一种由于多种因素参与的先天性发育畸形。胚胎时期胰胆分化异常,胆总管和胰管未能正常分离,胰液反流入胆管,胆总管远端狭窄,胆道内压力增高,Oddi括约肌神经肌肉功能失调,是本病的综合致病因素。

3.Caroli病

Caroli病又称先天性肝内胆管扩张症,为常染色体隐性遗传,以男性多见,一般以复发性胆管炎为主要特点。可伴有先天性肝纤维化,肝外胆管扩张或其他纤维囊性病。

（四）毒性作用

如药物作用、胃肠外营养相关性胆汁淤积（PNAC）、铝等。

（五）其他

包括肝内占位病变及累及肝脏的全身恶性疾病，如郎格罕细胞组织细胞增生症、噬血细胞淋巴组织细胞增生症等，以及21-三体综合征等染色体异常疾病。部分病例病因不明。

二、病理变化

病因虽多，但主要病理改变为非特异性的多核巨细胞形成。胆汁淤积、肝间质和门脉区有炎症细胞浸润，程度与病情轻重有关。轻者肝小叶结构正常，重者可紊乱失常，肝细胞点状或片状坏死，库普弗细胞和小胆管增生，病情进展门脉周围可有纤维化。

三、临床表现

主要表现为黄疸。往往因为生理性黄疸持续不退或退而复现前来就诊。病史中母孕期可有感染（主要是孕早期病毒感染），或服用药物，或有早产，胎膜早破，胎儿宫内发育迟缓等病史。患儿生后可有感染如脐炎、臀炎、皮肤脓疱疹、口腔、呼吸道、消化道感染、发热等。亦可出现其他症状如低热、呕吐、腹胀等。尿色呈黄色或深黄色，染尿布，大便由黄转为淡黄，也可能发白。可有家族肝病史或遗传疾病史。体检有肝脾大。多数在3～4个月内黄疸缓慢消退，可并发干眼病，低钙性抽搐、出血和腹泻。少数重症者病程较长可致肝硬化，肝衰竭。可有其他先天性畸形（脐疝、腹股沟疝、先天性心脏病、幽门肥厚性狭窄等），生长发育障碍。以及与本综合征有关的原发疾病的临床表现，如消化及神经系统症状。体检中一些阳性体征对提示病因有帮助，如发现紫癜，肝大和脾大提示宫内感染、脓毒症和噬血细胞淋巴组织细胞增生症的可能；体表的畸形提示 Alagille 综合征或 21-三体综合征的可能；白内障提示半乳糖血症或甲状腺功能减退的可能；视网膜病变提示 TORCH 感染、视隔发育不全（SOD）或 Alagille 综合征的可能；心脏杂音提示 Alagille 综合征的可能；皮肤血管瘤提示肝血管瘤的可能。

四、辅助检查

（一）全血常规

细菌感染时 WBC 增高，中性粒细胞增高并核左移，CMV 感染时，可有单个核细胞增多、血小板减少、贫血、溶血等改变。

（二）肝功能检测

结合胆红素和未结合胆红素可有不同程度、不同比例的增高谷丙转氨酶升高甲胎蛋白持续增高则提示肝细胞有破坏，再生增加；血清 γ-谷氨酰转肽酶、碱性磷酸酶、5'-核苷酸酶等反映胆管性胆汁淤积的指标增高；反映肝细胞合成功能的指标，如凝血因子和纤维蛋白原、人血清蛋白等可能降低。

（三）病原学检查

病毒感染标志物和相应的病毒学、血清学检查，如肝炎病毒、CMV、EBV、HSV、风疹病毒、HIV 等；弓形虫、梅毒螺旋体检查；血培养、中段尿细菌培养等可提示相应的感染原。

（四）疑似遗传代谢

内分泌疾病时，可行血糖测定、尿糖层析、T3，T4，TSH、α1-抗胰蛋白酶、尿有机酸、血、尿液串联质谱氨基酸测定、血气分析，特异性酶学、染色体、基因检查等。

（五）影像学检查

肝、胆、脾 B 超、肝脏 CT 或肝胆磁共振胆管成像（MRCP）检查，可显示相应的畸形或占位病变。

（六）肝胆核素扫描

正常 ^{99m}Tc-EHIDA 静脉注射后迅速被肝细胞摄取，3～5min 肝脏即清晰显影，左右肝管于 5～10min 可显影，15～30min 胆囊、胆总管及十二指肠开始出现放射性，充盈的胆囊于脂餐后迅速收缩，肝影于 12～20min 逐渐明显消退，在正常情况下，胆囊及肠道显影均不迟于 60min。先天性胆道闭锁时肠道内始终无放射性出现。

（七）胆汁引流

可做动态持续十二指肠引流查胆汁常规、细菌培养、胆汁中胆红素、胆汁酸检查。

（八）肝活组织病理检查

可经皮肝穿刺或腹腔镜检查获取活体组织标本。

五、治疗

婴儿肝炎综合征在查明原因后，应按原发疾病的治疗原则进行治疗，但大多数病例在疾病早期病因较难确定，临床上往往以对症治疗为主。主要包括利胆退黄，护肝、改善肝细胞功能和必要的支持疗法。

（一）利胆退黄

可应用苯巴比妥口服具有改善与提高酶活力及促进胆汁排泄作用。也可以用中药利胆治疗（茵陈、山栀、大黄等）。

（二）护肝改善肝细胞功能

ATP、辅酶 A 有保护肝细胞，促进肝细胞新陈代谢的作用，也可辅以 B 族维生素及维生素 C。促进肝细胞增生的肝细胞生长因子、保肝解毒的葡醛内酯、促进肝脏解毒与合成功能的还原型谷胱甘肽、降酶作用显著的联苯双酯、甘草酸二铵及补充微生态制剂等。

（三）其他处理

补充多种维生素（包括脂溶性维生素 A、维生素 D、维生素 E 和维生素 K）和强化中链脂肪酸的配方奶喂养。低蛋白血症时可用清蛋白制剂；凝血因子缺乏时可用凝血酶原复合物；有丙种球蛋白低下及反复感染时可用静脉丙种球蛋白；有感染时可适当选用抗生素、抗病毒制剂如更昔洛韦、干扰素等。疑诊 Citrin 缺乏致新生儿肝内胆汁淤积症时，可以给予去乳糖配方奶。

（四）胆汁分流术及肝移植

如疑为胆道闭锁，则应尽早行剖腹探查或腹腔镜胆道造影，必要时行 Kasai 手术；肝硬化失代偿，则待条件允许行肝移植术。

第七节　消化性溃疡

消化性溃疡（Peptic ulcer）是指发生在胃及十二指肠的溃疡，儿童较成人少见。近年随着诊断技术的进步，如纤维和电子内镜的广泛开展，儿童发病率有明显增加的趋势。本病可见于小儿时期任何年龄段,包括新生儿期。

一、病因及发病机制

本病的病因及发病机制尚不十分清楚。目前多认为消化性溃疡是致溃疡因素与抗溃疡因素之间不平衡,致溃疡因素超过抗溃疡因素所引起的。致溃疡因素主要为胃酸和有活性的胃蛋白酶;抗溃疡因素包括胃黏液、黏膜屏障和黏膜下血循环。胃溃疡主要由于胃黏膜抵抗力下降,十二指肠溃疡则与胃酸分泌增高有关。感染、气候、饮食习惯、情绪紧张、免疫、遗传等对本病的发生均有重要影响。幽门螺杆菌(HP)感染与本病发生有密切关系,尤其是十二指肠溃疡与 HP 感染的关系最为密切。HP 具鞭毛、易弯曲,在微氧环境中繁殖,能在黏膜上游动或侵入黏膜,主要定居在胃窦部,刺激胃窦部 G 细胞分泌更多的胃泌素,增加的胃泌素刺激壁细胞分泌更多的胃酸,因而促发本病。

二、诊断

(一)病史采集要点

(1)消化性溃疡一般病程较长,周期性发作和节律性疼痛是其特点。

(2)秋末、冬季以及变天时容易发作。

(3)主要症状。胃部(心窝部、上腹部)疼痛。胃溃疡疼痛多偏于左侧,十二指肠溃疡多偏于右侧。胃溃疡的疼痛节律是进食后半至 1h 舒适,接着开始疼痛,而胃完全排空后(约食后4h)又感舒适,即进食→舒适→疼痛→舒适。十二指肠球部溃疡的疼痛节律是进食后 1.5~4h 不疼痛,饥饿时(胃排空时)开始疼痛,直到下次进食才缓解,即进食→舒适→疼痛,称之为"空腹痛"。

(4)其他症状。嗳气、反酸、流涎、恶心、呕吐等。

(5)不同年龄段尚有不同特点。

新生儿和婴儿:常为急性,以继发性多见,多因胃肠出血和穿孔就诊,且常与其他疾病同时发生,如败血症、心脏病、呼吸窘迫综合征。因症状易被原发病掩盖,故病情较复杂,较难确诊。

幼儿:主要症状为反复脐周疼痛,时间不固定,餐后常加重,或以反复呕吐、消化道出血为主要症状,往往伴食欲差、发育不良或消瘦。

年长儿:临床表现与成人相似,主要为上腹部疼痛,疼痛局限于胃或十二指肠部,有时放射至后背部和肩胛部。胃溃疡大多在进食后痛,十二指肠溃疡大多在餐前或夜间痛,进食后疼痛常可缓解。但应注意这些特点在许多小儿并不突出。有些患儿因伴有幽门痉挛,常有呕吐、嗳气。部分病例平时无腹痛,可表现为大便隐血阳性,并有贫血;也可表现为消化道出血。当大量急性或慢性失血或溃疡穿孔时,则可引起休克、贫血、腹膜炎、胰腺炎。

(二)体格检查要点

剑突下压痛是主要的阳性体征。此外,尚有消瘦、面色苍白、慢性病容等表现。

(三)门诊资料分析

对疑诊病例应作 X 线钡餐检查,龛影是溃疡的直接证据。但一次检查阴性,不能排除本病的可能性,因有 25% 的龛影需多次检查才能发现。龛影常位于十二指肠球后壁或前壁及幽门窦部小弯侧。小儿的检出率常较成人低,胃溃疡的检出率更低,此与小儿消化性溃疡浅而小、易于愈合以及钡剂通过较快有关。球部变形是陈旧性溃疡的征象。球部痉挛、胃蠕动及张力增加、胃潴留、球部充盈不佳、黏膜粗糙、紊乱，局部压痛等，可提示溃疡，但应结合临床进行分析才能确诊。

(四)进一步检查项目

1.胃镜检查

胃镜检查可确诊本病。胃镜下可见到溃疡凹陷底部有一层黄色或白色的坏死苔，周边充血水肿，甚至有渗血。如果胃溃疡的直径大于 2cm 或溃疡形态不好，基底僵硬、黏膜变脆，则可能是恶性溃疡(癌)或容易转变成溃疡型癌，需要特别注意，必须经常复查。胃镜检查能直接观察病变，了解病变的部位、形态、大小，并可取活检标本，诊断较为可靠。

年长儿多为慢性溃疡，溃疡一般为圆形或卵圆形，直径约数毫米，多为单发，偶见胃及十二指肠同时发生溃疡。溃疡可较浅表，呈糜烂状，也可深及黏膜下或肌层，甚至引起穿孔或累及血管引起出血。胃溃疡多位于胃小弯或胃窦部，十二指肠溃疡多发生于球部后壁。胃溃疡多位于胃小弯，愈近幽门处愈多见，尤多见于胃窦部。在胃底及大弯侧十分罕见。溃疡通常只一个，呈圆形或椭圆形，直径多在 2.5cm 以内。溃疡边缘整齐，状如刀切，底部通常穿越黏膜下层，深达肌层甚至浆膜层。溃疡处黏膜下层至肌层可完全被侵蚀破坏，代之以肉芽组织及瘢痕组织。十二指肠溃疡的形态与胃溃疡相似，发生部位多在十二指肠起始部(球部)，以紧接幽门环的前壁或后壁最为多见。溃疡一般较胃溃疡小而浅，直径多在 1cm 以内。

新生儿及婴儿多为急性溃疡，黏膜上有出血性糜烂和小出血点，常为多发性，易愈合也易穿孔。

2.幽门螺杆菌检查

方法很多，包括呋塞米素酶试验、细菌培养或活检标本组织切片染色检查细菌、血清抗体检测，以及 ^{13}C 呼气试验等，均可用于 Hp 感染的诊断。

3.胃液分析

显示胃酸偏高。

4.大便常规

活动性溃疡时，大便中常出现潜血。

(五)临床类型

可分为原发与继发两类。

1.原发性溃疡

原发性溃疡年长儿多见，病程多呈慢性经过。

2.继发性溃疡

继发性溃疡又称应激性溃疡或急性溃疡，占婴幼儿溃疡病 80% 以上，发病与应激状态及药物相关。其是指机体受到重大伤害时，如严重脑损伤、烧伤、失血性休克或其他严重疾病，胃及十二指肠黏膜发生应激性损害。应激性溃疡病多见于新生儿及 5 岁以下的小儿。本病起病急剧，溃疡常系多发，其临床表现为无痛性大量失血。X 线检查时见不到慢性炎症或龛影。颅脑损伤后的溃疡常位于胃及十二指肠的远端部位，其他疾病所致的溃疡多见于胃的近端部位。烧伤后引起的溃疡病常位于胃及十二指肠的近端部位。治疗主要采取有力措施进行止血。可用冰生理盐水洗胃止血、输血等。如内科治疗无效者可采用手术治疗结扎血管，并做迷走神经切断及幽门成形术。

(六)鉴别诊断要点

消化性溃疡的主要临床表现为腹痛、呕血和便血。

1.腹痛

应与常见急腹症如肠痉挛、胆道蛔虫病及胆道痉挛鉴别。

2.便血

应与肠套叠、肠重复畸形、肠息肉、回肠远端憩室出血、过敏性紫癜相鉴别。

3.呕血

婴儿期的呕血应与维生素 K 缺乏症、食管裂孔疝鉴别;儿童期的呕血应与肝硬化时的胃及食管静脉曲张出血相鉴别。

三、治疗

(一)治疗原则

治疗目的是促进溃疡的愈合,解除疼痛,防止复发及并发症。治疗原则是有效地中和胃酸或抑制胃酸分泌,减低胃蛋白酶的活性,保护胃十二指肠黏膜,清除幽门螺杆菌及其他不良因素。

(二)治疗计划

1.治疗分类

治疗分为抗酸、保护胃黏膜、对症治疗、抗 HP 治疗四个方面。

2.治疗措施

(1)避免刺激性食物如酸、辣、生冷、油炸食物,避免应用损伤胃黏膜的药物,如红霉素、阿司匹林、非甾体消炎药(NSAID)等。牛奶、豆浆易引起胀气,应少吃。"少吃多餐"过多刺激胃酸和胃蛋白酶的分泌,对溃疡愈合不利。避免过度紧张、劳累,忌烟酒茶及汽水。

(2)对难治性溃疡者,应排除胃泌素瘤、胃癌或合并其他器质性病变,治疗上可改用抗 HP 四联疗法—质子泵抑制剂＋铋剂＋阿莫西林＋甲硝唑,和(或)联用不同作用环节的抑酸剂:M_1 受体阻断剂(如颠茄合剂)＋H_2 受体拮抗剂(西咪替丁)＋胃泌素受体阻滞剂(如丙谷胺)。

(3)手术治疗:有以下情况必须考虑手术治疗。

溃疡合并穿孔。

难以控制的溃疡大出血或反复出血经药物及内镜治疗不愈者。

幽门完全梗阻,经胃肠减压等保守治疗 72h 仍无改善。

慢性难治性疼痛,影响小儿正常的生活、营养和生长发育。

(三)治疗方案的选择

1.抗酸

H_2 受体拮抗剂在消化性溃疡的治疗中具有一定作用,但若单用,不再是主要的治疗措施,常作为抗幽门螺杆菌治疗方案中抗分泌药物。每种药物(西咪替丁、雷尼替丁、法莫替丁、尼扎替丁)虽具有不同的效力和半衰期,但都是组织胺 H_2 受体的竞争性拮抗剂。组织胺在迷走神经和胃泌素刺激的酸分泌中具有重要作用,使得 H_2 受体拮抗剂能有效抑制基础酸分泌和由食物、迷走神经和胃泌素刺激引起的酸分泌,胃液量和由组织胺引起的胃蛋白酶也相应下降。

  H_2受体拮抗剂可被胃肠道很好吸收,其生物利用度为 $37\%\sim90\%$,在服药后 $30\sim60min$可发挥作用,其峰值在 $1\sim2h$,静脉给药的效应更为迅速,其作用持续时间与剂量成正比,范围为 $6\sim20h$,可生成几种无活性或活性较小的肝脏代谢物,但大部分以原形经肾脏被清除,用药时应根据肾功能而调节剂量。血液透析可清除 H_2受体拮抗剂。西咪替丁具有轻微的抗肾上腺素能作用,表现为可逆性的男性乳房发育。据报道应用各种 H_2拮抗剂可出现神志改变,腹泻、皮疹、药物热、肌痛、血小板减少症、窦性心动过缓及在快速静脉给药后可出现低血压,这可见于 $<1\%$的患儿。西咪替丁可与 P450 微粒体酶相互作用,可延迟其他药物的代谢物(如苯妥英、华法林、茶碱、地西泮、利多卡因)从该系统的清除,其他 H_2拮抗剂的这种作用较西咪替丁为小。

  质子泵抑制剂是壁细胞顶端分泌膜上质子泵(酸)泵(即 H^+/K^+-ATP 酶)的强抑制剂。它能完全抑制酸分泌,而且作用时间很长。质子泵抑制剂是许多抗幽门螺杆菌治疗方案中的主要成分。在活动性十二指肠溃疡或胃溃疡抗菌治疗结束后,继续口服奥美拉唑每日 20mg 或兰索拉唑 30mg,连续 2 周,可促进溃疡愈合。当非甾体消炎药相关的胃溃疡或十二指肠溃疡患儿需继续应用非甾体消炎药时,质子泵抑制剂对溃疡的愈合作用比 H_2受体拮抗剂更有效。既往曾认为长期应用质子泵抑制剂易形成胃癌,但事实并非如此。同样服用质子泵抑制剂的幽门螺杆菌感染患儿可出现胃萎缩,但并不引起化生,也不增加发生胃腺癌的危险性。理论上,长期的酸抑制可引起细菌过度生长、肠道感染和维生素 B_{12}吸收障碍,但实际中并未观察到。

  2.保护胃黏膜

  (1)硫糖铝是一种蔗糖-铝复合物,可促进溃疡愈合,它对酸的分泌量和胃泌素分泌没有影响,其可能作用机制为抑制胃蛋白酶与其底物的相互作用,刺激黏膜前列腺素的合成和结合胆盐。硫糖铝对已发生溃疡的黏膜具有营养作用,这可能与其结合多种生长因子并促进其在溃疡部位集中有关。在胃的酸性环境中,硫糖铝可以分解并在溃疡基底部形成屏障,保护胃黏膜免受酸、胃蛋白酶和胆盐的损害。硫糖铝的全身吸收极少,$3\%\sim5\%$的患儿可发生便秘,硫糖铝可与其他药物结合,干扰其吸收。

  (2)抗酸药可缓解症状,促进溃疡愈合和减少复发。它价格相对低廉,但每日需服用 $5\sim7$次,合理抗酸药方案为餐后 1h,3h 及临睡前服用。抗酸药有以下 2 种。

  可吸收的抗酸药(如碳酸钠)产生快速、完全的中和作用,偶尔可短期使用以间歇性缓解症状,但因其可被吸收,持续应用可引起碱中毒。

  不吸收的抗酸药(相对不溶解的弱碱)由于全身性不良反应较少而常被选用,它可和盐酸相互作用,形成吸收差的盐,提高胃内 pH,当胃内 pH>4.0 时,胃蛋白酶活性下降,胃蛋白酶可被某些制酸药所吸附。制酸药可干扰其他药物(如四环素、地高辛、铁剂)的吸收。氢氧化铝是一种相对安全的常用制酸药。由于铝;在胃肠道内可结合磷酸盐,长期应用偶尔可导致磷缺乏,在酒精中毒、营养不良、肾脏疾病,包括正在接受血液透析的患儿中,发生磷缺乏的可能性增加。氢氧化铝可引起便秘。氢氧化镁较氢氧化铝的作用更强,但可引起腹泻。为了限制腹泻,许多专利的制酸药中含有氢氧化铝和氢氧化镁,有的则含有氢氧化铝和三硅酸镁,后者中和胃酸的能力较弱。因为少量的镁可被吸收,所以对有肾脏疾病的患儿,应慎重使用镁制剂。

（3）前列腺素：某些前列腺素（特别是米索前列醇）可抑制酸分泌和提高黏膜的防御机制。前列腺素衍生物在治疗消化性溃疡病中主要是作用于非甾体消炎药诱发的黏膜损伤区域。对非甾体消炎药诱发的溃疡高危患儿（如过去曾发生过溃疡或溃疡并发症者，同时正在服用皮质激素者），在服用非甾体消炎药的同时，推荐口服米索前列醇200μg，每日4次（成人剂量）。米索前列醇的常见不良反应是腹部痉挛和腹泻，可见于30%的患儿。

3.抗 Hp 治疗

过去对胃和十二指肠溃疡的治疗集中于中和或降低胃液酸度，而现已转向根除幽门螺杆菌。对伴有急性溃疡的所有幽门螺杆菌感染的患儿和过去经内镜或钡剂检查诊断为胃溃疡或十二指肠溃疡的患儿，即使无症状或正在进行长期的抗酸治疗，也应考虑进行抗菌治疗，因为根除幽门螺杆菌可预防远期并发症，尤其对过去史中有并发症（如出血、穿孔）的患儿，就更为重要。对幽门螺杆菌的抗菌治疗是不断发展的，因为没有一种抗生素能够治疗绝大多数的幽门螺杆菌感染，故不主张单一用药。最初推荐以铋剂为基础的三联疗法，现在受到其他疗法的挑战。不管应用何种疗法，抗生素的耐药性、医师的建议及患儿的依从性是决定治疗成功的关键。

抗幽门螺杆菌治疗方案中，铋剂、甲硝唑和四环素联用治疗幽门螺杆菌感染是第一种也是最常应用的治疗方案之一，连用2周可治愈80%的患儿。现多推荐同时给予抗酸分泌的药物，连续4周，以促进溃疡愈合。质子泵抑制剂可抑制幽门螺杆菌感染，并可使溃疡快速愈合。由质子泵抑制剂引起的胃内pH升高可提高组织抗生素的浓度和效力，并可创造不利于幽门螺杆菌感染生存的环境。持续2周应用奥美拉唑和克拉霉素的两联疗法根除率约为80%。有结果提示奥美拉唑或兰索拉唑加用两种抗生素的三联疗法连用7～14d是一种疗效高的方案，可治愈约90%的患儿。以质子泵抑制剂为基础的三联疗法的主要优点在于治疗周期短，每日只需2次给药，极好的耐受性和非常高的根除率，但价格较昂贵。

4.对症治疗和辅助治疗

腹胀、呕吐或胆汁反流者加用多潘立酮（吗丁啉）每次0.3～0.5mg/kg，每天3次、西沙必利（新络纳或加斯清）每次0.1～0.2mg/kg tid 或铝碳酸镁（胃达喜）每次10mg/kg，每天3次。胃剧痛时，可加服复方氢氧化铝1♯～2♯，每天3次，餐前服；或加服抗胆碱能药物如溴丙胺太林（普鲁本辛），1～2mg/(kg·d)，分3次口服。由于溴化丙胺太林减慢胃排空，而多潘立酮作为胃动力药能促进胃排空及增加食管的蠕动，故两者不能同时使用。

尚无证据表明改变膳食能促进溃疡愈合或防止复发，因此许多医师推荐只要剔除饮食中能引起患儿不适的食物（如果汁、香料和脂肪食物）即可。牛奶曾作为治疗的主要食物，但不能促进溃疡愈合，实际上它可促进胃酸分泌。

5.手术

经过现行的药物治疗，需要手术的患儿明显减少。适应证包括穿孔、内科治疗无效的梗阻，不能控制或反复出血，胃溃疡恶变可能和内科治疗不能控制的顽固性症状。急性穿孔常需紧急手术，越是延迟，预后越差。手术后症状的发生率和类型随术式而异。

胃切除术包括胃窦切除术、半胃切除术、胃部分切除术及胃次全切除术（即切除胃的远端30%～90%，并作胃十二指肠吻合术-Billroth I 式或胃空肠吻合术-Billroth II 式），伴或不伴有迷走神经切除。

在胃切除术后,30％患儿可出现明显症状,包括体重减轻、消化不良、贫血、倾倒综合征、反应性低血糖、胆汁性呕吐、动力障碍和溃疡复发等。体重减轻常见于胃次全切除术后,由于早饱感(因残胃腔小),为防止倾倒综合征的发生或其他餐后症状,患儿可能会限制食物摄入。因为胃腔小,即使中等量进食,患儿也会出现腹胀和不适,故应鼓励少食多餐。胰胆旁路导致的消化不良和脂肪泻,特别是在 Billroth Ⅱ 式吻合术后,也可引起体重减轻。常见贫血,常为缺铁所引起,偶尔可因内因子缺乏或细菌过度生长导致维生素 B_{12} 缺乏所致。另外也可发生骨软化。对全胃切除的患儿,推荐每日肌内注射维生素 B_{12} 作补充治疗;对胃次全切除的患儿,若怀疑有维生素 B_{12} 缺乏,也应作维生素 B_{12} 补充治疗。胃手术特别是切除术后可发生倾倒综合征,表现为进食后很快出现虚弱、头晕、出汗、恶心、呕吐和心悸,特别是在进食高渗食物后,这种现象被称为早期倾倒综合征,其病因学尚不清楚,但可能与自主反射、血管内容量收缩和小肠内血管活性物质的释放有关。改进膳食,包括少食多餐、低糖类饮食常有帮助。反应性低血糖或晚期倾倒综合征是因为糖类从胃腔内过快排空所引起。早期的血糖峰值可促进胰岛素的过多分泌,导致餐后数小时后发生症状性低血糖。患儿宜摄入高蛋白、低糖类和足够热量的饮食(采取少食多餐)。动力障碍包括胃轻瘫和粪石形成,可因胃运动收缩Ⅲ相降低所引起,见于胃窦部切除或迷走神经切断术后。腹泻常见于迷走神经切断术后。对十二指肠溃疡,最近推荐的术式是高选择性或壁细胞性迷走神经切断术(仅切断胃体部的传入神经,而不切断胃窦部的传入神经,使输出道功能不受限制),其病死率低,并可预防由切除术和传统迷走神经切断术导致的疾病。高选择性迷走神经切断术的术后溃疡复发率为 5％～12％,切除术术后为 2％～5％。术后溃疡可为内镜检查所诊断,通常对质子泵抑制剂或 H_2 拮抗剂治疗有效。对复发性溃疡,应通过胃液分析以确定迷走神经切断的完全性,若存在幽门螺杆菌,应行抗菌治疗,并通过血清胃泌素测定以排除胃泌素瘤。

四、预后

(一)愈合

如果溃疡不再发展,渗出物及坏死组织逐渐被吸收、排除。已被破坏的肌层不能再生,底部的肉芽组织增生形成瘢痕组织充填修复,同时周围的黏膜上皮再生,覆盖溃疡面而愈合。临床表现为症状和体征完全消失。

(二)出现并发症

1.幽门狭窄

约发生于 3％的患儿,经久的溃疡易形成大量瘢痕。由于瘢痕收缩可引起幽门狭窄,使胃内容通过困难,继发胃扩张,患儿出现反复呕吐。

2.穿孔

约见于 5％的患儿,十二指肠溃疡因肠壁较薄更易发生穿孔。穿孔后由于胃肠内容漏入腹腔而引起腹膜炎。

3.出血

因溃疡底部毛细血管破坏,溃疡面常有少量出血。此时患儿大便内常可查出潜血,重者出现黑便,有时伴有呕血。溃疡底较大血管被腐蚀破裂则引起大出血,占患儿的 10％～35％。

4.癌变

仅报道于成人,多见于胃溃疡,十二指肠溃疡几乎不发生癌变。癌变多发生于长期胃溃疡病患儿,癌变率在1%或1%以下。癌变来自溃疡边缘的黏膜上皮或腺体,因不断受到破坏及反复再生,在此过程中在某种致癌因素作用下细胞发生癌变。

第八节　功能性消化不良

功能性消化不良(functional dyspepsia,FD)是指有持续存在或反复发作的上腹痛、腹胀、早饱、嗳气、厌食、胃灼热、泛酸、恶心及呕吐等消化功能障碍症状,经各项检查排除器质性疾病的一组小儿消化内科最常见的临床综合征。功能性消化不良的患儿主诉各异,又缺乏肯定的特异病理生理基础,因此,对这一部分患儿,曾有许多命名,主要有功能性消化不良、非溃疡性消化不良(non ulcer dyspepsia,NUD)、特发性消化不良(idiopathic dyspepsia)、原发性消化不良(essential dyspepsia)、胀气性消化不良(flatulent dyspepsia)以及上腹不适综合征(epigastric distress syndrome)等。目前国际上多采用前三种命名,而"功能性消化不良"尤为大多数学者所接受。

一、流行病学

FD发病十分普遍,美国东北部郊区507名社区青少年调查发现,5%~10%的受调查者具有典型的消化不良症状。西伯利亚青少年消化不良调查表明,女性患病率为27%,男性为16%。意大利北部校园儿童研究表明3.5%存在溃疡样消化不良的表现,3.7%存在动力障碍样消化不良,但本研究中未纳入12岁以上的青少年,所以患病率低。一项在儿科消化专科门诊进行的研究表明,4~9岁功能性胃肠病患儿中,13.5%被诊断为消化不良,10~18岁中有10.2%的有消化不良。

在我国此病有逐年上升的趋势,以消化不良为主诉的成人患儿约占普通内科门诊的11%、占消化专科门诊的53%。国内儿科患儿中功能性消化不良的发病率尚无规范的统计。

二、病因及发病机制

FD的病因不明,其发病机制亦不清楚。目前认为是多种因素综合作用的结果。这些因素包括了饮食和环境、胃酸分泌、幽门螺旋杆菌感染、消化道运动功能异常、心理因素以及一些其他胃肠功能紊乱性疾病,如胃食管反流性疾病(GERD)、吞气症及肠易激综合征等。

(一)饮食与环境因素

FD患儿的症状往往与饮食有关,许多患儿常常主诉一些含气饮料、咖啡、柠檬或其他水果以及油炸类食物会加重消化不良。虽然双盲法食物诱发试验对食物诱因的意义提出了质疑,但许多患儿仍在避免上述食物并平衡了膳食结构后感到症状有所减轻。

(二)胃酸

部分FD的患儿会出现溃疡样症状,如饥饿痛,在进食后渐缓解,腹部有指点压痛,当给予制酸剂或抑酸药物症状可在短期内缓解。这些都提示这类患儿的发病与胃酸有关。

然而绝大多数研究证实 FD 患儿基础胃酸和最大胃酸分泌量没有增加,胃酸分泌与溃疡样症状无关,症状程度与最大胃酸分泌也无相关性。所以,胃酸在功能性消化不良发病中的作用仍需进一步研究。

(三)慢性胃炎与十二指肠炎

功能性消化不良患儿中大约有 30%～50%经组织学检查证实为胃窦胃炎,欧洲不少国家将慢性胃炎视为功能性消化不良,认为慢性胃炎可能通过神经及体液因素影响胃的运动功能,也有作者认为非糜烂性十二指肠炎也属于功能性消化不良。应当指出的是,功能性消化不良症状的轻重并不与胃黏膜炎症病变相互平行。

(四)幽门螺杆菌感染

幽门螺杆菌是一种革兰阴性细菌,一般定植于胃的黏液层表面。幽门螺杆菌感染与功能性消化不良关系的研究结果差异很大,有些研究认为幽门螺杆菌感染是 FD 的病理生理因素之一,因为在成人中,功能性消化不良患儿的胃黏膜内常可发现幽门螺杆菌,检出率在40%～70%。但大量的研究却表明:FD 患儿的幽门螺杆菌感染率并不高于正常健康人,阳性幽门螺杆菌和阴性幽门螺杆菌者的胃肠运动和胃排空功能无明显差异,且幽门螺杆菌阳性的 FD 患儿经根除幽门螺杆菌治疗后其消化不良症状并不一定随之消失,进一步研究证实幽门螺杆菌特异性抗原与 FD 无相关性,甚至其特异血清型 CagA 与任何消化不良症状或任何原发性功能性上腹不适症状均无关系。目前国内学者的共识意见为幽门螺杆菌感染为慢性活动性胃炎的主要病因,有消化不良症状的幽门螺杆菌感染者可归属于 FD 范畴。

(五)胃肠运动功能障碍

许多的研究都认为 FD 其实是胃肠道功能紊乱的一种。它与其他胃肠功能紊乱性疾病有着相似的发病机制。近年来随着对胃肠功能疾病在生理学(运动-感觉)、基础学(脑-肠作用)及精神社会学等方面的进一步了解,并基于其所表现的症状及解剖位置,罗马委员会制订了新的标准,即罗马Ⅲ标准。罗马Ⅲ标准不仅包括诊断标准,亦对胃肠功能紊乱的基础生理、病理、神经支配及胃肠激素、免疫系统做了详尽的叙述,同时在治疗方面也提出了指导性意见。因此罗马Ⅲ标准是目前世界各国用于功能性胃肠疾病诊断、治疗的一个共识文件。

该标准认为:胃肠道运动在消化期与消化间期有不同的形式和特点。消化间期运动的特点则是呈现周期性移行性综合运动。空腹状态下由胃至末端回肠存在一种周期性运动形式,称为消化间期移行性综合运动(MMC)。大约在正常餐后 4～6h,这种周期性、特征性的运动起于近端胃,并缓慢传导到整个小肠。每个 MMC 由 4 个连续时相组成:Ⅰ 相为运动不活跃期;Ⅱ 相的特征是间断性蠕动收缩;Ⅲ 相时胃发生连续性蠕动收缩,每个慢波上伴有快速发生的动作电位(峰电位),收缩环中心闭合而幽门基础压力却不高,处于开放状态,故能清除胃内残留食物;Ⅳ 相是Ⅲ相结束回到Ⅰ相的恢复期。与之相对应,在Ⅲ期还伴有胃酸分泌、胰腺和胆汁分泌。在消化期间,这种特征性运动有规则的重复出现,每一周期约 90min。空腹状态下,十二指肠最大收缩频率为 12 次/min,从十二指肠开始 MMC 向远端移动速度为 5～10cm/min,90min 后达末端回肠,其作用是清除肠腔内不被消化的颗粒。

消化期的运动形式比较复杂。进餐打乱了消化间期的活动,出现一种特殊的运动类型:胃窦－十二指肠协调收缩。胃底出现容受性舒张,远端胃出现不规则时相性收缩,持续数分钟后进入较稳定的运动模式,即 3 次/分的节律性蠕动性收缩,并与幽门括约肌的开放和十二指肠协调运动,推动食物进入十二指肠。此时小肠出现不规则、随机的收缩运动,并根据食物的大小和性质,使得这种运动模式可维持 2.5～8h。此后当食物从小肠排空后,又恢复消化间期模式。

在长期的对 FD 患儿的研究中发现:约 50% 的 FD 患儿存在餐后胃排空延迟,可以是液体或(和)固体排空障碍。FD 患儿中有 61.53% 的胃排空迟缓。这可能是胃运动异常的综合表现,胃近端张力减低、胃窦运动减弱以及胃电紊乱等都可以影响胃排空功能。胃内压力测定发现,25% 功能性消化不良胃窦运动功能减弱,尤其餐后明显低于健康人,甚至胃窦无收缩。儿童中,FD 患儿胃窦收缩幅度明显低于健康儿。胃容量-压力关系曲线和电子恒压器检查发现患儿胃近端容纳舒张功能受损,胃顺应性降低,近端胃壁张力下降。

部分 FD 患儿有小肠运动障碍,以近端小肠为主,胃窦-十二指肠测压发现胃窦-十二指肠运动不协调,主要是十二指肠运动紊乱,约有 1/3 的 FD 患儿存在肠易激综合征。

(六)内脏感觉异常

许多功能性消化不良的患儿对生理或轻微有害刺激的感受异常或过于敏感。一些患儿对灌注酸和盐水的敏感性提高;一些患儿即使在使用了 H_2 受体拮抗剂阻断酸分泌的情况下,静脉注射五肽胃泌素仍会发生疼痛。一些研究报道,球囊在近端胃膨胀时,功能性消化不良患儿的疼痛往往会加重,他们疼痛发作时球囊膨胀的水平显著低于对照组。因此,内脏感觉的异常在功能性消化不良中可能起到了一定作用。但这种感觉异常的基础尚不清楚,初步研究证实功能性消化不良患儿存在两种内脏传入功能障碍,一种是不被察觉的反射传入信号,另一种为感知信号。两种异常可单独存在,也可以同时出现于同一患儿。当胃肠道机械感受器感受扩张刺激后,受试者会因扩张容量的逐渐增加而产生感知、不适及疼痛,从而获得不同状态的扩张容量,功能性消化不良患儿感知阈明显低于正常人,表明患儿感觉过敏。

(七)心理－社会因素

心理学因素是否与功能性消化不良的发病有关一直存在着争议。国内有学者曾对 186 名 FD 患儿的年龄、性别、生活习惯以及文化程度等进行了解,并做了焦虑及抑郁程度的评定,结果发现 FD 患儿以年龄偏大的女性多见,它的发生与焦虑及抑郁有较明显的关系。但目前尚无确切的证据表明功能性消化不良症状与精神异常或慢性应激有关。功能性消化不良患儿重大生活应激事件的数量也不一定高于其他人群,但很可能这些患儿对应激的感受程度要更高。所以作为医生,要了解患儿的疾病就需要了解患儿的性格特征及生活习惯等,这可能对治疗非常重要。

(八)其他胃肠功能紊乱性疾病

1.胃食管反流性疾病(GERD)

胃灼热和反流是胃食管反流的特异性症状,但是许多 GERD 患儿并无此明显症状,有些患儿主诉既有胃灼热又有消化不良。目前有许多学者已接受了以下看法:有少数 GERD 患儿并无食管炎,许多 GERD 患儿具有复杂的消化不良病史,而不仅是单纯胃灼热与酸反流症状。用食管 24h pH 监测研究发现:约有 20% 的功能性消化不良患儿和反流性疾病有关。最近 Sandlu 等报告,20 例小儿厌食中,12 例(60%)有胃食管反流。因此,有充分的理由认为胃食管反流性疾病和某些功能性消化不良的病例有关。

2.吞气症

许多患儿常下意识地吞入过量的空气,导致腹胀、饱胀和嗳气,这种情况也常继发于应激或焦虑。对于此类患儿,治疗中进行适当的行为调适往往非常有效。

3.肠易激综合征(IBS)

功能性消化不良与其他胃肠道紊乱之间常常有许多重叠。约有 1/3 的 IBS 患儿有消化不良症状;功能性消化不良患儿中有 IBS 症状的比例也近似。

三、临床表现及分型

临床症状主要包括上腹痛、腹胀、早饱、嗳气、厌食、胃灼热、泛酸、恶心和呕吐。病程多在 2 年内,症状可反复发作,也可在相当一段时间内无症状。可以某一症状为主,也可有多个症状的叠加。多数难以明确引起或加重病情的诱因。

1989 年,美国芝加哥 FD 专题会议将功能性消化不良分为 5 个亚型:反流样消化不良 (rflux like dyspepsia)、运动障碍样消化不良(dysmotility like dyspepsia)、溃疡样消化不良 (ulcer like dyspepsia)、吞气症(aerophagia)及特发性消化不良(idiopathie dyspepsia)。目前采用较多的是 4 型分类:①运动障碍样型;②反流样型;③溃疡样型;④非特异型。

(一)运动障碍样消化不良

此型患儿的表现以腹胀、早饱及嗳气为主。症状多在进食后加重。过饱时会出现腹痛、恶心,甚至呕吐。动力学检查 50%～60%的患儿存在胃近端和远端收缩和舒张障碍。

(二)反流样消化不良

突出的表现是胸骨后痛,胃灼热,反流。内镜检查未发现食管炎,但 24 小时 pH 监测可发现部分患儿有胃食管酸反流。对于无酸反流者出现此类症状,认为与食管对酸敏感性增加有关。

(三)溃疡样消化不良

主要表现与十二指肠溃疡特点相同,夜间痛,饥饿痛,进食或服抗酸剂能缓解,可伴有反酸,少数患儿伴胃灼热,症状呈慢性周期性。内镜检查未发现溃疡和糜烂性炎症。

(四)非特异型消化不良

消化不良表现不能归入上述类型者。常合并肠易激综合征。但是,2006 年颁布的罗马Ⅲ标准对 FD 的诊断更加明确及细化:指经排除器质性疾病、反复发生上腹痛、烧灼感、餐后饱胀或早饱半年以上且近 3 个月有症状,成人根据主要症状的不同还将 FD 分为餐后不适综合征 (postprandial distress syndrome,PDS,表现为餐后饱胀或早饱)和腹痛综合征(epigastric pain syndrome,EPS,表现为上腹痛或烧灼感)两个亚型。

四、诊断及鉴别诊断

(一)诊断

对于功能性消化不良的诊断,首先应排除器质性消化不良。除了仔细询问病史及全面体检外,应进行以下的器械及实验室检查:血常规、粪隐血试验、上消化道内镜、肝胆胰超声、肝肾功能、血糖、甲状腺功能、胸部 X 检查。

其中前 4 项为第一线检查,5～8 项为可选择性检查,多数根据第一线检查即可基本确定功能性消化不良的诊断。此外,近年来开展的胃食管 24h pH 监测、超声或放射性核素胃排空检查以及胃肠道压力测定等多种胃肠道动力检查手段,在 FD 的诊断与鉴别诊断上也起到了十分重要的作用。许多原因不明的腹痛、恶心及呕吐患儿往往经胃肠道压力检查找到了病因,这些检查也逐渐开始应用于儿科患儿。

(二)功能性消化不良通用的诊断标准

(1)慢性上腹痛、腹胀、早饱、嗳气、泛酸、胃灼热、恶心、呕吐、喂养困难等上消化道症状,持续至少 4 周。

(2)内镜检查未发现胃及十二指肠溃疡、糜烂和肿瘤等器质性病变,未发现食管炎,也无上述疾病史。

(3)实验室、B 超及 X 线检查排除肝、胆、胰疾病。

(4)无糖尿病、结缔组织病、肾脏疾病及精神病史。

(5)无腹部手术史。

(三)儿童功能性消化不良的罗马Ⅲ诊断标准

必须包括以下所有项:

(1)持续或反复发作的上腹部(脐上)疼痛或不适。

(2)排便后不能缓解,或症状发作与排便频率或粪便性状的改变无关(即除外肠易激综合征)。

(3)无炎症性、解剖学、代谢性或肿瘤性疾病的证据可以解释患儿的症状。

诊断前至少 2 个月内,症状出现至少每周 1 次,符合上述标准。

(四)鉴别诊断

1.胃食管反流

胃食管反流性疾病功能性消化不良中的反流亚型与其鉴别困难。胃食管反流性疾病具有典型或不典型反流症状,内镜证实有不同程度的食管炎症改变,24h 食管 pH 监测有酸反应,无内镜下食管炎表现的患儿属于反流样消化不良或胃食管反流性疾病不易确定,但两者在治疗上是相同的。

2.具有溃疡样症状的器质性消化不良

包括:十二指肠溃疡、十二指肠炎、幽门管溃疡、幽门前区溃疡、糜烂性胃窦炎。在诊断功能性消化不良溃疡亚型前,必须进行内镜检查以排除以上器质性病变。

3.胃轻瘫

许多全身性的或消化道疾病均可引起胃排空功能的障碍,造成胃轻瘫。较常见的原因有糖尿病、尿毒症及结缔组织病。在诊断功能性消化不良运动障碍亚型时,应仔细排除其他原因所致的胃轻瘫。

4.慢性难治性腹痛(CIPA)

CIPA 患儿中 70% 的为女性,多有身体或心理创伤史。患儿常常主诉有长期腹痛(超过 6 个月),且腹痛弥散,多伴有腹部以外的症状。大多数患儿经过广泛的检查而结果均为阴性。这类患儿多数有严重的潜在的心理疾患,包括抑郁、焦虑和躯体形态的紊乱。他们常坚持自己有严重的疾病并要求进一步检查。对这类患儿应提供多种方式的心理、行为和药物联合治疗。

五、预防

并非所有的功能性消化不良的患儿均需接受药物治疗。有些患儿根据医生诊断得知无病及检查结果亦属正常后,可通过改变生活方式与调整食物种类来预防。如建立良好的生活习惯,避免心理紧张因素和刺激性食物,避免服用非甾体消炎药。对于无法停药者应同时应用胃黏膜保护剂或 H_2 受体拮抗剂。

六、治疗

(一)一般治疗

一般说来,治疗中最重要的是在医生和患儿之间建立一种牢固的治疗关系。医生应通过详细询问病史和全面细致的体格检查取得患儿的信赖。经过初步检查之后,应与患儿讨论鉴别诊断,包括功能性消化不良的可能。应向患儿推荐合理的诊断和检查步骤,并向患儿解释他们所关心的问题。经过诊断性检查之后,应告诉患儿功能性消化不良的诊断,同时向他们进行宣教、消除疑虑,抑制"过分检查"的趋势,将重点从寻找症状的原因转移到帮助患儿克服这些症状。

医生应该探究患儿的生活应激情况,包括患儿与家庭、学校、人际关系及生活环境有关的事物。改变他们的生活环境是不太可能的,应指导患儿减轻应激反应的措施,如体育锻炼和良好的饮食睡眠习惯。

还应了解患儿近期的饮食或用药的改变。要仔细了解可能使患儿症状加重的食物和药物,并停止使用。

(二)药物治疗

对于功能性消化不良,药物治疗的效果不太令人满意。目前为止没有任何一种特效的药物可以使症状完全缓解。而且,症状的改善也可能与自然病程中症状的时轻时重有关,或者是安慰剂的作用。所以治疗的重点应放在生活习惯的改变和采取积极的克服策略上,而非一味地依赖于药物。在症状加重时,药物治疗可能会有帮助,但应尽量减少用量,只有在有明确益处时才可长期使用。

下面介绍一下治疗功能性消化不良的常用药物。

1.抗酸剂和制酸剂

(1)抗酸剂:在消化不良的治疗用药中,抗酸剂是应用最广泛的一种。在西方国家这是一种非处方药,部分患儿服用抗酸剂后症状缓解,但也有报告抗酸剂与安慰剂在治疗功能性消化不良方面疗效相近。

抗酸剂(碳酸氢钠、氢氧化铝、氧化镁、三硅酸镁):在我国常用的有碳酸钙口服液、复方氢氧化铝片及胃达。这类药物对于缓解饥饿痛、反酸及胃灼热等症状有较明显效果。但药物作用时间短,须多次服用,而长期服用易引起不良反应。

(2)抑酸剂:抑酸剂主要指 H_2 受体拮抗剂和质子泵抑制剂。

H_2 受体拮抗剂治疗功能性消化不良的报道很多,药物的疗效在统计学上显著优于安慰剂。主要有西咪替丁、雷尼替丁及法莫替丁等。它们抑制胃酸的分泌,无论对溃疡亚型和反流亚型都有明显的效果。

质子泵抑制剂奥美拉唑,可抑制壁细胞 H^+-K^+-ATP 酶,抑制酸分泌作用强,持续时间长,适用于 H_2 受体拮抗剂治疗无效的患儿。

2.促动力药物

根据有对照组的临床验证,现已肯定甲氧氯普胺(胃复安)、多潘立酮(吗丁啉)及西沙比利对消除功能性消化不良诸症状确有疗效。儿科多潘立酮应用较多。

(1)甲氧氯普胺:有抗中枢和外周多巴胺作用,同时兴奋 5-HT,受体,促进内源性乙酰胆碱释放,增加胃窦-十二指肠协调运动,促进胃排空。儿童剂量每次 0.2mg/kg,3~4 次/d,餐前15~20min 服用。因不良反应较多,故临床应用逐渐减少。

(2)多潘立酮:为外周多巴胺受体阻抗剂,可促进固体和液体胃排空,抑制胃容纳舒张,协调胃窦-十二指肠运动,松弛幽门,从而缓解消化不良症状。儿童剂量每次 0.3mg/kg,3~4 次/d,餐前 15~30min 服用。1 岁以下儿童由于血脑屏障功能发育尚未完全,故不宜服用。

(3)西沙比利:通过促进胃肠道肌层神经丛副交感神经节后纤维末梢乙酰胆碱的释放,增强食管下端括约肌张力,加强食管、胃、小肠和结肠的推进性运动。对胃的作用主要有增加胃窦收缩,改善胃窦-十二指肠协调运动。降低幽门时相性收缩频率,使胃电活动趋于正常,从而加速胃排空。儿童剂量每次 0.2mg/kg,3~4 次/d,餐前 15~30min 服用。临床研究发现该药能明显改善消化不良症状,但因心脏的不良反应,故应用受到限制。

(4)红霉素:虽为抗生素,也是胃动素激动剂,可增加胃近端和远端收缩活力,促进胃推进性蠕动,加速空腹和餐后胃排空,可用于 FD 小儿。

3.胃黏膜保护剂

这类药物主要有硫糖铝、米索前列醇、恩前列素及蒙脱石散等。临床上这类药物的应用主要是由于功能性消化不良的发病可能与慢性胃炎有关,患儿可能存在胃黏膜屏障功能的减弱。

4.5-HT$_3$

受体拮抗剂和阿片类受体激动剂这两类药物促进胃排空的作用很弱,用于治疗功能性消化不良患儿的原理是调节内脏感觉阈。但此类药在儿科中尚无用药经验。

5.抗焦虑药

国内有人使用小剂量多塞平和多潘立酮结合心理疏导治疗功能性消化不良患儿,发现对上腹痛及嗳气等症状有明显的缓解作用,较之不使用多塞平的患儿有明显提高。因此,在对FD 的治疗中,利用药物对心理障碍进行治疗有一定的临床意义。

第九节 腹 泻

小儿腹泻或称腹泻病,是一组由多病原、多因素引起的以大便次数增多和大便性状改变为特点的消化道综合征,是我国婴幼儿最常见的疾病之一。该病 80% 由病毒感染引起,常见有轮状病毒、肠道病毒等;也可由细菌,如致腹泻大肠埃希菌、空肠弯曲菌、鼠伤寒杆菌等致;真菌感染多发生于长期用激素、广谱抗生素及免疫抑制剂或免疫功能低下的患儿,以白色念珠菌感染最常见;此外,肠道寄生虫,肠道外感染亦可引起腹泻;非感染因素,如喂养不当、气候变化等均可引起小儿腹泻。本病以 6 个月~2 岁婴幼儿发病率高,1 岁以内占半数,是造成小儿营养不良、生长发育障碍的主要原因之一。该病连续病程在 2 周以内为急性腹泻,病程在 2 周～2 个月为迁延性腹泻,病程在 2 个月以上为慢性腹泻。根据病情分为轻型腹泻和重型腹泻。

一、诊断依据

(一)病史、发病诱因

小儿腹泻是儿科最常见的消化道疾病。接诊后应仔细了解以下情况:了解患儿是母乳喂养还是人工喂养,辅食添加情况等。了解患儿使用的乳具、食具、便器、玩具等消毒情况,有无不洁饮食史;腹部是否受凉、天气是否炎热、居室通风情况等。了解腹泻是否影响患儿生长发育状况,是否有湿疹等过敏性皮肤症状。

了解患儿近期有无全身感染,特别是上呼吸道感染等;近期有无消化道流行病及消毒隔离情况等。了解患儿是否患有免疫缺陷病、营养不良、慢性消耗性疾病或先天性畸形等,有无长期服用广谱抗生素或激素等免疫抑制药等。

(二)临床表现

1.急性腹泻

按程度有轻重之分,有着共同的临床表现。

(1)轻型腹泻:常由饮食因素及肠道外感染引起。起病可急可缓,以胃肠道症状为主,食欲缺乏,偶有溢乳或呕吐,大便次数增多,但每次大便量不多,稀薄或带水,呈黄色或黄绿色,有酸味,常见白色或黄白色奶瓣和泡沫。无脱水及全身中毒症状,多在数日内痊愈。

(2)重型腹泻:多由肠道内感染引起。常急性起病,亦可由轻型逐渐加重、转变而来,除有较重的胃肠道症状外,还有较明显的脱水、电解质紊乱和全身感染中毒症状,如发热、烦躁或萎靡、嗜睡,甚至昏迷、休克。

(3)胃肠道症状:食欲低下,常有呕吐,严重者可吐咖啡色液体;腹泻频繁,大便每日十余次至数十次,多为黄色水样或蛋花汤样便,含有少量黏液,少数患儿可有血便。

(4)水、电解质及酸碱平衡紊乱:由腹泻引起体液的电解质丢失所致。

脱水:由于水分摄入不足或吐泻丢失所引起的体液总量尤其是细胞外液量的减少,脱水除水分丢失外同时伴有钠、钾和其他电解质的丢失。

脱水程度:按患病后累积的体液丢失量分为轻度、中度和重度 3 度。轻度脱水表示有 3%～5%体重减少或相当于体液丢失 30～50mL/kg;中度脱水表示有 5%～10%的体重减少或相当于体液丢失 50～100mL/kg;重度脱水表示有 10%以上体重减少或相当于体液丢失100～120mL/kg。

脱水性质:按现存体液渗透压改变分为等渗性脱水,是指血清钠为 130～150mmol/L,水和电解质成比例丢失,血浆渗透压正常,丢失的体液主要是细胞外液,多见于急性腹泻。低渗性脱水,是指血清钠<130mmol/L,电解质的丢失量比水多,多见于营养不良伴慢性腹泻。临床脱水症状较其他 2 种严重,较早发生休克。高渗性脱水,是指血清钠>150mmol/L,电解质的丢失比水少,血浆渗透压增高,丢失的体液主要为细胞内液,多见于腹泻伴高热,主要表现为烦渴、高热、烦躁不安、皮肤黏膜干燥,还可出现中枢神经系统症状。

酸中毒:原因有腹泻使大量碱性物质丢失;进食少,肠吸收不良,脂肪分解增加,产生大量酮体。血容量减少,血液浓缩导致无氧糖酵解增多,乳酸堆积。肾血流减少,酸性代谢产物滞留体内。根据血液 HCO_3 测定结果,临床将酸中毒分为轻度($18\sim13mmol/L$)、中度($13\sim9mmol/L$)、重度($<9mmol/L$)3度。患儿可出现精神不振,口唇樱红,呼吸深快,呼出气体有丙酮味等,小婴儿症状不典型。

低钾血症:当血清钾低于 $3.5mmol/L$ 时称为低钾血症。多由于吐泻丢失大量钾盐,进食少,钾摄入不足,肾脏保钾功能比保钠差等引起。腹泻时常有体内缺钾。表现为精神不振、无力、腹胀、心律失常、碱中毒等。

低钙、低镁血症:多见于腹泻伴活动性佝偻病和营养不良患儿。表现为手足搐搦、惊厥、震颤等。

2.几种常见类型肠炎的临床特点

按致病因素主要有 6 种。

(1)轮状病毒肠炎:是秋、冬季小儿腹泻最常见类型。潜伏期 $1\sim3d$,经粪-口或呼吸道传播,多发生在 6 个月至 2 岁婴幼儿。起病急,常伴有发热和上呼吸道感染症状,无明显感染中毒症状。病初 $1\sim2d$ 常发生呕吐,随后出现腹泻。大便次数多、量多、水分多,黄色水样或蛋花汤样便带少量黏液,无腥臭味。常并发脱水、酸中毒及电解质紊乱。该病亦可侵犯中枢神经系统和心肌等。本病为自限性疾病,不喂乳类的患儿恢复更快。大便镜检偶有少量白细胞或脂肪球。血清抗体一般在感染后 3 周上升。

(2)诺沃克病毒肠炎:发病季节为 9 月至次 4 月,多见于年长儿。潜伏期 $1\sim2d$,起病可急可缓。可有发热、呼吸道症状。腹泻和呕吐轻重不等,大便量中等,为稀便或水样便,伴有腹痛。病情重者体温高,伴有乏力、头痛、肌肉痛等。该病为自限性疾病,症状持续 $1\sim3d$。大便和周围血常规检查一般无特殊发现。

(3)产毒性大肠埃希菌引起的肠炎:多发生在夏季。潜伏期 $1\sim2d$,起病较急。轻症仅大便次数稍多,性状轻微改变。重症腹泻频繁,量多,呈水样或蛋花汤样混有黏液,镜检无白细胞。可伴呕吐,常发生脱水、电解质和酸碱平衡紊乱。自然病程一般 $3\sim7d$。

(4)出血性大肠埃希菌肠炎:其中以 0157:H7 所致者最多见。好发于夏秋季节,可通过食物、水源及接触传播。典型患儿有 3 大临床特征:特发性、痉挛性腹痛;血性粪便;低热或不发热。严重者导致溶血尿毒综合征和血栓性血小板减少性紫癜。

(5)侵袭性细菌性肠炎:全年均可发病,多见于夏季。起病急,腹泻频繁,大便呈黏液状,带脓血,有腥臭味。常伴恶心、呕吐、腹痛和里急后重,可出现严重的中毒症状如高热、意识改变,甚至感染性休克。大便镜检有大量白细胞和数量不等的红细胞。大便培养可找到致病菌。

(6)抗生素诱发的肠炎:按致病因素分为 3 种。金黄色葡萄球菌肠炎:多继发于使用大量抗生素后,病程与症状跟菌群失调的程度有关,有时继发于慢性疾病的基础上。表现为发热、呕吐、腹泻、不同程度中毒症状、脱水和电解质紊乱,甚至发生休克。典型大便为暗绿色,量多带黏液,少数为血便。大便镜检有大量脓细胞和成簇的 G^+ 球菌,培养有葡萄球菌生长,凝固酶阳性。伪膜性小肠结肠炎:由难辨梭状芽孢杆菌引起。除万古霉素和胃肠道外用的氨基糖苷类抗生素外,几乎各种抗生素均可诱发本病。可在用药 1 周内或停药 $4\sim6$ 周发病。表现为腹泻,轻症大便次数增加,停用抗生素后很快痊愈。重症频泻,黄绿色水样便,可有伪膜排出,大便可带血,可合并脱水、电解质紊乱和酸中毒。亦可伴有腹痛、腹胀和全身中毒症状,甚至发生休克。

真菌性肠炎：多为白色念珠菌所致，2 岁以下婴儿多见。常并发于其他感染，或肠道菌群失调时。病程迁延，常伴鹅口疮。大便次数增多，黄色稀便，泡沫较多带黏液，有时可见豆腐渣样菌落。大便镜检可见真菌孢子和菌丝。

3.迁延性腹泻、慢性腹泻

病因复杂，感染、营养物质过敏、酶缺陷、免疫缺陷、药物因素、先天性畸形等均可引起。以急性腹泻未彻底治疗或治疗不当、迁延不愈最为常见。人工喂养、营养不良小儿患病率高。患儿大便次数增多，多为稀水便，食欲差，腹泻持续时间长。可出现营养不良、消瘦、贫血、继发感染、甚至多脏器功能异常。

（三）并发症

小儿迁延性及慢性腹泻可出现消瘦、营养不良、贫血、生长发育迟缓等并发症，以婴幼儿多见。

（四）辅助检查

1.大便常规检查

对病毒性、非侵袭性细菌、肠道外因素等所致腹泻，大部分患儿大便常规检查无异常，部分患儿可见少量白细胞或脂肪球，一般无红细胞。对侵袭性细菌所致腹泻，大便检查可见白细胞或脓细胞，并有数量不等的红细胞。

2.大便培养

对迁延性腹泻及慢性腹泻患儿应进行大便培养，并进行药物敏感试验。根据培养及药敏结果合理应用抗生素。

3.肠道菌群及大便酸度分析

肠道菌群及大便酸度分析适用于迁延性及慢性腹泻患儿。

4.十二指肠液检查

十二指肠液检查适用于迁延性及慢性腹泻。

5.小肠黏膜活检

了解慢性腹泻病理生理最可靠的方法。

6.全消化道 X 线及钡剂造影检查

排除消化道器质性疾病引起腹泻。

7.结肠镜检查

以排除结肠息肉、溃疡性结肠炎等所致大便性状改变。

二、诊断中的临床思维

（1）WHO 腹泻组提出 90％的腹泻不需要抗生素治疗。国内学者根据我国腹泻病原谱的组成及临床观察，证明我国不需要用抗生素治疗的腹泻病约占 70％。该类病例病初表现为"上感"症状，而后出现腹泻，考虑腹泻的病因多可能为：上呼吸道感染，病毒性肠炎以呼吸道症状为先驱症状，治疗"上感"使用抗生素后引起肠道菌群失调。

（2）慢性迁延性腹泻有时为母乳不足或喂养不当（水多、乳少）饥饿所致。特点是喂哺时患儿饥饿感强，腹部肠鸣音强，大便量少，绿色稀便，小便次数多，体重不增。

（3）可根据大便常规有无白细胞将腹泻分为 2 组：大便无或偶见少量白细胞者，需与下列疾病进行鉴别。

生理性腹泻：多见于 6 个月以内婴儿，外观虚胖，常有湿疹，生后不久即发生腹泻，除大便次数增多外，无其他症状，食欲好，不影响生长发育。可能与乳糖不耐受有关，添加辅食后，大便即逐渐转为正常。

导致小肠消化吸收功能障碍的各种疾病：如乳糖酶缺乏、葡萄糖—半乳糖吸收不良、失氯性腹泻、原发性胆酸吸收不良、过敏性腹泻等，可根据各病特点进行大便酸度、还原糖试验等检查加以鉴别。

大便有较多白细胞者，需与下列疾病鉴别。

细菌性痢疾：常有流行病史，起病急，全身症状重。大便次数多，量少，排脓血伴里急后重，大便镜检有较多脓细胞、红细胞和吞噬细胞，大便培养有志贺痢疾杆菌生长可确诊。

坏死性肠炎：中毒症状重，腹痛、腹胀、频繁呕吐、高热，大便略红色糊状，渐出现典型的赤豆汤样血便，常伴休克。腹部立位、卧位 X 线片可见小肠呈局限性充气扩张，肠间隙增宽，肠壁积气等。

三、治疗

（一）治疗原则

小儿腹泻病的治疗原则为调整饮食，预防和纠正脱水，合理用药，加强护理，预防并发症。急性腹泻多注意维持水、电解质平衡及抗感染，迁延性及慢性腹泻则应注意肠道菌群失调问题及饮食疗法。

（二）急性腹泻治疗

1.饮食疗法

应强调继续饮食，满足生理需要，补充疾病消耗，以缩短腹泻后康复时间。以母乳喂养的婴儿继续哺乳，暂停辅食；人工喂养儿可喂等量米汤或稀释的牛奶或其他代乳品，由米汤、粥、面条等逐渐过渡到正常饮食；有严重呕吐者可暂禁食 4~6h（不禁水），待好转后继续喂食，由少到多，由稀到稠；病毒性肠炎多有继发性双糖酶（主要是乳糖酶）缺乏，对疑似病例可暂停乳类喂养，改为豆制代乳品或发酵奶，或去乳糖配方奶粉以减轻腹泻，缩短病程；腹泻停止后逐渐恢复营养丰富的饮食，并每日加餐 1 次，共 2 周。

2.纠正水、电解质紊乱及酸碱失衡

即液体疗法，是通过补充不同种类的液体来纠正水、电解质和酸碱平衡紊乱的治疗方法。包括补充累积损失量、继续异常损失量和生理需要量三个部分。补充液体的方法包括口服补液和静脉补液两种。

（1）口服补液：适用于腹泻时脱水的预防及纠正轻、中度脱水无严重呕吐者。新生儿和有明显呕吐、腹胀、休克、心肾功能不全等患儿不宜采用口服补液。常用制剂：口服补液盐（ORS 液）：WHO 推荐的 ORS 液中各种电解质浓度为 Na^+ 90mmol/L，K^+ 20mmol/L，Cl^- 80mmol/L，HCO_3^- 30mmol/L，葡萄糖 111mmol/L。可用 NaCl 3.5g，$NaHCO_3$ 2.5g，枸橼酸钾 1.5g，葡萄糖 20.0g，加水到 1000mL 配成。其电解质的渗透压为 220mmol/L（2/3 张），总渗透压为 310mmol/L。此液中葡萄糖浓度为 2%，有利于 Na^+ 和水的吸收；Na^+ 的浓度为 90mmol/L，

适用于纠正电解质丢失量;含有一定量的钾和碳酸氢根,可补充钾和纠正酸中毒。米汤加盐溶液:米汤 500mL+细盐 1.75g(一啤酒瓶盖的一半);糖盐水:白开水 500mL+蔗糖 10g+细盐 1.75g。

用量:轻度脱水口服补液量为 50~80mL/kg,中度脱水 80~100mL/kg;患儿每腹泻 1 次给 ORS 液或米汤加盐溶液 50~100mL,或能喝多少给多少,或每 5~10min 喂 1 次,每次 10~20mL,ORS 液为 2/3 张,应注意另外补充白开水。

(2)静脉补液:适用于新生儿、中度以上脱水、吐泻严重、腹胀、休克或心肾功能不全的患儿。常用溶液有非电解质溶液:常用 5% 和 10% 葡萄糖注射溶液。电解质溶液:常用 0.9% 氯化钠注射液(生理盐水,1 张),3% 氯化钠溶液,5% 碳酸氢钠溶液(3.5 张),10% 氯化钾溶液(8.9 张)等。混合溶液:为适用不同情况的补液需要,可将各种不同渗透压的溶液按不同比例配成混合溶液使用。在静脉补液的实施过程中需做到三定(定量、定性、定速)、三先(先盐后糖、先浓后淡、先快后慢)及两补(见尿补钾、惊跳补钙)。

第 1 天补液:定量、定性、定速。

定输液总量(定量):包括累积损失量、继续损失量和生理需要量,一般轻度脱水为 90~120mL/kg,中度脱水为 120~150mL/kg,重度脱水为 150~180mL/kg。先按 1/2~2/3 量给予,余量视病情决定取舍。营养不良小儿、肺炎、心肾功能不全者、学龄儿,补液总量应酌减 1/4~1/3。

定输液种类(定性):原则为先盐后糖。低渗性脱水补给 2/3 张液,等渗性脱水补给 1/2 张液,高渗性脱水补给 1/3 张液。若临床判断脱水性质有困难时,可按等渗性脱水补给。脱水一旦纠正、电解质正常后不必将原计划张力液体全部输完,应当及时修正补液方案,改为 1/5~14 张液。

定输液速度(定速):原则为先快后慢。补液总量的 1/2 应在头 8~12h 内补完,输入速度为 8~12mL/kg。若有休克时应先扩容,用 2∶1 等张含钠液或 1.4% 碳酸氢钠溶液 10~20mL/kg(总量<300mL)于 30~60min 内静脉输入,以迅速改善有效循环血量和肾功能。扩容所用的液体和电解质包括在头 8~12h 的补液内。余下的液体于 12~16h 内补完,约 5mL/(kg·h)。对低渗性脱水的纠正速度可稍快,出现明显水中毒症状如惊厥等时,需用 3% 氯化钠液滴注,12mL/kg 可提高血清钠 10mmol/L,以纠正血清钠至 125mmol/L 为宜。高渗性脱水时补液速度宜放慢,总量宜在 24h 内均匀输入,纠正高钠血症以每日降低血清钠 10mmol/L 为度。

纠正酸中毒:轻、中度酸中毒,因输入的混合溶液中已含有一部分碱性溶液,输液后循环和肾功能改善,酸中毒即可纠正。一般当 pH<7.3 时可静脉补给碱性液体,常用 1.4% 碳酸氢钠 3mL/kg 可提高 HCO_3^- 约 1mmol/L,可暂按提高 HCO_3^- 5mmol/L 给予。有血气测定结果时可按公式计算:碱剂需要量(mmol)=(22－测得 HCO_3^- mmol/L)×0.6×体重(kg);或碱剂需要量=[－BE]×0.3×体重(kg)。一般首次给予计算量的 1/2,根据治疗情况决定是否继续用药。

纠正低钾血症:有尿或来院前 6h 内有尿即应补钾,静脉补入氯化钾为 0.15~0.3g/(kg·d),浓度不应超过 0.3%,每日静脉滴入的时间不应少于 8h,一般补钾需要 4~6d,以补充细胞内钾的不足,能口服时改为口服补钾。纠正低钙、低镁:出现低钙惊厥症状时可用 10% 葡萄糖酸钙注射液,1～2mmol/kg,最大量<100mL,加等量葡萄糖稀释后静脉注射或静脉滴注。低镁者用 25％硫酸镁每次 0.1mL/kg,深部肌内注射,2～3 次/d,症状缓解后停用。

第 2 天及以后的补液:经第 1 天补液后,脱水和电解质紊乱已基本纠正,第 2 天及以后主要是补充继续损失量和生理需要量,继续补钾,供给热量。一般可改为口服补液。若腹泻频繁或口服不耐受者,仍需静脉补液。补液量根据吐泻和进食情况估算,一般生理需要量按每日 60～80mL/(kg·d),用 1/5～1/3 张含钠液补充;继续损失量按"丢多少补多少""随时丢随时补"的原则,用 1/3～1/2 张含钠液补充;将这两部分相加于 12～24h 内均匀静脉滴注。还要注意补钾和纠正酸中毒等。

3.药物治疗

据病情从 3 个方面进行治疗。

(1)控制感染:水样便腹泻患儿多为病毒或非侵袭性细菌所致,一般不用抗生素,应合理使用液体疗法,选用微生态制剂和肠黏膜保护药。如伴有明显中毒症状不能用脱水解释者,尤其是重症患儿、新生儿、小婴儿和衰弱儿应选用抗生素治疗。黏液、脓血便患儿多为侵袭性细菌感染,应根据临床特点,针对病原选用抗菌药物,再根据大便细菌培养和药敏结果进行调整。大肠埃希菌、空肠弯曲菌、耶尔森菌、鼠伤寒沙门菌等所致感染可选用氨苄西林、第三代头孢菌素、庆大霉素、诺氟沙星等。金黄色葡萄球菌肠炎、假膜性肠炎、真菌性肠炎应立即停用原来使用的抗生素,根据症状选用万古霉素、新青霉素、甲硝唑或抗真菌药物治疗。婴幼儿选用氨基糖苷类及奎诺酮类抗生素应慎重。

(2)微生态疗法:有助于恢复肠道正常菌群的生态平衡,抑制病原菌定植和侵袭,有利于控制腹泻。常用双歧杆菌、嗜乳酸杆菌、粪链球菌、需氧芽孢杆菌等。

(3)肠黏膜保护药:能吸附病原体和毒素,维持肠细胞的吸收和分泌功能,与肠道黏液糖蛋白相互作用可增强其屏障功能,阻止病原微生物的攻击,如十六角蒙脱石粉。

(三)迁延性腹泻和慢性腹泻治疗

迁延性腹泻和慢性腹泻患儿常伴有营养不良和其他并发症,病情较为复杂,必须采取综合措施。

(1)积极寻找引起病程迁延的原因,针对病因治疗,切忌滥用抗生素,避免顽固的肠道菌群失调。

(2)预防和治疗脱水,纠正电解质和酸碱平衡紊乱。

(3)营养治疗:这类患儿多有营养不良,禁食对机体有害,继续喂养对促进疾病恢复有利。继续母乳喂养。

人工喂养儿应调整饮食,<6 个月婴幼儿用牛奶加等量米汤或水稀释,或用发酵奶,也可用奶-谷类混合物,每天喂 6 次,以保证足够热量。>6 个月婴儿可用已习惯的平常饮食,如选用加有少量植物油、蔬菜、鱼末或肉末的稠粥、面条等;由少到多,由稀到稠。

糖类不耐受患儿由于有不同程度的原发性或继发性双糖酶缺乏,其中以乳糖不耐受者最多,宜采用去乳糖或双糖饮食。

过敏性腹泻:有些患儿在无双糖酶饮食后腹泻仍不改善,需考虑对蛋白质过敏(牛奶或大豆蛋白),应改用其他饮食。

要素饮食：是肠黏膜受损患儿最理想的食物，是由氨基酸、葡萄糖、中链三酰甘油、多种维生素和微量元素组合而成。

静脉营养：少数严重患儿不能耐受口服营养物质者，可采用静脉高营养。推荐方案为：10%脂肪乳剂 $2\sim3g/(kg \cdot d)$，复方氨基酸 $2\sim2.5g/(kg \cdot d)$，葡萄糖 $12\sim15g/kg$，电解质及多种微量元素适量，液体每日 $120\sim150mL/(kg \cdot d)$。通过外周静脉输入，好转后改为口服。

(4)药物治疗：抗菌药物应慎用，仅用于分离出特异病原的感染患儿，并根据药敏选用。酌情补充微量元素和维生素，如锌、铁、烟酸、脂溶性（维他利匹特）和水溶性维生素（水乐维他）等。还可应用微生态制剂和肠黏膜保护药。

四、治疗中的临床思维

(1)提倡母乳喂养，及时添加辅食，避免夏季断奶，人工喂养者根据具体情况选择合适的代乳品，养成良好的卫生习惯，防止水源污染，加强粪便管理，灭蝇、灭蛆等，防止昆虫污染，病毒性腹泻给予接种疫苗，可大大减少腹泻的发生率。

(2)由气候变化或喂食喂养不当引起的腹泻，避免过热或受凉，合理饮食，绝大部分患儿可在 $3\sim5d$ 内痊愈。

(3)病毒性、肠道外因素或非侵袭性细菌性腹泻患儿多合并脱水和电解质紊乱，绝大多数通过补液、微生态疗法和饮食治疗痊愈，小部分患儿由于治疗不及时或不连续或体质较弱病情可反复或迁延，极少部分患儿可合并下呼吸道感染症状如支气管炎、肺炎等。

(4)侵袭性细菌性肠炎经选用敏感抗生素及其他治疗，绝大多数在 1 周内痊愈。若服用抗生素时间过短（少于 3d）或不连续可造成病情迁延或反复并增加耐药机会。

(5)切忌滥用抗生素和长期使用皮质激素。对因其他疾病必须较长期使用激素或抗生素者，应给予微生态制剂，以防菌群失调。

第三章 儿科循环系统疾病

第一节 房间隔缺损

一、概述

房间隔缺损(atrial septal defect ASD)在成人先天性心脏病中位居首位,在儿科中占所有先天性心脏病的 6%~10%,女性发病率多于男性,约为 2:1。可以单独存在,也可合并其他畸形如肺静脉异常连接、肺动脉瓣狭窄及二尖瓣裂缺等。房间隔缺损有原发孔型和继发孔型,以继发孔型多见。本文讲述继发孔型。继发孔房间隔缺损可分为四个类型。

(一)卵圆孔型或中央型缺损

卵圆孔型或中央型缺损为临床上最常见的类型,占 75%。缺损呈椭圆形,长 2~4cm,位于冠状窦的后上方,周围有良好的边缘,缺损距离传导系统较远,容易缝合。个别病例的缺损呈筛孔形。

(二)下腔静脉型缺损

占 2%。缺损位于卵圆窝的后下方右心房与下腔静脉连接处,位置较低,下缘阙如。

(三)上腔静脉型缺损

位于卵圆窝的后,上方,右心房与上腔静脉的交界处。缺损一般不大,为 1.5~1.75cm,其下缘为明显的新月形房间隔,上界阙如,常和上腔静脉连通,使上腔静脉血流至左、右两侧心房。这类病例几乎都伴有右上肺静脉异常回流。

(四)混合型

兼有上述两种以上的缺损,较少见。

房间隔缺损分流量除与缺损大小有关外,主要取决于左、右心室的相对顺应性和体肺循环的相对阻力。右室壁薄,顺应性比左室好,充盈阻力小,因此舒张期及收缩早期在房间隔缺损部位均有左向右分流。新生儿及婴儿早期,由于左、右两侧心室充盈压相似,通过房间隔缺损的分流量受到限制;随着体循环阻力增加,肺阻力和右心室压力的降低,心房水平左向右的分流增加,引起右心房、右心室和肺动脉扩大,左心房、左心室和主动脉则较小。大型房间隔缺损心房水平存在大量左向右分流,右心房同时接受腔静脉回流血和左心房分流血,导致右心室容量负荷过重,肺循环血流量可为体循环的 2~4 倍;肺循环血流量增加可导致肺小动脉发生痉挛,内膜和中层逐渐增生、增厚,管腔变窄,使肺动脉压力增高。当右心压力增高超过肺血管容量限度时,右心房内的部分血液可逆流入左心房,形成右向左分流,临床上产生青紫现象。

二、诊断思路

(一)病史要点

症状出现的早晚及轻重与缺损大小和分流量有关。缺损小,分流量小者,可长期没有症状,常在入学体检时被发现。一般到了成年期后,大多在 21～40 岁开始出现症状。缺损大,分流量大者,症状出现较早,易患呼吸道感染;因体循环血量不足影响生长发育,患儿体格瘦小、乏力、多汗、活动后气急,并因肺循环充血而易患支气管炎、肺炎。当哭闹、患肺炎或心力衰竭时,右心房压力可以超过左心房,出现暂时性右向左分流呈现青紫。在成人可继发肺动脉高压发生持续发绀和右心衰竭。

(二)查体要点

房间隔缺损属左向右分流的先天性心脏病,肺血增多,小儿易患呼吸道感染,生长发育因体循环血流量减少而缓慢。杂音在胸骨左缘最响。缺损小、分流量少者,症状可不明显。小型房间隔缺损患儿生长发育多正常;大型缺损者生长发育可受限,婴幼儿可出现体重不增、气急等,年长儿身材多瘦小。

心脏检查:右心室扩大,心前区较饱满,扪诊可有抬举性搏动,叩诊心浊音界扩大。随着年龄的增长,可使邻近的胸骨和左侧肋骨轮廓显示膨隆饱满,特别在左胸第 2、3 肋间因肺动脉扩张而更加明显。听诊肺动脉瓣区收缩期喷射性柔和杂音和肺动脉第二音固定分裂,对诊断有重要意义。收缩期杂音通常在婴幼儿期较轻或无,年龄越大越明显。杂音的响度多为 Ⅱ～Ⅲ级,在左侧第 2、3 肋间靠近胸骨边缘处为最响亮,一般不伴有震颤。收缩期杂音的产生并非血流通过缺损所产生,而是由于大量的血液经过肺动脉,引起肺动脉瓣口相对狭窄所引起。肺动脉第二音(P_2)的分裂,系右心室大量血液进入肺动脉使肺动脉瓣关闭迟所形成。分流量大者,大量血液经三尖瓣口进入右心室,可在三尖瓣听诊区闻及相对狭窄产生的舒张期隆隆样杂音。肺动脉高压形成后;肺动脉瓣区收缩期杂音可减轻,但第二音更加响亮,而第二音分裂变窄或消失。晚期病例发生右心衰竭时,可有颈静脉怒张、肝大等体征。

(三)辅助检查

1.常规检查

(1)胸部 X 线检查:主要表现如下。

心脏扩大,右前斜位显示右心房和右心室扩大。

肺动脉段突出肺门阴影粗大,肺野充血,在透视下有时可见肺门舞蹈征。

主动脉结缩小。

(2)心电图检查:大部分病例可有电轴右偏、右心室肥大和(或)不完全性右束支传导阻滞,为 rsR'型,P-R 间期可延长,为室上嵴肥厚和右心室扩大所致。伴有肺动脉高压者可有右心室劳损。少数可有 P 波高尖。如有电轴左偏,提示原发孔型房间隔缺损。

2.其他检查

心导管检查:大多数单纯房间隔缺损经超声心动图检查后可明确诊断,而不必进行心导管检查。但对可疑诊断房间隔缺损或考虑伴有严重肺动脉高压时,需要进行心导管检查。采用右心导管造影检查。行导管检查时,需要注意心导管的行程有无异常,心导管由右心房直接插入左心房时,即可明确诊断;同时还要测定各部位的压力和收集各部位的血液,检查其氧含量,从而推算有无分流存在及分流量多少、肺循环压力和阻力的情况,并估计缺损的大小。

(四)诊断标准

房间隔缺损的诊断一般不难。根据临床症状、心脏杂音、胸部 X 线片和心电图检查,往往可以得出初步结论。超声心动图检查一般明确诊断。部分患儿需行心导管检查明确诊断、了解合并畸形。

(五)鉴别诊断

1.原发孔型房间隔缺损

原发孔型房间隔缺损症状出现较早且较严重。心电图除右束支传导阻滞外,因房室结向后下移和右心房扩大,常有Ⅰ度房室传导阻滞,P-R间期延长超过0.20s,电轴左偏,常在0°～120°。超声心动图检查除了右心房、右心室和肺动脉内径增宽,室间隔与左心室后壁呈同向运动以及三尖瓣活动幅度增大外,尚可见二尖瓣波形异常,二尖瓣根部与缺损之间的残端较短,缺损与心房后壁之间的残端则较长。

2.房间隔缺损伴肺动脉瓣狭窄房间隔缺损时肺动脉瓣口相对狭窄,产生收缩期杂音,应注意与肺动脉瓣狭窄鉴别,前者肺动脉瓣第二音增强、分裂,后者则减弱;如果房间隔缺损伴有肺动脉瓣狭窄,则收缩期杂音更加响亮而粗糙,并常能扪及收缩期震颤,但肺动脉第二音反而减弱,甚至消失。超声心动图对鉴别诊断有重要价值。

3.肺静脉异常连接均有房间隔缺损存在,多于新生儿期或生后1个月左右出现症状,表现为呼吸急促、喂养困难,且常合并心力衰竭,患儿多于3～4个月内死亡。有肺静脉梗阻者,出生后不久即有青紫。超声心动图显示肺静脉部分或完全不与左房连接,而直接到体静脉或间接回流入右房。

(六)诊断注意点

由于继发孔型房间隔缺损者早期多无症状,因此对心脏听诊有肺动脉第二音分裂者和心电图检查有不完全右束支传导阻滞者,应考虑进一步行超声心动图检查。临床症状重、年龄小、有青紫者应注意有无肺静脉异常连接的存在。

三、治疗措施

单纯性房间隔缺损有明显症状或无症状但肺循环血流量为体循环血流量的1倍以上者,均应在2～6岁实施手术或介入治疗。婴幼儿症状明显并有心力衰竭者可早期手术治疗。手术或介入治疗疗效是肯定的。

四、预后

多数患儿治疗后症状消失,肺动脉瓣区收缩期杂音明显减轻或消失,胸片和心电图明显改善。患儿日常活动多能恢复正常。一般说来继发孔型房间隔缺损预后较其他先天性心脏病为佳,其自然病程大致为:幼年或少年期活动多如常,青年期渐有活动后气急,至中年有呼吸困难、心房扑动、心房颤动和心力衰竭。平均寿命约为35岁。部分患儿1岁内有自然关闭可能。

第二节　室间隔缺损

一、概述

室间隔缺损(ventricular septal defect,VSI)是小儿先天性心脏病常见的类型之一,占

20%~57%。可单独存在,亦可与其他心脏畸形并存,如法洛四联征、大动脉转位、完全性房室隔缺损、三尖瓣闭锁和主动脉弓离断等。本文仅叙述单纯性室间隔缺损。

室间隔各部分的胚胎发育来源不同。在胚胎发育第4周时,心管即有房、室之分。第5~7周时,在房间隔形成的同时,心室底部出现原始室间隔肌部,部分地将左、右心室分开,所留未分隔部分称为室间孔;第7周末伸长的圆锥间隔、背侧的心内膜垫以及原始室间隔肌部发育相互融合将室间孔关闭,形成室间隔的膜部,此时,左、右心室完全隔开。若各部位室间隔在胚胎期发育不全或融合不好则出现相应部位的室间隔缺损。

室间隔缺损的分类方法较多,迄今尚无统一。临床多依据室间隔缺损的部位、大小及其与邻近重要组织结构如传导束、三尖瓣和主动脉瓣的关系等分类,这对手术或介入治疗等有很好的指导意义。

(一)膜周部室间隔缺损

膜周部室间隔缺损最多见,占60%~70%。缺损常超过膜部室间隔范围延及邻近圆锥间隔和小梁部间隔之间。缺损的产生原因既有交界融合不全,又有该间隔本身的缺损,根据缺损延伸部位可分为如下。

1.膜周流入道型

膜部缺损向流入道部室间隔延伸。缺损的后缘为二尖瓣与三尖瓣连接部;前下缘为肌部室间隔嵴;上缘为圆锥间隔。

2.膜周小梁部型

膜部缺损向心尖方向小梁部室间隔延伸,缺损的后缘为二尖瓣与三尖瓣连接部;下缘为流入道室间隔;前缘为小梁部室间隔;上缘为圆锥部室间隔。

3.膜周流出道型

膜部室间隔缺损向流出道室间隔延伸。缺损的后缘为二尖瓣与三尖瓣连接部;前缘上部为圆锥部室间隔;前缘下部为小梁部室间隔。

(二)肌部室间隔缺损

缺损的边缘均为室间隔的肌肉,膜部室间隔完整。占15%~25%。依据与邻近结构的关系分为:

1.肌小梁部型缺损

可在小梁部室间隔的任何部位,单个或多个,也可合并膜周型缺损。

2.肌部流入道型缺损

肌部流入道型缺损位于流入道部室间隔肌部。

3.肌部流出道型缺损

肌部流出道型缺损位于流出道室间隔肌部,有部分肌肉与肺动脉分隔。

(三)双动脉瓣下型室间隔缺损

缺损位于流出道,缺损的上缘为主动脉瓣环与肺动脉瓣环连接处,无肌肉组织。此类缺损的发生主要是由于漏斗部间隔各部融合不全所致,故缺损均位于融合线上。面积较大的主动脉瓣下缺损,可产生主动脉右冠瓣叶脱垂,造成主动脉关闭不全。该型占3%~6%,但东方人发生率较高。

血流动力学改变主要取决于缺损的分流量、右室的顺应性及肺循环阻力的改变。分流量的多少与缺损大小有关:小型缺损左向右分流量小,肺循环和体循环的血流比值小于 1.5∶1。中等型缺损左向右分流量大,肺循环和体循环的血流比值为 2∶1~3∶1。大型缺损左向右分流量大,肺循环和体循环的血流比值大于或等于 3∶1~5∶1。分流产生继发的血流动力学改变:由于右心室壁薄,呈圆形,其顺应性较左心室大,为低压容量腔,对容量负荷(前负荷)增加的耐受性好,但对压力负荷(后负荷)增加的耐受性差;左心室壁厚,为圆锥形,其顺应性远较右心室差,为高压腔,对压力负荷耐受性好,但对容量负荷的耐受性很差。因此,室间隔缺损左向右分流首先导致左心室扩大,只有在肺动脉压力(右心室后负荷)增高后才出现右心室肥大。

小型缺损者,因分流量小,所引起的肺血管继发性改变不明显。大型缺损分流量大,肺血流量远较体循环为多,早期肺血管痉挛,阻力增加,肺动脉压可升高至体循环水平;久之,肺动脉管壁的肌层逐渐肥厚,内膜纤维化,管腔变窄导致梗阻性肺动脉高压,出现双向分流、甚至右向左分流,临床出现发绀,称之为艾森门格综合征。大型缺损者,可能 2~3 岁时就出现严重肺动脉高压。

10%左右的婴幼儿可由于大量左向右分流发生充血性心力衰竭;部分患儿由于血流冲击致心内膜受损,细菌等病原微生物滞留在受损处而产生感染性心内膜炎。膜部缺损边缘的心内膜可发生继发性纤维化,压迫邻近传导束,产生完全性或不完全性传导阻滞。

二、诊断思路

(一)病史要点

小型缺损分流量较少,一般无明显症状;缺损较大,分流量较多者,可有生长发育迟缓,活动耐力差、气急,反复出现呼吸道感染,10%的患儿出现充血性心力衰竭。如果病情发展出现肺动脉阻力增高使分流量减小,肺部感染等发生次数减少,但气急、心悸、活动受限更为明显,并可出现发绀;这些患儿往往在新生儿后期和婴儿期即可出现症状,如喂养困难,进乳时气急、苍白、多汗,体重不增,反复呼吸道感染,出生后半年内常出现充血性心力衰竭。

(二)查体要点

小型缺损生长发育多正常;大型缺损生长发育落后。出现动力型肺动脉高压时,哭闹后口唇发绀,严重肺动脉高压安静时即有明显发绀。分流量较大肺动脉高压者,扩大的右心室将胸骨推向前方致胸廓呈鸡胸样。杂音通常于出生后 1 周内发现,少数于出生 2~3 周时才出现。通常在胸骨左缘第 3、4 肋间闻及全收缩期Ⅲ~Ⅳ级杂音,可向心前区传导,亦可在左肩胛与脊柱间闻及。高位室间隔缺损杂音最响部位在胸骨左缘第 2、3 肋间。此外,尚可在心尖部听到相对性二尖瓣狭窄所致的舒张期隆隆样杂音。有肺动脉高压者收缩期杂音减轻或者消失,肺动脉瓣区可听到第二心音亢进、分裂。

(三)辅助检查

1.常规检查

(1)X 线检查:缺损小者,心脏和大血管的形态正常。缺损中等、分流量大者,左心室示轻度到显著扩大,主动脉结小,肺动脉段突出,肺血纹理增粗。缺损较大、分流量大者,则肺动脉段明显扩张,肺充血明显,可见肺门舞蹈征,左、右心室均扩大,左房也可增大。艾森门格综合征者,原来扩大的心影缩小,而肺动脉段显著扩张,肺门血管影亦随扩大,但周围肺血管纹理减少。

（2）心电图检查：小型缺损者，心电图多正常，可有左侧心前区导联 R 波电压增高、T 波高耸，表示左心室的负荷轻度增加；右心室有轻度负荷增加时，则 V₁ 呈 rSR'型。缺损较大、肺血管阻力升高者，右侧心前区导联显示高 R 波；当左、右心室峰压相等时，右侧心前区导联 R 波的上升支有切迹，S 波可加深，同时 P 波增宽、有切迹，表示左心房肥大。艾森门格综合征患儿，心电图以右心室肥大和劳损为主，右侧心前区导联 R 波高大、有切迹，左侧心前区导联没有过度负荷，相反 R 波低于正常，Q 波消失，而 S 波很深。

（3）超声心动图检查：二维超声可见室间隔回声中断，左心室扩大，室间隔和左心室后壁运动幅度增大，二尖瓣开放幅度和舒张关闭斜率增大等。二维彩色多普勒可显示分流及分流量的大小，估测肺动脉压力等。

2.其他检查

心导管检查：心导管检查适合有重度肺动脉高压、主动脉瓣脱垂、继发型漏斗部狭窄等。一般按肺动脉压与体动脉压的比值判断肺动脉压升高程度：小于 40％为轻度；40％～70％为中度，超过 70％为重度。根据肺动脉压和心排指数换算出肺血管的阻力，肺小动脉压正常小于 16kPa・s/L，肺血管总阻力小于 24kPa・s/L。肺循环血流量的多少，能反映出分流量的大小和肺、体循环阻力的差异，比值大于 2.0 者为高分流量，1.3～2.0 者为中等分流量，小于 1.3 者为低分流量。血氧含量测定右室高于右房。一般不需要心血管造影，当有重度肺动脉高压需与合并动脉导管未闭鉴别、明确有无多个室间隔缺损或需要了解主动脉瓣脱垂情况时可以进行选择性造影检查。

（四）诊断标准

根据病史、心脏杂音、胸部 X 线片和心电图检查，再结合超声心电图检查一般可明确室间隔缺损诊断。少数病例需要心导管检查和心血管造影加以明确。

（五）鉴别诊断

1.肺动脉狭窄

小型室间隔缺损位于室上嵴和肺动脉瓣之间或肺动脉瓣下者，杂音容易与肺动脉狭窄混淆，但后者肺动脉瓣区第二心音减弱。X 线片胸片显示肺血减少。

2.继发孔房间隔缺损

收缩期吹风样杂音较柔软，部位在胸骨左缘第 2 肋间，多半无震颤。心电图示不完全右束支传导阻滞或右心室肥大，而无左心室肥大，可与高位室间隔缺损鉴别。

3.动脉导管未闭

高位室间隔缺损合并主动脉瓣脱垂和关闭不全者，易与典型动脉导管未闭混淆。一种情况是，前者杂音为双期，后者为连续性；前者胸部 X 线片主动脉结不明显，后者增大。另一种情况是，动脉导管未闭伴有肺动脉高压时，仅有收缩期震颤和杂音者，与高位室间隔缺损鉴别较为困难。前者杂音位置较高，胸部 X 线片主动脉结显著。较可靠的鉴别方法是超声心动图检查或逆行主动脉造影。

4.其他

室间隔缺损伴重度肺动脉高压时，应与其他发绀型先心病如法洛四联征、大动脉转位伴有室间隔缺损等先天性畸形相鉴别。超声心动图检查一般可以鉴别,必要时行心导管检查和心血管造影检查。

(六)诊断注意要点

大型室间隔缺损在新生儿及婴儿期就容易出现充血性心力衰竭,同时伴有肺部感染,此时杂音很轻或听不到,容易漏诊。故对新生儿及婴儿经抗感染治疗肺部湿性啰音吸收不佳者,应考虑室间隔缺损的可能,行超声心动图检查以明确诊断。

三、治疗措施

(一)内科治疗

主要是对室间隔缺损并发症的防治和手术前的准备。对大型室间隔缺损伴分流量大、反复肺部感染和心力衰竭者,积极控制肺部感染的同时,用洋地黄类药物、利尿剂及扩血管药物改善心功能。对有龋齿、扁桃体炎等的患儿应清除可能诱发心内膜炎的一切因素,对病情严重者,创造条件进行手术治疗。

(二)手术治疗

小型缺损而无症状或缺损有自然闭合倾向,症状逐渐减轻者,暂不手术,进行观察。缺损小到中等大小,症状轻,无肺动脉高压,而肺循环与体循环血流比值在 2:1 左右,随访中心脏杂音、心电图和胸片变化不大者,可等到学龄前施行手术;如在观察期间,肺动脉压升高,心脏杂音变短,心尖区舒张期杂音变低或消失者,应提早手术。大型缺损的新生儿或婴幼儿,分流量大,有反复呼吸道感染,严重充血性心力衰竭,药物不易控制者,应创造条件进行手术。室上嵴型室间隔缺损,主张早期治疗。肌部缺损单发者随着生长发育和肌束肥厚,有可能自行愈合,一般不主张手术。预后与手术年龄、有无肺动脉高压和肺血管阻力,病期早晚、围术期处理等有关。在术前就有严重肺动脉高压,而在术后持续不降甚至加重者,常在术后 3~10 年死亡。年龄愈小,肺血管阻力愈低,则预后相对好。

四、预后

大型室间隔缺损者,在出生后 2~3 周内可因肺循环血量增加,肺充血加重,导致急性左心衰竭、肺瘀血水肿而死亡。也有出生后肺血管阻力就严重升高丧失手术机会。部分存活至年长期,肺血管阻力严重升高,右向左分流,形成艾森门格综合征而失去手术机会。对于缺损较小患儿,随着年龄的增长和心脏的发育,缺损相对地变小,再加上缺损边缘部分为瓣膜所覆盖或纤维化,左向右分流逐渐减少,终身无症状或症状不明显。此外有 40%左右的膜周部或肌部室间隔缺损可能自行闭合,6 岁以上闭合的机会较少。

第三节　动脉导管未闭

一、概述

动脉导管未闭(patent ductus arteriosus,PDA)为小儿先天性心脏病常见类型之一,占 15%。女性较男性多见,男女之比约为 1:2,约 10%伴有其他心脏畸形如室间隔缺损、房间隔缺损、二尖瓣关闭不全、肺动脉狭窄、肺动脉闭锁、法洛四联征、主动脉瓣狭窄、主动脉弓离断等。早产儿发生动脉导管未闭者较多见,体重低于1200g者发病率可高达80%,高原地区发生率相对较平原地区高30倍。

胎儿动脉导管从第6鳃弓背部发育而来,构成胎儿血循环主动脉、肺动脉间的生理性通道。胎儿期肺泡全部萎陷,不含空气,且无呼吸活动,因而肺血管阻力很大,故右心室排出的静脉血,大都不能进入肺循环进行氧合。由于肺动脉压力高于主动脉,因此,进入肺动脉的大部分血液经动脉导管流入主动脉再经脐动脉而达胎盘,在胎盘内与母体血液进行代谢交换,然后纳入脐静脉回流入胎儿血循环。出生后,动脉导管的闭合分为两期。第一期为功能闭合期,婴儿出生啼哭后肺泡膨胀,肺血管阻力随之下降,肺动脉血流直接进入肺脏,建立正常的肺循环,血氧含量升高,结果促使导管平滑肌环形收缩,管壁黏性物质凝固,内膜突入管腔,导管发生功能上闭合,一般在出生后10~15h内完成,但在7~8d内有潜在性再开放的可能。第二期为解剖性闭合期。动脉导管管腔内膜垫弥散性纤维增生,最后管腔完全封闭,形成纤维化导管韧带,8周内约88%的婴儿完成解剖性闭合。

前列腺素是动脉导管启闭的重要因素。研究发现动脉导管平滑肌对前列腺素的敏感性随孕期的增加而降低,足月儿在出生后对前列腺素的反应即消失。胎儿时期动脉导管的血氧分压低,成熟胎儿出生后呼吸建立氧分压升高,则促使导管收缩。随胎龄增高,对血氧增高的动脉导管收缩程度增加,引起动脉导管收缩所要求的血氧分压降低。前列腺素在胎盘内合成,在肺内失活。因此,出生后前列腺素浓度迅速下降促使导管关闭。这种变化在未成熟婴儿则显著不同,与早产儿动脉导管开放有关。

动脉导管通常位于降主动脉近端距左锁骨下动脉起始部2~10mm处,靠近肺总动脉分叉或左肺动脉起始处,其上缘与降主动脉连接成锐角(<45°)。导管的长度一般为5~10mm,直径则由数毫米至1~2cm。其主动脉端开口往往大于肺动脉端开口,形状各异,大致可分为以下5型。

(一)管状

外形如圆管或圆柱,最为常见。

(二)漏斗状

导管的主动脉侧往往粗大,而肺动脉侧则较狭细,因而呈漏斗状,也较多见。

(三)窗状

管腔较粗大但缺乏长度,酷似主肺动脉吻合口,较少见。

(四)哑铃状

导管中段细,主、肺动脉两侧扩大,外形像哑铃,很少见。

(五)动脉瘤状

导管本身呈瘤状膨大,壁薄而脆,张力高,容易破裂,极少见。

动脉导管血流分流量的多少取决于导管的粗细、肺血管阻力的大小以及主、肺动脉压力阶差。导管越粗,动脉压力阶差越大则分流量越大;反之则分流量越小。出生后肺循环阻力和肺动脉压力下降,而主动脉压力无论收缩期还是舒张期均高于肺动脉,故血流方向由压力高的主动脉流向压力较低的肺动脉。由于肺动脉同时接受来自右心和动脉导管分流来的血液,因而肺血流量增加,从肺静脉回流入左心房和左心室的血流也相应增多,容量负荷增大,使左心房、左心室扩大。肺动脉压力正常时,动脉导管分流不增加右心室负荷。导管粗大分流量大者,肺循环血量增加后将使肺血管阻力增大,右心排血的阻力也随之增大,右心室压力负荷加重亦可导致右心肥大增厚。当肺动脉压升高至降主动脉压力,则分流仅发生在收缩期。若肺动脉压升高超过主动脉压时,左向右分流遂消失,产生逆向分流,临床上出差异性发绀:下半身青紫、左上肢轻度青紫,右上肢正常。分流量大者,左心房血量大量增加,流经二尖瓣口的血量过多可产生相对性二尖瓣功能性狭窄。

二、诊断思路

(一)病史要点

动脉导管未闭的症状取决于导管的粗细、分流量的大小、肺血管阻力的高低、患儿年龄以及合并的心内畸形。导管细小者,临床可无症状,直至20多岁剧烈活动后才出现气急、心悸等心功能失代偿症状。导管粗大者,患婴症状往往在出生后2～3个月肺血管阻力下降后才出现,可产生左心衰竭。发育欠佳,身材瘦小,在劳累后易感到疲乏、心悸。早产儿由于肺小动脉平滑肌较少,血管阻力较早下降,故于第1周即可有症状,往往出现气促、心动过速和呼吸困难等,于哺乳时更为明显,且易患上呼吸道感染、肺炎等。有明显肺动脉高压者,出现头晕、气促、咯血,差异性发绀。若并发感染性心内膜炎,则有发热、食欲缺乏、出汗等全身症状。心内膜炎在儿童期很少发生,而以青年期多见。

(二)查体要点

导管细小者患儿生长发育多正常;粗大者,生长发育可受限。

心脏检查:分流量大的患儿,左侧胸廓隆起,心尖冲动增强。胸骨左缘第2、3肋间扪及局限性震颤,同时可闻及响亮的连续性机器样杂音,杂音向左锁骨下、左颈部和背部传导。舒张期杂音成分的响度随着肺动脉压的升高而递减,严重肺动脉高压时仅留有收缩期杂音,伴随震颤而见减弱,甚至消失。此外,分流量大者,在心尖区尚可听到相对性二尖瓣狭窄产生的柔和舒张期杂音。肺动脉高压者肺动脉瓣区第二心音亢进,但常被机器样杂音所掩盖。肺动脉高压使肺动脉扩张引起关闭不全者,尚可在胸骨左缘上方听到肺动脉瓣反流的叹息样杂音。婴幼儿期因肺动脉压力较高,主肺动脉压力差在舒张期不显著,往往仅有收缩期杂音;合并肺动脉高压和心力衰竭时,多仅有收缩期杂音。

分流量大者因舒张压下降,脉压增大,可出现周围血管征:脉搏洪大、颈动脉搏动增强、水冲脉、指甲床或皮肤内有毛细血管搏动现象,并可听到枪击音。

(三)辅助检查

1.常规检查

(1)胸部X线检查:导管细小者心影在正常范围。分流量大者,后前位胸片可示心脏阴影轻至中度扩大,左心缘向下、向左外侧延长,左房可轻度增大。主动脉结突出可呈漏斗状或逗号形。肺血增多,肺动脉段突出、肺门血管影增粗。肺动脉高压时,右心室有扩大征象。

(2)心电图检查:分流量不大者电轴可以正常或左偏,分流量大者则左心室高电压或左心室肥大,偶有左心房肥大。明显肺动脉高压者则示左、右心室肥大,严重者,仅有右心室肥大。

(3)超声心动图检查:二维超声心动图可以直接显示沟通主、肺动脉的未闭动脉导管,脉冲多普勒在动脉导管开口处也可探及典型的连续性湍流频谱。叠加彩色多普勒可见红色流柱出自降主动脉,通过未闭动脉导管沿肺动脉外侧壁向前延伸;重度肺动脉高压超过主动脉压时,可见蓝色流柱自肺动脉经未闭导管进入降主动脉。

2.其他检查

心导管检查:绝大多数动脉导管未闭经超声心动图检查后可明确诊断。但肺动脉高压、肺血管阻力增加或怀疑有其他合并畸形时仍有必要进行心导管检查。检查发现肺动脉血氧含量如高于右心室 0.6%～1.0%者,有诊断意义,提示肺动脉有自左向右分流,且血氧含量差异越大,分流量越大。如右心导管由右室进入肺动脉继而进入降主动脉可明确诊断。逆行主动脉造影检查对复杂病例的诊断有重要价值。在主动脉根部注入造影剂可见主动脉与肺动脉同时显影,未闭动脉导管也显影。

(四)诊断标准

凡在胸骨左缘第 2、3 肋间听到响亮的连续性机器样杂音伴局限性震颤,向左胸外侧、颈部或锁骨下传导,心电图示电轴左偏,左心室高电压或肥大,胸片示心影向左向下轻中度扩大,肺部充血,一般即可做出动脉导管未闭的初步诊断;彩色多普勒超声心动图检查加以证实。对可疑病例需行升主动脉造影和心导管检查。导管检查还可测定肺血管阻力判别动力性或梗阻性肺动脉高压,这对选择手术方案有决定性作用。

(五)鉴别诊断

有许多左向右分流心内畸形在胸骨左缘可听到同样的连续性机器样杂音或接近连续的双期心脏杂音,在建立动脉导管未闭诊断前必须予以鉴别。

1.高位室间隔缺损合并主动脉瓣脱垂

动脉导管粗大合并心力衰竭或肺动脉高压时,患儿可仅有收缩期杂音。而高位室间隔缺损收缩期杂音在胸骨左缘第 2～3 肋间处最响。若高位室间隔缺损伴有主动脉瓣脱垂,致主动脉瓣关闭不全,在胸骨左缘第 2～3 肋间还可听到双期杂音,舒张期为泼水样,不向上传导,但有时与连续性杂音相仿,难以区分。彩色多普勒超声心动图可进一步明确诊断,必要时可施行逆行主动脉和左心室造影,前者可示升主动脉造影剂反流入左心室,后者则示左心室造影剂通过室间隔缺损分流入右心室和肺动脉。据此不难做出鉴别诊断。

2.主动脉窦瘤破裂

主动脉窦瘤破裂杂音性质为连续性,但部位和传导方向稍有差异;破入右心室者偏下偏外,向心尖传导;破入右心房者偏向右侧传导。主动脉窦瘤破时有突发的休克样症状,彩色多普勒超声心动图显示主动脉窦畸形以及其向室腔和肺动脉或房腔分流即可判明,再加上逆行性升主动脉造影更可确立诊断。

3.冠状动脉瘘

可听到与动脉导管未闭相同的连续性杂音伴震颤,但部位较低,且偏向内侧。彩色多普勒超声心动图能显示动脉瘘口位置及其沟通的房室腔。逆行性升主动脉造影更能显示扩大的冠状动脉主支或分支的走向。

4.主-肺动脉隔缺损

常与动脉导管未闭同时存在,且有相同的连续性杂音和周围血管特征,但杂音部位偏低偏内侧。超声心动图检查可发现其分流部位在升主动脉根部。逆行性升主动脉造影可进一步证实。

5.冠状动脉开口异位

冠状动脉起源于肺动脉是比较罕见的先天性心脏病。其心脏杂音亦为连续性,但较轻且较表浅。多普勒超声心动图检查有助于鉴别诊断。逆行性升主动脉造影连续摄片显示冠状动脉异常开口和走向以及迂回曲张的侧支循环,可明确诊断。

6.静脉杂音

颈静脉回锁骨下静脉的流向急转,可产生连续性的鸣鸣声,但头颈的转动、体位和呼吸均可有影响,压迫颈静脉和平卧可使杂音消失。

(六)诊断注意点

临床从杂音性质考虑有动脉导管未闭时,要进一步行超声心动图检查有无其他合并畸形。如有肺动脉狭窄和闭锁,其肺循环和体循环血源完全要依靠动脉导管供血。在此情况下,动脉导管成了患儿的生命线,不但不可切断,即使吸氧也要慎重考虑。此外合并法洛四联征、主动脉狭窄、主动脉弓离断等,这一通道在功能上起着宛如肺血少的先天性心脏病采用体-肺分流术的效果。动脉导管未闭者,临床如有较长时间发热,要警惕感染性心内膜炎的可能。床上心杂音很轻或消失,静止状态下血氧饱和度低于 90%,右心导管检查肺血管阻力大于 10Wood单位,则不宜手术。

早产儿动脉导管未闭:纠正贫血、增加血液携氧能力,同时采用非甾体消炎药物吲哚美辛抑制环氧合酶阻止前列腺素合成,以抵消其扩张动脉导管的作用,促使导管收缩闭合;虽然可能再开放,70%以上的动脉导管最终可得到闭合。目前,在用药的时机、剂量和疗程等方面尚无统一的意见。出生当天不必给药,因有自行关闭的可能。如体重不足 1000g。出生后 72h即有症状者,应立即进行治疗。吲哚美辛最好在出生后 10d 内给药。一般首次剂量为0.2mg/kg,静脉滴注或口服均可,隔 24h 再给药 1 次,共 3 次,亦可减少剂量,每天 0.1mg/kg,为期 7d。一次投药,即可能使导管闭合,但可能再开放,需再度服药。超过 8d 则需加大剂量至 0.25~0.3mg/kg,共 3 剂,疗效也较差。总的有效率在 70%以上。如对吲哚美辛治疗48~72h心力衰竭不控制,则需行结扎手术。吲哚美辛的不良反应有肾功能不全、低钠血症、血小板功能不全、胃肠道出血、左心室舒张功能受损以致肺水肿等。

三、预后

早产儿动脉导管未闭者,常同时伴有呼吸窘迫综合征、坏死性小肠结肠炎、颅内出血、肾功能不全等,动脉导管的存在可进一步加重病情,故往往发生左心衰竭,内科治疗很难奏效,病死率甚高。足月儿动脉导管未闭,如分流量大,未经治疗第 1 年有 30%的死于左心衰竭。过了婴儿期,心功能获得代偿,病死率剧减。能存活至成人者有可能发生充血性心力衰竭、肺动脉高压,严重者可有艾森门格综合征。年长儿分流量不大,可无症状,但未治疗的患儿中也有40%的在 45 岁前死亡。

第四节 肺动脉狭窄

一、概述

肺动脉狭窄（pulmonary stenosis，PS）指右心室漏斗部、肺动脉瓣或肺动脉总干及其分支等处的狭窄，它可单独存在或作为其他心脏畸形的组成部分，如法洛四联征等。其发病率占先天性心脏病的 8%～10%，以肺动脉瓣狭窄最为常见，约占 90%，其次为漏斗部狭窄，肺动脉干及其分支狭窄则很少见。本病男女之比约为 3∶2。

不同部位肺动脉狭窄其胚胎发育障碍原因不一，在胚胎发育第 6～9 周，动脉干开始分隔成为主动脉与肺动脉，在肺动脉腔内膜开始形成三个瓣膜的原始结节，并向腔内生长，继而吸收变薄形成三个肺动脉瓣，如瓣膜发育过程发生障碍，可导致三个瓣叶交界融合，形成肺动脉瓣狭窄。在肺动脉瓣发育的同时，心球的圆锥部被吸收成为右心室流出道（即漏斗部），如发育障碍形成流出道环状肌肉肥厚或肥大肌束横跨室壁与间隔，即形成右心室流出道漏斗型狭窄。另外，胚胎发育过程中，第 6 对鳃弓发育成为左、右肺动脉，其远端与肺小动脉相连接，近端与肺动脉主干相连，如发育障碍即形成脉动脉分支或肺动脉狭窄。

肺动脉瓣狭窄：3 个瓣叶交界融合成圆顶状增厚的隔膜，瓣孔呈鱼嘴状，可位于中心或偏向一侧，小者瓣孔仅 2～3mm，一般瓣孔在 5～12mm。大多数 3 个瓣叶互相融合，少数为双瓣叶融合，瓣缘常增厚，有疣状小结节，偶可形成钙化斑，肺动脉瓣环可有不同程度的狭窄。右心室因血流向肺动脉流出受阻，可产生继发性右心室流出道肥厚、右室扩大及三尖瓣相对性关闭不全。肺动脉总干可呈现狭窄后梭形扩张，常可延伸至左肺动脉，肺动脉主干明显大于主动脉。

漏斗部狭窄：呈纤维性、肌性和纤维肌性改变，有 2 种类型，第一类为环状狭窄，梗阻纤维肌束位于右心室主腔与漏斗部近侧结合处，形成环状狭窄，把右心室分隔成为大小不一的两个腔，其上方壁薄稍为膨大的漏斗部称为第三心室，下方为肌肉肥厚的右心室。第二类为管状狭窄，主要表现为右心室流出道壁层弥散性肥厚，形成一个较长的狭窄通道，常伴有肺动脉瓣环和肺动脉总干发育不良，故无肺动脉狭窄后扩张。

二、诊断思路

（一）病史要点

肺动脉狭窄程度越重，症状也越重。轻度肺动脉狭窄临床上无症状，生长发育可正常，只在体检时被发现。轻至中度患儿，随着年龄的增大症状逐渐显现，表现为活动耐力差、乏力、心悸、气急等。长期的右心室严重梗阻，导致右心衰竭，表现为颈静脉怒张、肝大和下肢水肿等。重度狭窄者可有头晕或昏厥发作，可因合并房间隔缺损或卵圆孔未闭，出现口唇或末梢指（趾）端发绀和杵状指（趾）。重度或极重度肺动脉狭窄常在婴儿期出现明显症状，如不及时治疗常可在幼儿期死亡。

（二）查体要点

狭窄严重者发育落后。当心房内血流出现右向左分流时，患儿出现发绀。心脏检查可见因右心室肥厚心前区隆起,胸骨左缘下方搏动较强,且在上缘可触及收缩期震颤。特征性杂音是在肺动脉瓣区胸骨左缘第 2～3 肋间听到Ⅲ～Ⅳ级响亮粗糙的喷射性收缩期杂音,向左颈部或左锁骨下区传导。极重度狭窄杂音反而减轻。肺动脉瓣区第二音常减弱、分裂。杂音部位与狭窄类型有关:瓣膜型以第 2 肋间最响;漏斗部狭窄的杂音与震颤部位一般在左第 3 或第 4 肋间处,强度较轻,肺动脉瓣区第二心音可能不减轻,有时呈现分裂。重度肺动脉狭窄患儿,三尖瓣区因三尖瓣相对性关闭不全,在该处可听到吹风样收缩期杂音。

(三)辅助检查

1.常规检查

(1)胸部 X 线检查:轻度肺动脉狭窄胸部 X 线检查可无异常表现;中、重度狭窄病例则显示心影轻度或中度扩大,以右室和右房肥大为主,心尖因右室肥大呈球形向上抬起。肺门血管阴影减少,肺野血管细小,尤以肺野外围 1/3 区域为甚,故肺野清晰。肺动脉瓣狭窄者可见狭窄后肺动脉及左肺动脉扩张,扩大的肺动脉段呈圆隆状向外突出。而漏斗部狭窄患儿该段则呈平坦甚至凹陷。

(2)心电图检查:心电图改变视狭窄程度而异。轻度肺动脉狭窄患儿心电图在正常范围;中度狭窄以上则示电轴右偏、右心室肥大伴劳损,T 波倒置,ST 段压低;重度狭窄者可出现心房肥大的高尖 P 波。

(3)超声心动图检查:二维超声心动图结合连续波多普勒技术可以评估梗阻的部位及严重程度。右心房、右心室内径可增宽,右心室前游离壁及室间隔增厚,肺动脉瓣增厚,瓣叶开放受限制,瓣叶呈圆顶形突起,瓣口狭小。严重者可见肺动脉瓣于收缩期提前开放,漏斗部狭窄还可见右心室流出道狭小。尚能测量肺动脉及其左右分支内径,根据肺动脉血流速度估测跨瓣压差,三尖瓣反流压差估测右心室压力。

2.其他检查

心导管检查及选择性右心室造影:大多数患儿经临床检查及超声心动图可明确诊断,只有少数情况下需行右心导管检查和心血管造影。心导管检查根据右心室收缩压和跨肺动脉瓣压力阶差进行分级。正常右心室收缩压为 2.0～4.0kPa(15～30mmHg),舒张压为 0～0.7kPa(0～5mmHg),肺动脉收缩压与右心室收缩压相一致。如存在跨瓣压力差,阶差为 1.33～3.99kPa(10～30mmHg)示轻度狭窄;压力阶差为 3.99～7.89kPa(30～60mmHg)为中度狭窄;压力阶差大于 7.89kPa(60mmHg)以上为重度狭窄,由此确切评估狭窄程度。此外,右心导管从肺动脉拉出至右心室过程中,进行连续记录压力,根据压力曲线图形变化和有无出现第三种类型曲线,可判断肺动脉狭窄系单纯肺动脉瓣狭窄或漏斗部狭窄或二者兼有的混合型狭窄。右心室造影于心室内注入造影剂,在肺动脉瓣部位造影剂排出受阻,瓣膜融合呈圆顶状突入肺动脉腔内,造影剂经狭小的瓣口喷射入肺动脉后呈扇状散开,漏斗部狭窄则可在右心室流出道呈现狭长的造影剂影像,据此判断有无漏斗部狭窄,观察肺动脉干及其分支的变化,并发现合并畸形等。

(四)诊断标准

根据心脏杂音、心电图、胸部 X 线片以及超声心动图检查,一般不难对肺动脉狭窄做出诊断。但对无症状的轻、中度肺动脉瓣狭窄需与轻度主动脉瓣狭窄、房间隔缺损等心脏杂音进行鉴别。

（五）鉴别诊断

1.室间隔缺损

肺血量增多而不像肺动脉狭窄肺血量减少，室缺的杂音占全收缩期。在心音图上呈一贯形，肺动脉狭窄的杂音为喷射性，在心音图上呈菱形，心导管检查可协助鉴别。

2.房间隔缺损

杂音相对柔和，P2增强且呈固定分裂，心电图表现右心室舒张期负荷增大，胸部X线片示肺血增多。

3.原发性肺动脉扩张

胸部X线片提示肺血不减少，且超声心动图及心电图均无右心室增大表现。

三、治疗措施

治疗的目的是解除狭窄。包括内科介入治疗及手术治疗。目前，经皮球囊扩张肺动脉瓣成形术已逐渐替代了外科手术治疗，中、重度狭窄者大多数首选介入经皮球囊扩张肺动脉瓣成形术，但当肺动脉瓣增厚或合并有其他心脏结构异常时宜采用外科手术治疗。有心力衰竭者需应用洋地黄和利尿剂等常规治疗，但如狭窄不解除，心力衰竭难以控制，遇此情况不必久等内科治疗发挥作用，而应采用经皮球囊扩张肺动脉瓣成形术或外科瓣膜切开手术治疗。

四、预后

肺动脉瓣狭窄是一种进展性疾病。预后及进展速度与狭窄程度密切关联。轻度肺动脉瓣狭窄很少出现症状，病情进展慢，寿命可延续至青壮年。新生儿重度肺动脉瓣狭窄可表现为进行性加重的低氧血症、酸中毒和心力衰竭。约15％在出生后1个月内死亡。肺动脉瓣轻度狭窄者，需定期随访和预防心内膜炎发生。

第五节 法洛四联征

一、概述

法洛四联征（tetralogy of fallot，TOF）是1岁以后小儿最常见的发绀型先天性心脏病，占12％～14％。1888年，Fallot对此症的四种病理特征做了全面的描述。近年来，随着对法洛四联征的病理解剖、病理生理的深入研究，以及心血管外科技术的迅速发展，目前从婴儿到成人均可对该病进行手术治疗，手术病死率已降至5％以下，晚期病死率为2％～6％；长期效果满意和良好者的比例达80％～90％。

法洛四联征是属于圆锥动脉干畸形，在胚胎5～6周时圆锥动脉干的旋转不充分，结果主动脉瓣未能完全与左心室连接，而骑跨在室间隔之上，与左、右心室均相通。由于圆锥隔未能与膜部室间隔和肌部室间隔共同闭合室间孔，而残留主动脉瓣下室间隔缺损。其病理改变包括：右心室流出道狭窄、室间隔缺损、主动脉骑跨和右心室肥厚。最基本的改变是漏斗隔向前、向右移位，导致右心室流出道狭窄或者同时并发肺动脉瓣狭窄，也可能并发肺动脉主干或分支狭窄,程度轻重不一。肺动脉瓣口可闭锁,肺血依靠动脉导管或主动脉侧支,供应。室间隔缺损属于对合不良型,膜周部缺损约占 80%,为大型、非限制性缺损。多发性室间隔缺损占3%～4%。

主动脉骑跨:主动脉起源于左、右心室,骑跨于室间隔缺损之上。右心室肥厚是肺动脉狭窄的后果,呈进行性改变。在婴幼儿右心室肥厚较轻;年龄愈大肥厚愈重,甚至超过左心室厚度;在成人右心室肥厚严重,常因长期缺氧和供血不足而变硬和纤维化,造成心内修复手术的困难。

法洛四联征常见的并发畸形为房间隔缺损和卵圆孔未闭,其次为右位主动脉弓和永存左上腔静脉,少数并发动脉导管未闭、右位心、完全性房室隔缺损、冠状动静脉瘘等。

因严重低氧血症红细胞增多,血液黏滞度增加,并发症多有脑血栓形成、脑栓塞、脑脓肿,也可出现感染性心内膜炎。

二、诊断思路

(一)病史要点

大多数病例于1岁以内出现发绀。多见于毛细血管丰富的浅表部位,如唇、指(趾)甲床、球结膜部等。因血氧含量下降,活动耐力差,稍一活动,如哭闹、情绪激动、体力劳动、寒冷等,即可出现气急及青紫加重。肺动脉流出道狭窄或闭锁者,早期即可发生低氧血症。运动后有蹲踞症状,下肢屈曲使静脉回心血流减少,减轻心脏负荷;同时下肢动脉受压,体循环阻力增加,使右向左分流减少,从而使缺氧症状暂时得以缓解。婴儿则喜欢蜷曲体位。2～9个月婴儿可发生缺氧发作,甚至出现昏厥、抽搐等。这是由于肺动脉漏斗部突然发生痉挛,引起一过性肺动脉梗阻。发作频繁时期为生后6～18个月,之后发作减少,可能与侧支循环建立有关。此外,因红细胞增多、血黏稠度高、血流变慢,引起脑血栓,若为细菌性血栓易形成脑脓肿。一般而言,法洛四联征很少发生心力衰竭,如有发生多见于婴儿期伴有轻度肺动脉狭窄并且心室分流主要为左向右分流。

(二)查体要点

1.生长和发育

严重肺动脉狭窄的患儿生长发育缓慢,身高体重低于同龄儿,但智力往往正常。

2.青紫、杵状指(趾)

典型患儿全身皮肤发绀,眼结膜充血,咽部及口腔黏膜青紫,牙釉质钙化不良。缺氧持续6个月以上,指(趾)端毛细血管扩张与增生,局部软组织增生、肥大,出现杵状指(趾),呈棒槌状,逐渐加重。严重程度与低氧血症有关。

3.心脏检查

大多数患儿无心前区隆起,胸骨左缘扪诊有肥厚右心室的抬举性搏动。听诊肺动脉动脉瓣第2心音的成分往往延长、减弱,甚至听不清楚。如果肺动脉第2心音增强或呈单音者,是主动脉瓣第2心音的成分,在胸骨左缘第3肋间听得最响。而右心室流出道梗阻引起的典型收缩期射血性杂音,常在胸骨左缘第3～4肋间闻及。通常杂音的高低与肺动脉狭窄的严重程度有关。

杂音越长、越响,说明狭窄越轻,右室到肺动脉的血流也越多,发绀越轻。如在胸前部或背部听到传导广泛的连续性杂音时,说明有丰富的侧支循环血管。

(三)辅助检查

1.常规检查

(1)实验室检查:法洛四联征往往有红细胞计数、血红蛋白和血细胞比容升高,并与发绀轻重成比例。血细胞比容可增加在 $60\%\sim70\%$,血红蛋白可达 $170\sim230g/L$;体循环动脉血氧饱和度下降为 $60\%\sim80\%$。有严重发绀的患儿,血小板计数和全血纤维蛋白原明显减少,血块收缩能力差,有时凝血和凝血酶原时间延长。但以上凝血检查的异常大多不影响手术治疗。尿蛋白可阳性,+～++++,多见于成人,特别是有高血压者。

(2)X线检查:典型者心影大小一般正常,右房可增大,上纵隔影由于扩大的主动脉弓可以增宽。中重度患儿,胸部后前摄片显示肺部血管影细小,右心室肥厚使心尖上翘、圆钝,肺动脉段内凹使心影轮廓呈"靴形"。肺动脉段内凹愈深和肺部血管纹理愈细,提示肺动脉狭窄越重。若双侧肺血管影不对称,提示左、右肺动脉狭窄程度不一致。两肺内有丰富的侧支循环血管所构成的网状结构,说明周围肺动脉发育差。

(3)心电图检查:法洛四联征的心电图特点为电轴右偏和右心室肥厚,且这种改变可以多年无进展,此点与单纯性肺动脉狭窄有所不同。典型法洛四联征的肺部血流减少,左心室腔小,因此左心前区导联显示无 Q 波。轻型患儿有双向等量分流者,肺部血流、左心室腔正常,所以左心前区导联常有小的 Q 波或接近正常的 R 波。无发绀者肺部血流和左心室血流增多,以及左心室腔较大,则左心前区导联出现高的 R 波和 T 波直立高峰。右房大在婴幼儿少见,但 2/3 可在较大儿童出现。

(4)超声心动图检查:二维超声心动图可显示右心室流出道狭窄,肺动脉及其分支发育不良。大型室间隔缺损一般位于三尖瓣下和主动脉瓣下。彩色多普勒血流显像可见室间隔水平双向分流,右心室将血流直接注入骑跨的主动脉。此外,还可以显示右心房和右心室增大,而左心室小。

(5)心导管术和选择性右心室造影检查:心导管术和选择性右心室造影检查是诊断法洛四联征的重要方法,不仅能确定诊断,而且可了解右室流出道狭窄的部位、程度,特别是肺动脉狭窄的部位和严重程度以及周围肺动脉发育情况,计算出心内分流部位及分流量。这对制订手术计划、术后估计等都具有重要意义。

选择性右心室造影可显示右心室流出道的病理解剖、室间隔缺损的位置和大小、主动脉骑跨的程度、肺动脉发育情况、冠状动脉畸形和肺部侧支循环等。

2.其他检查

超高速 CT 和 MRI 检查能对肺动脉干和左、右肺动脉内径进行准确测量,并可直接观察肺动脉的形态及其与主动脉的关系。

(四)诊断标准

根据以下情况一般可以做出诊断:出生后数月出现青紫伴有缺氧发作、蹲踞等;胸骨左缘有收缩期射血性杂音和肺动脉区第二心音减弱;心电图电轴右偏和右心室肥厚;胸片心脏呈靴状影,肺部血管纹理细小;红细胞计数、血红蛋白和血细胞比容升高;动脉血氧饱和度降低;超声心动图显示有肺动脉狭窄、主动脉骑跨和室间隔缺损等。

（五）鉴别诊断

1.完全性大动脉换位

出生后即出现严重青紫，1～2周内有心力衰竭，胸片多示肺部血管增多、心影扩大有时呈蛋形。

2.三尖瓣闭锁

有特征性心电图，电轴左偏－30°以上和左心室肥厚。

3.右心室双出口合并肺动脉狭窄

症状与法洛四联征极相似，但较少蹲踞，胸片示心影大，但本病与法洛四联征可同时存在。上述病变行超声心动图或心导管造影可进一步明确。

（六）诊断注意要点

判断肺血管发育情况，包括肺动脉干及其分支、冠状动脉起源及走行等是法洛四联征诊断中的重要组成部分，应给予重视，这对选择手术治疗方案以及手术近期和远期预后估计都十分重要。

三、治疗措施

严重法洛四联征患儿，新生儿期就需要内、外科治疗，包括纠正代谢性酸中毒，用前列腺素保持动脉导管的开放。另外，由于患儿血黏度高，在夏天或有吐泻、高热等情况，应注意防止脱水。有感染时及时抗感染治疗，以防感染性心内膜炎发生。有缺氧发作时，即置小儿于胸膝位，并吸氧，发作严重者可皮下或静脉注射吗啡0.1～0.2mg/kg，或普萘洛尔0.05～0.1mg/kg，缓解或解除缺氧发作。

婴儿时期施行一期或二期心内修复手术迄今尚有争论。随着体外循环的装置和灌注技术的完善，以及心肌保护方法和手术技巧的改进，越来越多的单位主张对有症状的婴儿施行一期心内修复手术。其理由如下。

（1）早期手术的结果能保存正常数量的肺泡和促进肺动脉及其周围肺血管正常生长。

（2）随着年龄的增长，右心室纤维组织迅速增生，可导致心律失常和心室功能障碍。

（3）在婴儿进行心内修复可减少室性心律失常的发生率。

（4）晚期室性心律与手术早晚较与手术本身和残留血流动力学的关系更加密切，心肌内纤维组织可产生微折返环，瘢痕组织产生大折返环。一般认为反映肺动脉远端狭窄程度的Mc-Goon比值＞1.2和肺动脉指数即Nakata指数≥$150mm^2/m^2$时可以考虑一期手术。如两侧肺动脉细小，周围肺动脉纤细并伴有丰富的侧支循环，则应作姑息性手术。

在国内外开展法洛四联征矫正性手术的初期，手术病死率极高。经过不断提高认识和长期实践，目前手术病死率已明显下降，疗效明显提高，再较先进的心脏中心法洛四联征手术病死率仅为1％左右。

四、预后

未治疗的法洛四联征患儿预后差，25％死于1岁以内，40％死于3岁以内，70％死于10岁以内；合并肺动脉闭锁或无肺动脉瓣者有50％死于1岁以内，这就要求早期在婴儿施行手术。可选择姑息性体－肺分流术增加肺血流量等治疗。

第六节　完全性大动脉转位

一、概述

完全性大动脉转位(transposition of the greateries,TGA)是新生儿期最常见的发绀型先天性心脏病,约占 5%,男性约为女性的 2 倍。重要畸形特点是心房与心室连接顺序一致,而心室与大动脉连接顺序不一致,即主动脉发自解剖右心室,而肺动脉发自解剖左心室。通常合并房间隔缺损、室间隔缺损、动脉导管未闭、肺动脉瓣狭窄、右心室流出道狭窄、主动脉缩窄、左心发育不良、冠状动脉起源及走行异常等畸形等。本病如不及时治疗,30%死于生后 1 周,90%死于 1 岁以内。

大动脉转位是一种圆锥动脉干畸形。在胚胎发育的 5~7 周,动脉干被一纵隔分成主动脉和肺动脉,随后纵隔的近端发生螺旋形扭转,使主动脉与左心室连接,肺动脉与右心室连接。若扭转不全或未呈螺旋形扭转,则形成主、肺动脉转位。主动脉干位于右前方,与右心室连接;肺动脉干位于左后方,与左心室连接。这样体、肺循环各自呈两个独立平行的循环,出生后两个循环之间必有交通方能生存,2/3 的病例有动脉导管未闭,1/2 的伴有室间隔缺损,几乎所有病例存在心房内交通。

动脉血氧饱和度主要取决于两个循环之间分流量的大小。不论体、肺循环之间何处存在分流,血液的聚集总是偏于一侧。如左向右分流血流仍回到左心,右向左分流回到右心,使该侧心腔容量增大,压力增高,而当压力增高后,血液分流方向又发生变化,血液又逐渐集聚于另一侧。这样周而复始,临床上发生左、右心周期性扩大和缩小现象,引起两心室的扩张及肥厚,终因缺氧和心力衰竭而死亡。

二、诊断思路

(一)病史要点

本病的诊断取决于组织缺氧程度、心室功能、伴随畸形和肺血管发育情况。患儿出生体重往往大于正常。出生后即有发绀、气急、进行性低氧血症以及充血性心力衰竭。吸氧也不能减轻青紫,哭闹后反而加重。如伴有房间隔缺损、室间隔缺损或动脉导管未闭,血液混合较好,青紫可在出生后 1 个月内出现。若伴有大的室间隔缺损或粗大的动脉导管未闭,发绀较轻,而心力衰竭较明显。青紫分布一般为全身性,但如有动脉导管未闭时,左室动脉血经肺动脉通过动脉导管入降主动脉,因此下肢青紫较上肢为轻。

(二)查体要点

30%~50%的完全性大动脉转位及室间隔完整的患儿,听不到心脏杂音。仅有半数以下大型动脉导管未闭者,可闻及连续性杂音。伴有大型室间隔缺损者,在出生后 1~10d 内通常有全收缩期杂音,第二心音单一。

新生儿完全型大动脉转位伴有肺动脉或右室流出道狭窄时,临床表现颇似法洛四联征,有明显发绀,但一般情况及心功能均较法洛四联征差。如合并其他心血管畸形,如主动脉弓中断、主动脉缩窄等也会出现更为复杂的症状及体征。

(三)辅助检查

1.常规检查

(1)胸部 X 线检查:典型者心影呈蛋形,上纵隔变窄,右心室扩大,肺门血管影增多,若有肺动脉狭窄肺血管影可减少。出生后第一天如室间隔完整,胸片可以正常。

(2)心电图检查:多为窦性心律,电轴右偏,右心房增大,右心室增大、肥厚。随着年龄增长,伴有大型室间隔缺损者左、右心室均增大,ST 段和 T 波呈现缺血改变。

(3)超声心动图检查:二维超声心动图对本病的诊断具有重要价值。大动脉短轴观可见两条大血管呈两个圆形结构,主动脉瓣位于肺动脉瓣的右前或正前方。大动脉长轴观可见两条血管并行排列,主动脉与右心室相连,肺动脉与左心室相连,二者有纤维联系。

2.其他检查

心导管检查及心血管造影:由于右心导管和左心导管检查和心血管造影损伤大,目前新生儿大动脉转位心导管检查很少应用。多数在紧急情况下需施行球囊房隔造口术、扩大心房间的交通时使用心导管术。

(四)诊断标准

本病多在出生后即有发绀,吸氧后发绀无明显改善,早期易有心力衰竭表现,结合胸部 X 线片、超声心动图检查等可以明确诊断。

(五)鉴别诊断

1.法洛四联征

法洛四联征多在出生后 3～6 个月出现发绀,X 线检查心影呈"靴形",心影增大不明显,肺血减少。

2.永存动脉干

两种疾病临床表现相似,鉴别诊断较困难,可借助彩色多普勒超声心动图、心导管检查及选择性心血管造影来鉴别。

3.完全型肺静脉异位连接

两者临床症状相似,患儿发育差,均有不同程度发绀。胸部摄片时,完全型肺静脉异位连接的患儿呈现"8"字征;超声显示肺静脉形成共同静脉干,与左心房不连接。常并有房间隔缺损。

三、治疗措施

手术目的是矫正异常的血流通道,纠治血流动力学异常,将左心房内的血引入主动脉,右心房内的血导入肺动脉。若室间隔完整,发绀重,心力衰竭严重,不易生存,可先行减症状性手术。术前准备包括纠正缺氧、酸中毒等;如果房间隔缺损较小,需要用前列腺素保持动脉导管开放,如果血氧饱和度经处理后仍低于 60%,则可行房间隔造口术。一般来说,大动脉置换术在室间隔完整的患儿需在 2 周内进行,如伴有足够大的室间隔缺损时可延至出生后 2～3 个月内。如果伴有室间隔缺损及明显的肺动脉瓣或瓣下狭窄,则不能进行大动脉置换术。

四、预后

完全性大动脉转位生后 24h 就可明确诊断,如未及时治疗,30% 的因严重缺氧、酸中毒、充血性心力衰竭死于生后 1 周,90% 的死于 1 岁以内。

第七节　病毒性心肌炎

心肌炎（myocarditis）是指心肌局灶性或弥散性炎性病变，其特征为间质炎性细胞浸润以及心肌细胞的变性和坏死。炎症可累及心肌细胞、间质组织、血管成分及心包。心肌炎可由多种病因引起，感染性心肌炎最常见，其中最主要的病原为病毒感染，其他如细菌、支原体、寄生虫、真菌、衣原体等病原的感染也可导致心肌炎。此外，免疫介导疾病、中毒和过敏等因素也可引起心肌炎。本节介绍病毒性心肌炎。

病毒性心肌炎（viral myocarditis）是指病毒感染心肌后，通过对心肌细胞产生直接损伤和（或）通过自身免疫反应引起的心肌细胞坏死、变性和间质炎性细胞及纤维素渗出过程。有时病变也可累及心内膜或心包。临床可呈暴发性、急性和慢性过程。大多预后良好，少数可转为慢性，发展为扩张性心肌病。

一、流行病学

儿童期病毒性心肌炎的发病率尚不确切，由于到目前为止没有统一的病毒性心肌炎临床诊断标准，而病理组织学检查敏感性又有不同，病毒性心肌炎的发病率的统计差异很大。并且由于心肌炎临床表现差异很大，许多患儿隐匿起病，甚至临床没有表现，故临床检出的心肌炎和病理诊断的心肌炎发病率差异很大。国外资料显示，对因意外事故死亡的年轻人进行尸检心肌炎的检出率为4%～5%，6%～21%的猝死儿童尸检有心肌炎表现。有研究者认为临床诊断的心肌炎发病率约0.012%。柯萨奇病毒感染后心肌炎在男性比女性更常见。

二、病因

许多病毒都可以引起病毒性心肌炎，其中肠道病毒是最常见的病毒，尤其是柯萨奇病毒 B1～B6型多见。最近研究资料表明，腺病毒也是病毒性心肌炎的主要病因之一。其他还包括细小病毒B19、人类疱疹病毒 6、呼吸道流感病毒、巨细胞病毒、EB 病毒、轮状病毒、丙型肝炎病毒、HIV 等。近年，日本学者连续报道，感染在心肌炎中也起重要作用。此外的感染与心肌疾病的发生也有关联。

三、发病机制

病毒性心肌炎的发病机制尚未完全阐明。目前认为病毒性心肌炎的发病机制主要包括病毒直接损伤心肌；病毒触发机体免疫反应损伤心肌细胞；可能与遗传有关。

1.病毒心肌的直接损伤作用

病毒与心肌细胞膜上的病毒受体结合，进入心肌细胞进行复制，通过损伤心肌细胞膜功能、干扰心肌代谢等导致心肌细胞溶解。此外，柯萨奇病毒还能够产生蛋白酶溶解细胞－细胞间或者细胞－基质间连接，导致心肌细胞完整性破坏，促进病毒进入宿主心肌细胞进行复制，也促进病毒从心肌细胞释放，并导致心肌细胞损伤。

2.病毒对心肌的间接免疫损伤作用

病毒感染后触发的自身免疫反应是把"双刃剑"。一方面，免疫系统的适当激活可增强机体清除病毒的能力，病毒感染后 NK 细胞和巨噬细胞被激活，清除病毒感染的心肌细胞并且抑制病毒复制；另一方面，免疫系统过度激活能够导致炎症浸润，反而破坏心肌细胞。

(1)体液免疫：目前研究已从病毒性心肌炎患儿和动物体内检测出多种抗心肌成分的自身抗体，包括抗肌球蛋白抗体、抗心磷脂抗体、抗肌凝蛋白抗体等。目前一般认为抗心肌肌凝蛋白等自身抗体的产生可能主要通过抗原模拟机制，即病毒与心肌肌凝蛋白等有相同的抗原表位，病毒感染刺激产生的抗病毒抗体也可作用于肌凝蛋白等自身抗原，从而造成心肌损伤。

(2)细胞免疫：在病毒性心肌炎发病中具有重要作用。T细胞过度激活，CD_4/CD_8 T细胞比例失调、Th1/Th2细胞比例失调。细胞毒性T细胞通过穿孔素-颗粒酶介导的细胞毒作用和Fas/FasL途径介导的细胞毒作用损伤心肌细胞。

(3)细胞因子：由巨噬细胞、NK细胞和T细胞等分泌的细胞因子是体液免疫和细胞免疫的介质，研究证实肿瘤坏死因子、白介素和干扰素等多种细胞因子在病毒诱发的炎症和感染后免疫反应的产生及进展过程中起重要作用。此外，激活的免疫细胞产生细胞因子，引起诱导型NO合成酶产生NO增加，促进心肌损伤。

3.遗传因素

具有遗传易感性的患儿容易发生心肌炎。不同研究发现HLA-DR4、DR12、DR15和DQ8阳性可能与心肌炎发生相关。此外，具有特殊遗传背景的心肌炎患儿易发生DCM，如CD_{45}和编码心肌蛋白的基因可能也与慢性心肌炎/扩张性心肌病的发生有关。

四、病理

心脏可显示不同程度的扩大，心肌苍白松弛。心肌纤维之间和血管周围的结缔组织中有单核细胞、淋巴细胞等炎性细胞浸润。心肌纤维不同程度变性、横纹消失、肌浆溶解，呈小灶性、斑点性或大片状坏死。可伴浆液纤维素性心包炎和心内膜炎。慢性病例晚期除心肌纤维变性坏死外，可见纤维细胞增生，胶原纤维增多，瘢痕形成。

五、临床表现

病毒性心肌炎的临床表现轻重不一，有无任何临床表现隐性发病者，也有重症暴发起病者，还有猝死者。取决于病变的范围和严重程度。起病前常有呼吸道感染或消化道感染等前驱病毒感染史。

症状轻重相差悬殊。轻型可无自觉症状或表现为心悸、胸痛、胸闷、心前区不适、乏力、多汗、气短、头晕、面色苍白、腹痛、恶心、呕吐等。体检心脏大小正常或轻微扩大，常有窦性心动过速、第一心音低钝，时有奔马律或各种心律失常（以期前收缩多见）。

重型起病较急，可表现如下。

(一)心力衰竭

呼吸急促，呼吸困难，肺底部可闻及细湿啰音，肝大，水肿。

(二)心源性休克

四肢发冷，脉搏细弱，血压下降，面色青灰。

(三)严重心律失常

听诊心动过缓（完全性房室传导阻滞或病态窦房结综合征）或心动过速（室上性心动过速或室性心动过速）。临床常表现为突然昏厥，重者意识完全丧失，面色苍白，常伴有抽搐及大、小便失禁，阿—斯综合征发作。也可发生猝死。

部分患儿呈慢性过程，演变为扩张性心肌病，临床表现为心脏扩大、心力衰竭和心功能减低等。

新生儿病毒性心肌炎病情严重,进展迅猛,病死率高,预后差,易有流行倾向。多在生后 10d 内发病,部分患儿起病前可先有发热、腹泻、呕吐和拒食等前驱症状。临床表现多为非特异症状,病情进展很快发展为心力衰竭和心源性休克。并累及多个脏器,累及神经系统引起惊厥和昏迷,累及肝引起肝增大、肝功能损害和黄疸,累及肺引起肺炎和呼吸衰竭。还可出现类似重症败血症的表现。新生儿心肌炎易有流行倾向,多个国家报道过柯萨奇 B 病毒引起新生儿心肌炎的流行。

六、辅助检查

(一)胸部 X 线片

心脏大小正常或不同程度增大。有心力衰竭时心脏明显增大,肺淤血,心脏搏动减弱。

(二)心电图

急性期心电图多有异常改变。

1.窦性心动过速

很常见。

2.ST-T 改变

ST 段偏移,T 波平坦、双向或倒置。有时 ST-T 形成单向曲线,酷似急性心肌梗死。

3.心律失常

期前收缩常见,尤其室性期前收缩最常见。也可见室上性及室性心动过速、心房扑动和颤动等。传导阻滞可为窦房传导阻滞、房室传导阻滞、左或右束支阻滞、双束支阻滞甚至 3 束支阻滞,其中以三度房室传导阻滞最重要。

4.其他

尚可见 QRS 波群低电压(新生儿除外),Q-T 间期延长及异常 Q 波等。

但是心电图改变缺乏特异性,强调动态观察的重要性。

5.超声心动图

超声心动图检测不能特异性诊断心肌炎,但可除外先天性心脏病和瓣膜性心脏病、心脏肿瘤等心脏结构改变。急性心肌炎超声心动图最常见的表现是非特异性的节段性室壁运动异常。可因室壁水肿而表现一过性心室壁肥厚,但与肥厚型心肌病不同,心肌肥厚于数周或数月内恢复。可有少量心包积液和瓣膜关闭不全。慢性心肌炎可表现为类似扩张性心肌病改变,心腔扩大,心室收缩功能减低。

6.心肌损伤的血清生化指标

(1)心肌酶谱:心肌受损时,血清中有十余种酶的活力可以增高,临床用于诊断病毒性心肌炎的酶主要为肌酸激酶(creatine kinase,CK)及其同工酶 CK-MB。CK 主要存在于骨骼肌、心肌及脑组织中。心肌受损时,一般在起病 3～6h CK 即可出现升高,2～5d 达高峰,多数病例在 2 周内恢复正常。现已知 CK 有 4 种同工酶,即 CK-MM(骨骼肌型)、CK-MB(心肌型)、CK-BB(脑型)和线粒体同工酶 Mt。CK-MB 主要来源于心肌,对早期诊断心肌炎价值较大。由于血清总 CK 活力值、CK-MB 活力值与小儿年龄相关,因此,一般以血清 CK-MB 活性与 CK 总活性之比≥6％作为心肌损伤的特异性指标(正常人血清中 CK-MB 占 CK 总活性的 5％以下)。CK-MB 的定量分析(CK-MB 质量,单位 ng/mL)较活力分析(单位为 U/mL)更为精确,且小儿正常参考值不受年龄因素的影响,≥5ng/mL 为阳性,提示心肌损伤。

(2)心肌肌钙蛋白(cardiac troponin,cTn):是心肌收缩和舒张过程中的一种调节蛋白,由3种亚单位(cTnT、cTnI 和 cTnC)组成。当心肌细胞受损时,cTnT(或 cTnI)易透过细胞膜释放入血,使血中 cTnT(或 cTnI)明显升高。近年来发现,cTn 这种非酶类蛋白血清标志物对于评价心肌损伤具有高度特异性和敏感性,并且出现早,持续时间长。

7.抗心脏抗体

以免疫荧光或者 Western 等方法检测外周血或者心肌活检标本中的心脏抗体,如抗肌球蛋白抗体、抗肌凝蛋白抗体、抗线粒体腺苷酸转移酶抗体、抗心肌 G 蛋白偶联受体抗体、抗 β_1 受体抗体、抗热休克蛋白抗体等,如阳性支持心肌炎的诊断。如心脏抗体持续滴度升高,高度提示发展成扩张性心肌病(炎症性心肌病,慢性心肌炎)的可能。

8.放射性核素心肌显像

(1)^{67}Ga-心肌炎症显像:^{67}Ga 具有被心肌炎症细胞(T 淋巴细胞及巨噬细胞等)摄取的性能,^{67}Ga 以离子或转铁蛋白结合形式易聚集到炎症部位(血管通透性增强)而显影。^{67}Ga 心肌显像对心肌炎有较高的诊断价值,特异性高,但敏感性差。

(2)^{111}In-抗肌球蛋白抗体心肌坏死灶显像:心肌细胞坏死时,肌球蛋白轻链释放血循环中,而重链仍残留心肌细胞内。^{111}In 标记的单克隆抗肌球蛋白抗体可与重链特异性结合使心肌坏死灶显像。结合量多少与坏死灶大小及程度成正比,与局部心肌血流量成反比。研究显示^{111}In-抗肌球蛋白显像对心肌炎的特异性较高为 86%,敏感性为 66%。但需注射后 48h 后延迟显像,放射性核素暴露时间长。

(3)^{99m}Tc-MIBI(甲氧基异丁基异腈)心肌灌注显像:^{99m}Tc-MIBI 静脉注射后能被正常心肌细胞摄取使心肌显影。心肌聚集放射性药物的量与该区冠状动脉血流灌注量呈正相关。心肌炎时,由于炎性细胞浸润,间质纤维组织增生,退行性变等,致使心肌缺血,正常心肌细胞减少,故核素心肌显像呈正常与减淡相间的放射性分布(呈花斑样改变),可做出心肌炎倾向性诊断,但特异性差。

9.心脏磁共振显像

近十余年来,心脏磁共振显像(cardiac magnetic resonance imaging,CMR)以其安全、无创、准确、全面等优点在心血管系统疾病诊断中的应用越来越广泛。CMR 除能显示心脏的形态(心腔大小、室壁厚度、心包积液)和心脏功能(收缩功能和舒张功能)外,还能显示心肌损伤的组织病理学特征改变。CMR 显示心肌炎的组织病理学特征主要有 3 种表现。

(1)水肿信号:炎症细胞损伤的重要特征是细胞膜通透性的增加,从而导致细胞内水肿。T2 加权像对于组织水肿很敏感,水肿部位呈现高信号。

(2)早期增强(充血和毛细血管渗漏):血管扩张是组织炎症的特征。由于炎症部位血容量增加,注射钆喷酸葡胺(Gd-DT-PA)增强造影剂后在早期血管期(增强 T1 像)其摄取增加。造影剂快速分布到间质,故早期增强仅持续几分钟。

(3)晚期增强(坏死和纤维化):晚期增强反映心肌坏死和纤维化等不可逆心肌损伤,可用于心肌梗死不可逆心肌损伤的诊断。晚期增强对于心肌炎的诊断特异性也很高。但是心肌梗死和心肌炎二者 CMR 显示的损伤部位不同:缺血损伤(心肌梗死)主要位于心内膜下;非缺血损伤(心肌炎)主要位于心外膜下,并且心室外侧游离壁更为常见。CMR 早期增强、晚期增强和水肿信号相结合,对心肌炎诊断的敏感性、特异性和准确性大大提高,可清楚显示炎症的位置、范围及严重程度,并且可长期随访观察严重的活动变化情况。

10.心内膜心肌活检

心内膜心肌活检目前仍为病毒性心肌炎诊断的金标准。但由于炎症可呈局灶分布,取样部位的局限性使阳性率不高,而假阴性率高。并且心内膜心肌活检是有创性检查,有一定的危险性,在国内很难作为常规检查项目。美国心脏病学会推荐 11 种临床情况可以考虑行心内膜心肌活检,主要包括以下 2 种情况。①近 2 周内新出现的心力衰竭,伴左心室大小正常或扩张,血流动力学稳定;②近 2 周至 3 个月内新出现的心力衰竭,左室扩张,出现新的室性心律失常,二、三度房室传导阻滞或经 1～2 周常规治疗反应差者。

心内膜心肌活检主要包括 3 项。

(1)病理组织学诊断:目前仍沿用 1984 年 Dallas 病理组织学诊断标准,拟定心肌炎形态学的定义为:心肌炎性细胞浸润,并伴邻近心肌细胞坏死和(或)退行性病变。可分成以下 3 种。

活动性心肌炎:炎性细胞浸润和邻近心肌细胞不同程度损害和坏死。

临界心肌炎:有炎性细胞浸润,但无心肌细胞损害或坏死。需要心内膜心肌活检复查确认。

无心肌炎:组织学正常。

病理组织学诊断心肌炎阳性率很低,约 10％,而且病理观察容易受主观因素影响。

(2)免疫组织学诊断:近年来免疫组织学检查已成功应用于心肌炎的诊断。免疫组织学法是应用各种特异免疫组织学标志物的单克隆抗体来检测心肌组织中的炎症浸润淋巴细胞。由于炎症免疫组织学标志物分布于整个心肌,不易出现假阴性,因此,明显提高了诊断阳性率(50％以上)。并且有助于分辨炎症浸润细胞(T 细胞,B 细胞和巨噬细胞等)的类型和活性。免疫组织标志物包括主要组织相容性复合体(MHC)、人类白细胞抗原(HLA)、细胞黏附分子和 CD_2、CD_3、CD_4 和 CD_8 等。

采用特异单克隆抗体直接结合人淋巴细胞细胞表面抗原对心肌组织浸润炎症细胞做定量分析。淋巴细胞数＞2.01 高倍视野(×400),即相当于淋巴细胞数＞14.0/mm^2 为阳性。

(3)病毒检测:目前应用最多的为病毒基因检测,即应用原位杂交或 PCR 法检测病毒核酸,从而明确有无病毒感染和感染病毒的类型。

11.病毒学检查

(1)病毒分离:在急性期从心内膜心肌活检或心包穿刺液中可分离出病毒,但检出率极低。

(2)病毒基因检测:应用原位杂交或 PCR 法检测病毒核酸,从而明确有无病毒感染和感染病毒的类型,意义最大,应用最多。

(3)血清学检查:病程早期血清特异性病毒 IgM 阳性或者恢复期血清抗体滴度较急性期升高 4 倍以上有意义,但只能说明近期有该型病毒感染,而不能将其定位在心脏。

七、诊断

病毒性心肌炎缺乏特异性诊断方法,主要依靠综合临床资料,并须排除其他疾病。心内膜心肌活检的病理组织学及免疫组织学诊断,提供了可靠的病理诊断依据,但系创伤性检查,一般不作为常规检查。目前国际上没有统一的诊断标准。

中华医学会儿科学分会心血管学组修订的病毒性心肌炎诊断标准供临床诊断参考。

附:病毒性心肌炎诊断标准

中华医学会儿科学会心血管学组

中华儿科杂志编辑委员会

(一)临床诊断依据

(1)心功能不全、心源性休克或脑心综合征。

(2)心脏扩大(X线、超声心动检查具有表现之一)。

(3)心电图显示以R波为主的2个或2个以上主要导联(I、II、aVF、V_5)的ST-T改变持续4d以上伴动态变化、窦房传导阻滞、房室传导阻滞、完全性右或左束支阻滞,成联律、多形、多源、成对或并行性期前收缩,非房室结及房室折返引起的异位心动过速,低电压(新生儿除外)及异常Q波。

(4)CK-MB升高或心肌肌钙蛋白(cTnI和cTnT)阳性。

(二)病原学诊断依据

1.确诊指标

自患儿心内膜、心肌、心包(活检、病理)或心包穿刺液检查,发现以下之一者可确定心肌炎由病毒引起。

(1)分离出病毒。

(2)用病毒核酸探针查到病毒核酸。

(3)特异性病毒抗体阳性。

2.参考依据

有以下之一者结合临床可考虑心肌炎系病毒引起。

(1)自患儿粪便、咽拭子或血液中分离到病毒,且恢复期血清同型抗体滴度较第一份血清升高或降低4倍以上。

(2)病毒早期患儿血中特异性IgM抗体阳性。

(3)用病毒核酸探针自患儿血中查到病毒核酸。

(三)确诊依据

(1)具备临床诊断依据2项,可临床诊断为心肌炎。发病同时或发病前1~3周有病毒感染的证据更支持诊断。

(2)同时具备病原学确诊依据之一,可确诊为病毒性心肌炎。具备病原学参考依据之一,可临床诊断为病毒性心肌炎。

(3)凡不具备确诊依据,应给予必要的治疗或随诊,根据病情变化,确诊或除外心肌炎。

(4)应除外风湿性心肌炎、中毒性心肌炎、先天性心脏病、结缔组织病以及代谢性疾病的心肌损害、甲状腺功能亢进症、原发性心肌病、原发性心内膜弹性纤维增生症、先天性房室传导阻滞、心脏自主神经功能异常、β受体功能亢进及药物引起的心电图改变。

八、分期

(1)急性期新发病,症状及检查阳性发现明显且多变,一般病程在半年以内。

(2)迁延期临床症状反复出现,客观检查指标迁延不愈,病程多在半年以上。

(3)慢性期进行性心脏增大,反复心力衰竭或心律失常,病情时轻时重,病程在1年以上。

九、鉴别诊断

病毒性心肌炎主要需与以下疾病进行鉴别。

(一)扩张性心肌病

扩张性心肌病多隐匿起病,临床上主要表现心脏扩大、心力衰竭和心律失常,超声心动图显示为左心扩大为主的全心扩大,心脏收缩功能下降。心脏扩大和心脏收缩功能下降的程度较病毒性心肌炎严重。心肌酶谱多正常。多预后不良。但应注意病毒性心肌炎如不能痊愈后期将表现扩张性心肌病,即炎症性心肌病。

(二)风湿性心脏病

风湿性心脏病多有发热、关节炎等风湿热的病史,心脏表现以心脏瓣膜,尤其二尖瓣和主动脉瓣受累为主,心电图 P-R 间期延长最常见,ASO 多升高。

(三)冠状动脉性心脏病

该患儿童少见,在儿童多为川崎病合并冠状动脉损害,少数为遗传性高胆固醇血症导致的冠状动脉粥样硬化性心脏病和先天性冠状动脉发育异常。心电图上具有异常 Q 波的病毒性心肌炎尤其需注意鉴别诊断。通过超声心动图、冠状动脉 CT,必要时冠状动脉造影可确诊。

(四)心包炎

心电图会显示肢导低电压,超声心动图发现中到大量心包积液。

(五)先天性心脏病

先天性心脏病多出生后即发现器质性心脏杂音和(或)发绀,超声心动图可发现心脏结构改变。

(六)功能性心血管疾病

功能性心血管疾病包括 β 受体功能亢进和血管迷走性昏厥、体位性心动过速综合征等直立不耐受在内的一类疾病。这类疾病以学龄期儿童最常见,女孩多见,常常可以出现胸痛、胸闷、乏力、头晕、头痛等非特异症状,多有长时间直立、情绪激动、闷热环境等诱因。体检常常无阳性发现。心电图、超声心动图和生化心肌酶电解质等检查常常无阳性发现。部分 β 受体功能亢进症的儿童心电图可表现 T 波倒置,运动后或者给予普萘洛尔可使 T 波直立。直立试验或者直立倾斜试验有助于诊断,确诊前需除外器质性疾病。

十、治疗

本病目前尚无特效治疗,应结合患儿病情采取有效的综合措施,可使大部分患儿痊愈或好转。

(一)休息

卧床休息是心肌炎最重要的治疗。卧床休息可以减轻心脏负荷及减少心肌氧耗量。动物实验证实,运动可使病毒感染力增强,加重心肌损害。急性期至少卧床休息 3～4 周。有心功能不全或心脏扩大者更应强调绝对卧床休息 3 个月。恢复期也要避免剧烈运动。

(二)抗病毒治疗

对处于病毒血症阶段的早期患儿或者心肌活检证实有病毒复制的患儿,可选用抗病毒治疗。但病毒感染存在与否以及感染病毒的类型临床有时很难确定。干扰素(INF)对病毒性心肌炎有较好的疗效,它可以选择性抑制病毒 mRNA 与宿主细胞核蛋白体的结合,阻断病毒的复制,同时可抑制抗心肌抗体的产生,增强巨噬细胞的功能,调节机体免疫。利巴韦林与 INF-α 合用是 HCV 感染的标准治疗方案,并且对柯萨奇病毒感染有效。

巨细胞病毒也是引起心肌炎的常见病毒,更昔洛韦对此病毒有效。Pleconaril 是一种能够与柯萨奇病毒 B 直接结合,并阻止其与靶细胞结合并感染靶细胞的药物,早期的小样本研究疗效满意,大规模临床研究正在进行。

(三)改善心肌营养与代谢药物

1.大剂量维生素 C

缓慢静脉推注,对促进心肌病变的恢复、改善心肌代谢、减轻症状和纠正心源性休克有一定疗效。研究表明,大剂量维生素 C 治疗心肌炎的机制可能与清除自由基有关。用法每次 $100\sim200mg/kg$,$1/d$,$2\sim4$ 周为 1 个疗程。

2.辅酶 Q_{10}

参与氧化磷酸化及能量的生成过程,并有抗氧自由基及膜稳定作用,改善心肌的收缩力,保护缺血心肌。

3.1,6 二磷酸果糖

可改善心肌细胞线粒体能量代谢,能稳定细胞膜和溶酶体膜,抑制氧自由基生成,减轻组织损伤,保护心肌。

4.磷酸肌酸

能够更直接地提供能量,改善心肌代谢。

(四)免疫抑制药

一直以来,应用免疫抑制药治疗病毒性心肌炎是有争议的,免疫抑制药对于心肌炎的疗效还没有定论。免疫抑制药一方面可以抑制病毒诱导对心肌组织造成损伤的自身免疫反应,但另一方面也会抑制机体对病毒的免疫反应,引起机体免疫力下降及病毒扩散,不恰当的使用有可能会加剧病情。因此,应把握好时间和剂量,不可盲目滥用。

一般病例不宜常规应用,主要用于暴发起病有心力衰竭、心源性休克或高度房室传导阻滞、室性心动过速、室颤等严重心律失常的危重患儿,或者慢性持续性心功能不全、心肌活检证实慢性心肌炎伴免疫激活而病毒检测阴性的患儿。

免疫抑制药常用甲泼尼龙或泼尼松,少数病例加用硫唑嘌呤。泼尼松开始剂量 $1\sim2mg/(kg \cdot d)$,分 3 次口服,$2\sim4$ 周后逐渐减量,至 8 周左右减至 $0.3mg/(kg \cdot d)$,维持 $2\sim3$ 个月后再逐渐减量停药,总疗程根据患儿具体情况确定,约半年左右。硫唑嘌呤 $2mg/(kg \cdot d)$,分 2 次口服,疗程同前。对于危重病例可采用冲击疗法,甲泼尼龙 $10\sim30mg/(kg \cdot d)$,于 $1\sim2h$ 内静脉滴注,连用 $3d$,然后渐减量改为口服泼尼松。

(五)大剂量丙种球蛋白

疗效还没有定论,但多数研究显示静脉注射大剂量丙种球蛋白用于急性病毒性心肌炎有良好疗效。

目前多用于急性起病有心力衰竭、心源性休克或高度房室传导阻滞和室性心动过速等严重心律失常的重症患儿,对于慢性心肌炎心肌活检证实伴免疫激活的患儿也可试用。总剂量为 $2g/kg$,于 $2\sim3d$ 内静脉滴注。治疗机制可能如下。

(1)直接提供针对病毒的中和抗体。

(2)阻断了 IgFc 段与心肌细胞上的病毒抗原 FcR 结合可改变免疫反应。

(3)抑制炎症性细胞因子的产生,减轻补体介导的组织损伤。

(4)影响细胞凋亡及调节细胞周期。

（六）对症治疗

1.控制心力衰竭

心肌炎使心肌应激性增高，对强心苷耐受性差，易出现中毒而发生心律失常。一般病例用地高辛口服，饱和量用常规的 2/3 量。心力衰竭不重，发展不快者，可用每日口服维持量法。

2.抢救心源性休克

及时应用血管活性药物，如多巴胺、多巴酚丁胺、氨力农、米力农等加强心肌收缩力，维持血压及改善微循环。必要时使用体外膜式氧合。

3.心律失常的治疗

仅有期前收缩而无明显症状者，可先观察而不一定给予抗心律失常药物治疗。快速型心律失常可选用抗心律失常药物，要注意选择对心肌收缩力影响不大的药物。室上性心动过速无血流动力学障碍者可静脉注射腺苷，血流动力学不稳定者应直接电转复。室性心动过速者应用胺碘酮临床有效并且提高了存活率。但对心率缓慢的三度房室传导阻滞，QRS 宽或出现阿-斯综合征者需要安装临时人工心脏起搏器，如心脏阻滞 2 周不恢复可考虑安装永久起搏器。

（七）中医中药

黄芪、麦冬、人参等具有抗病毒和调节免疫功能的作用，临床上可根据病情选择应用。

十一、预后

绝大多数患儿预后良好，经适当治疗后可痊愈。少数患儿可发展成扩张性心肌病。极少数暴发起病者由于心肌弥散性炎症和坏死，发生心力衰竭、心源性休克或者严重心律失常，在早期死亡。暴发起病者如能存活，多数预后良好，很少会发展成扩张性心肌病。新生儿病毒性心肌炎往往病情重，病死率可高达 75%。

第八节　扩张性心肌病

心肌病（cardiomyopathy）为发生于心肌的疾病。该术语最初出现于 1957 年，当时指一组不能归因于冠状动脉病变的心肌病变。此后，心肌病的定义发生了变化。目前，心肌病的定义为心肌的结构或功能异常，且无高血压或肺动脉高压、无心脏瓣膜病变、无先天性心脏病而言。

以解剖与生理改变为依据，可将心肌病分为以下三型。

（1）扩张（充血）型心肌病：此型左心室或双心室扩大，心肌收缩功能不同程度降低。一般其主要临床特征为收缩功能异常，表现为充血性心力衰竭的症状与体征。

（2）肥厚型心肌病：先前称之为特发型肥厚性心肌病，以左心室肥厚为特征，可不对称。收缩功能通常正常，临床表现由左心室流出道梗阻、舒张功能障碍或心律失常引起，后者可致猝死。

（3）限制型心肌病（restrictive cardiomyopathy）：心房显著扩大，一般心室大小及收缩功能正常，舒张功能损害，症状由肺及体循环静脉充血引起，也可出现昏厥。

一、病因

扩张性心肌病(dilated cardiomyopathy,DCM)在各种类型心肌病中最为常见,在美国及欧洲,其年发病率为 2/10 万～8/10 万人口,据估计每 10 万人口中约有 36 人患有 DCM。最近的报道显示成人 DCM 患儿中 47% 的为特发性,12% 的与心肌炎有关,11% 与冠状动脉病变有关,另有 30% 的为其他原因。在另外两个不同年龄儿童 DCM 的研究表明其中 2%～15% 的有活体组织检查证实的心肌炎,其余 85%～90% 的患儿原因不明。此外,20%～30% 的 DCM 患儿为家族性的。

二、病理

扩张性心肌病病变以心肌纤维化为主,心肌肥厚不显著,心腔扩大明显,二尖瓣环和三尖瓣环增大,乳头肌伸长,常有心腔内附壁血栓,可累及心肌节律点及传导系统而引起心律失常。由于心肌纤维化,心肌收缩功能减弱,导致心力衰竭。

三、临床表现

本病起病及进展缓慢,症状轻重不一。主要表现为心脏增大,心力衰竭,心律失常,小动脉栓塞。患儿先出现心脏增大,但起初无症状,因此确定起病日期较困难,有时患儿已有射血分数下降,经数年仍无症状,以后在劳累后出现气喘、乏力、心悸、咳嗽、胸闷等症状,有的可有偏瘫。体格检查可见心尖冲动弥散或抬举,心浊音界向左扩大,心率增快,有时可有奔马律,可闻及 Ⅱ/Ⅵ～Ⅲ/Ⅵ级收缩期杂音(心力衰竭控制后杂音减轻或消失),肝大,下肢水肿等。

四、实验室检查

(一)胸部 X 线检查

心影扩大,由左心室、左心房扩大引起。常存在肺静脉充血,可发展为肺水肿。左肺部分区域可因左心房扩大压迫左支气管而致不张,也可出现胸腔积液。

(二)心电图及 HOLTER

大多数患儿心电图上呈窦性心动过速。常见非特异性 ST-T 变化,左心室肥大,左右心房扩大及右心室肥大。46% 的患儿 HOLTER 检查可发现心律失常。

(三)超声心动图

DCM 患儿的超声心动图特征包括左心室、左心房扩大,缩短分数及射血分数减低,左心室射血前期与射血期比率增加等。

(四)心导管检查与活体组织检查

由于 DCM 可由超声心动图检查确定,心导管检查主要用于排除异常的左冠状动脉起源,因这一情况在超声心动图检查时易于漏诊,必要时活体组织检查帮助确定心肌病的病因。

五、治疗

扩张性心肌病的临床特征为心排出量减少、液体潴留及血管收缩活性增加,后者为神经体液因素作用以维持足够的灌注压。因此,治疗的目的就是处理以上这些问题。此外,如怀疑代谢缺陷,应不耽搁地予以经验性补充。

增强心肌收缩力的药物:

(一)第一类

为拟交感药物包括多巴胺、多巴酚丁胺及肾上腺素。多巴胺小剂量时可改善肾脏功能,剂量加大可增强对心脏的作用,但也可引起外周血管阻力增加,并有可能致心律失常。多巴酚丁胺致心律失常作用较弱,但有报道因可引起肺动脉楔压升高而致肺水肿。这两种药物通常联合应用。

(二)第二类

增强心肌收缩力的药物为双吡啶衍生剂包括氨力农及米力农,可通过抑制磷酸二酯酶增加细胞内钙的浓度,有强心及扩张外周血管的作用。其可能的不良反应为血小板减少、肝毒性及胃肠道刺激。

地高辛为可长期应用的经典心肌收缩力增强药物,但在危重病例,因心肌损害严重及肾功能减退,应减量慎用。

(三)利尿剂

改善液体内环境平衡在扩张性心肌病的治疗中至关重要。呋塞米(速尿)为首选的药物,但应注意监测电解质水平,尤其是血钾水平,必要时可适当补充钾盐,也可与螺内酯等类药物合用。其他可应用的利尿剂包括依他尼酸、布美他尼。

(四)血管扩张剂

硝普钠及肼屈嗪可有效扩张外周血管,从而降低后负荷,增加心排出量及减低充盈压。有效的口服降低后负荷制剂包括 ACE 抑制剂。在儿科,最常用的为卡托普利及依那普利。ACE 抑制剂还有一定的抑制甚至逆转心肌病时的心室重塑作用。

(五)其他

治疗扩张性心肌病因心腔扩大,血流淤滞,有可能发生血栓形成。因而这些患儿应考虑应用华法林等类抗凝剂。如已明确有心腔内血栓,应积极以肝素治疗,最终过渡到长期华法林治疗。

急性病例应推荐卧床休息,限制水及钠盐摄入以帮助控制液体潴留。每日称体重有助于评估液体潴留情况及指导利尿。

如确定系心动过速诱导的心肌病,应予以抗心律失常药物治疗。药物的选择依心动过速的原因而定。普鲁卡因胺及 β 受体阻滞剂是有效的抗心律失常药物,但因其有负性肌力作用,在这种患儿应慎用。

(六)心脏移植

儿童心脏移植近年已增加,且改善了严重心肌病患儿的存活率。因此,重症心肌病患儿如积极的内科治疗无效,应考虑心脏移植。

第九节 肥厚型心肌病

肥厚型心肌病(hypertrophic cardiomyopathy,HCM)时左心室肥厚,但不扩张,诊断时应排除高血压、主动脉瓣狭窄、水肿及先天性心脏病等其他可引起肥厚的疾病。肥厚型心肌病命名与分类最为混乱。有的将有流出道狭窄的称为梗阻性心肌病。有的根据其心室肥厚是否对称而分类。如左右心室都肥厚的称为对称性,否则称为非对称性。一般对称性多数为非梗阻性,不对称多数为梗阻性,但也有左心室壁与室间隔肥厚,右心室壁不肥厚而左心室流出道不狭窄的,即只有不对称而无梗阻的。有的患儿室间隔特别肥厚,突入到左心室腔间,尤其在主动脉瓣下,表现为左心室流出道狭窄称为特发性肥厚性主动脉瓣下狭窄。肥厚型心肌病伴梗阻的不到总数的25%。

一、病因

HCM 是一种原发性的通常是家族性的心脏疾病,因其发生年龄不同且许多遗传性病例呈亚临床过程,因而目前尚无其确切的发病率。有文献报道 HCM 的发病率为 2.5/10 万人口,占所有儿童原发性心肌病的 20%~30%。

HCM 通常以常染色体显性方式遗传,目前已知多个基因与典型的家族性肥厚型心肌病有关,这些基因均编码肌节蛋白,如 β 肌凝蛋白重链等。HCM 也可作为经母亲遗传的线粒体病遗传。许多患儿伴有与遗传综合征一致的畸形,如那些患有 Noonan 综合征、Pompe 病、Beckwith-Wiedemann 综合征的患儿。

二、病理

HCM 多数为左心室肥厚,心功能早期无明显障碍,临床上无明显症状,晚期有程度不等的心功能不全。梗阻型心肌病的病理特点是左心室肥厚重于右心室,室间隔肥厚更为显著,室间隔厚度与左心室壁厚度之比大于 1.3:1。左心室腔缩小,二尖瓣前叶增厚,室间隔局部肥厚增生,致左心室流出道狭窄梗阻,左心室腔收缩压升高,与左心室流出道和主动脉收缩压相比有明显压力阶差,左心室舒张末期压力也可增高,心排出量初期正常,以后愈益降低。流出道的梗阻及其引起的压力阶差可因很多生理因素而异,凡使心室收缩力增强、室腔容量减少及后负荷减低等情况均可使梗阻加重,压差更大,反之亦然。所以患儿的流出道梗阻的程度并非固定,时时在变,各种影响以上三因素的情况和药物均可改变梗阻的程度。

HCM 的心肌普遍肥大(多数左心室重于右心室,心室重于心房),肌纤维增大,心肌细胞亦肥大,常有不同程度的间质纤维化、细胞变性,并有不同程度的坏死和瘢痕形成,很少有炎性细胞浸润。本病最突出的组织学改变为心肌细胞的排列杂乱无章,而非整齐划一。细胞间的连接常互相倾斜甚至垂直相连。这些错综的连接使心肌收缩时步调不整。再者,心肌细胞的凌乱排列还可影响心电的传播,甚至构成严重心律失常的病理基础。

三、临床表现

肥厚型心肌病主要表现为呼吸困难,心绞痛、昏厥、亦可发生猝死。呼吸困难主要由于左心室顺应性减退和二尖瓣反流引起左心房压力升高,左心室舒张末压力也升高,肺静脉回流受阻而引起肺淤血。心绞痛是由于心肌过度粗大或左心室流出道梗阻引起冠状动脉供血不足。由于脑供血不足,故剧烈运动时有昏厥,甚至猝死。年小儿可表现为生长落后,心力衰竭的发生率较年长儿高。

体格检查部分病例在心尖可闻及全收缩期杂音,并向左腋下放射,此杂音是由于二尖瓣反流所致。左心室流出道梗阻者沿胸骨左缘下方及心尖可及收缩期杂音,其程度直接与主动脉瓣下压力阶差有关。可有第二心音逆分裂(即 P_2 在前,A_2 在后)。有些病例心浊音界扩大,偶可听到奔马律。

四、实验室检查

(一)胸部 X 线检查

心影扩大,但如无合并心力衰竭则肺纹理都正常。

(二)心电图

90%～95%的 HCM 患儿有 12 导心电图异常,包括左心室肥大、ST-T 变化(如显著的T 波倒置)、左心房扩大、异常的深 Q 波,外侧心前区导联 R 波振幅降低等,但本病无特征性心电图改变。有些 HCM 患婴可有右心室肥厚的心电图表现,可能反映有右心室流出道梗阻存在。

(三)超声心动图

HCM 可见心室壁增厚,其增厚的分布并非匀称。在 M 型超声可见二尖瓣的前瓣有收缩期的向前运动,其运动的幅度和持续时间与左心室流出道的梗阻程度直接有关。梗阻型心肌病的室间隔与左心室后壁均有增厚,室间隔肥厚尤其突出,与左心室后壁的比值大于 1.3∶1(婴儿除外),而且左心室流出道内径变小。

(四)心导管检查

历史上,心导管检查在 HCM 的诊断及研究中起了重要作用。现今,超声心动图的精确应用已基本替代血流动力学研究及心血管造影。

在婴儿,偶可应用心内膜心肌活体组织检查来确定病因,如线粒体肌病、糖原累积病等。不过现今骨骼肌活体组织检查更方便,且创伤更小。

五、治疗

(一)药物治疗

治疗的主旨为降低心肌的收缩力,改善舒张期的顺应性和预防猝死。

β 受体阻滞剂普萘洛尔(propranolol)为本病治疗的主要药物,它减慢心率,降低心肌收缩力,从而减轻左心室流出道梗阻;且可减低心肌的张力,使氧需量减少,缓解心绞痛;此外,普萘洛尔尚有一定的抗心律失常作用。其他临床上应用的选择性 β 受体阻滞剂有阿替洛尔(atenolol)、美托洛尔(metoprolol)等。有 1/3～1/2 的患儿用药后症状缓解。对无症状的患儿是否需长期用药意见不一。本品似可制止病变的发展和预防猝死,但目前缺乏对照资料。

维拉帕米(verapamil)主要用于成人 HCM 患儿。短、长期研究表明口服维拉帕米可改善心脏症状及运动能力,但该药有潜在的致心律失常作用及偶可引起肺水肿及猝死,因而在儿童极少应用。洋地黄忌用,只有在心房颤动心室率太快时方有指征,以小剂量与普萘洛尔;同用。利尿剂和血管扩张药物均不宜用。终末期 HCM 心腔扩大、心壁变薄及收缩功能减退时可应用洋地黄、利尿剂和血管扩张药物。

(二)手术治疗

对左心室流出道梗阻产生严重症状而药物治疗无效者(压差超过 50mmHg),可经主动脉切除室间隔的部分肥厚心肌(Morrow 手术),症状大多缓解。其他手术方式有二尖瓣换置术及心尖主动脉管道,但因疗效不确切,且并发症多、在儿科均极少应用。心脏移植是另一治疗手段。

(三)其他

近年成人 HCM 患儿有应用永久双腔起搏来降低左心室流出道梗阻,减轻症状,但疗效并不确切。

乙醇间隔消融在某些成人 HCM 症状患儿可降低左心室流出道压差,但这种实验性的治疗手段在小儿应慎用,因手术瘢痕可成为致心律失常的病理基础,增加猝死的危险。

第十节　感染性心内膜炎

一、概述

感染性心内膜炎(nfective endocarditis,IE)是由于致病微生物直接侵袭心内膜而引起的炎症性疾病,在心瓣膜表面形成的赘生物中含有病原微生物。引起心内膜感染的因素有如下。

(1)病原菌侵入血流,引起菌血症、败血症或脓毒血症,并侵袭心内膜。

(2)先天性或后天性心脏病患儿,尤其在心脏手术后,有人工瓣膜和心内膜补片者,有利于病原菌的寄居繁殖。

(3)免疫功能低下如应用免疫抑制剂、器官移植应用细胞毒性药物者易发病。致病微生物主要为细菌,偶见真菌、病毒、立克次体。近 20 年来,本病在小儿有显著增多的趋势。根据起病缓急和病情程度,本病可分 2 类:①急性感染性心内膜炎:原无心脏病,发生于败血症时,细菌毒力强,病程<6 周。②亚急性感染性心内膜炎:在原有心脏病的基础上感染毒力较弱的细菌,病程>6 周。随着抗生素的广泛应用和病原微生物的变化,前者已大为减少。

二、诊断思路

(一)病史要点

1.现病史

询问患儿有无发热、乏力、食欲低下、全身不适、盗汗、关节痛、肌痛、皮肤淤点、腹痛、恶心、呕吐、腰痛、血尿、便血、头痛、偏瘫、失语、抽搐、昏迷等。发病前有无扁桃体炎、龋齿、皮肤感染、败血症、拔牙等小手术、静脉插管、心内手术等。

2.过去史

询问有无室间隔缺损、动脉导管未闭等先天性心脏病及后天性心脏病病史,有无心脏手术、人工瓣膜或心内膜补片等病史,询问患儿有无外伤史。

3.个人史

询问出生时喂养及生长发育情况。

4.家族史

询问家属中有无心脏病患儿。

(二)查体要点

1.一般表现

注意有无体温升高、苍白、精神不振。寻找各器官有无栓塞表现,如指、趾尖有无红色疼痛性 Osler 结,手、脚掌有无出血性红斑(Janeway 斑),有无指甲下条纹状出血,眼结膜出血,有无脾大及压痛等。有无杵状指、趾。有无肾区叩击痛、脑膜刺激征、偏瘫。视网膜有无卵圆形出血红斑。有无心力衰竭表现如肝大、水肿等。

2.心脏检查

对原有先天性心脏病或风湿性心脏病等患儿,听诊时注意心脏有无出现新杂音或心脏杂音性质改变。原有杂音可变响变粗,原无杂音者可出现乐鸣性杂音且易多变。

(三)辅助检查

1.常规检查

(1)外周血常规表现为白细胞增多、中性粒细胞升高、进行性贫血,可有血小板减少。

(2)血沉增快,CRP升高。

(3)血培养阳性。

(4)特殊检查:原有心脏病者心电图、胸部X线片等有相应异常。超声心动图检查可确定赘生物的大小、数量、位置及心瓣膜损坏情况。

2.其他检查

尿常规中可出现蛋白及红细胞。血清球蛋白、γ球蛋白可升高,循环免疫复合物、类风湿因子、抗心内膜抗体、抗核抗体可升高。

(四)诊断标准

1.临床指标(2001年中华儿科学会心血管组制订)

(1)主要指标。

血培养阳性:分别2次血培养有相同的感染性心内膜炎常见的致病菌(如草绿色链球菌、金黄色葡萄球菌、肠球菌等)。

心内膜受累证据:应用超声心动图检查有心内膜受累证据(有以下征象之一):①附着于心脏瓣膜或瓣膜装置、心脏、大血管内膜、置入人工材料上的赘生物。②心内脓肿。③瓣膜穿孔、人工瓣膜或缺损补片有新的部分裂开。

血管征象:重要动脉栓塞,脓毒性肺梗死或感染性动脉瘤。

(2)次要指标。

易感染条件:基础心脏疾病、心脏手术、心导管术或中心静脉内插管。

症状:较长时间的发热(≥38℃),伴贫血。

心脏检查:原有心脏杂音加重,出现新的反流杂音或心功能不全。

血管征象:瘀斑、脾大、颅内出血、结膜出血,镜下血尿或Janeway斑(手掌和足底有直径1～4mm的出血红斑)。

免疫学征象:肾小球肾炎,Osler结(指和趾尖豌豆大的红或紫色痛性结节),Roth斑(视网膜的卵圆形出血红斑,中心呈白色),或类风湿因子阳性。

微生物学证据:血培养阳性,但未符合主要指标中的要求。

2.病理学指标

(1)赘生物(包括已形成的栓塞)或心内脓肿经培养或镜检发现微生物。

(2)存在赘生物或心内脓肿,并经病理检查证实伴活动性心内膜炎。

3.诊断依据

(1)具备以下5项中任何之一者可确诊为感染性心内膜炎:

符合临床指标中主要指标 2 项。

符合临床主要指标 1 项和次要指标 3 项。

有心内膜受累证据并符合临床次要指标 2 项。

符合临床次要指标 5 项。

符合病理学指标 1 项。

(2)有以下情况时可排除感染性心内膜炎诊断。

有明确的其他诊断可解释临床表现。

经抗生素治疗≤4d 临床表现消除。

抗生素治疗≤4d,手术或尸检无感染性心内膜炎的病理证据。

(3)临床考虑感染性心内膜炎,但不具备确诊依据时仍应进行治疗,根据临床观察及进一步的检查结果确诊或排除感染性心内膜炎。

(五)鉴别诊断

(1)本病如以发热为主要表现者须与伤寒、败血症、结核、风湿热和系统性红斑狼疮等鉴别。

(2)本病如以心力衰竭为主要表现者须与伴有低热者的先天性或后天性心脏病并发心力衰竭者相鉴别。

(3)与活动性风湿性心肌炎的鉴别比较困难,但感染性心内膜炎有栓塞、脾大、杵状指及血培养阳性,特别是二维超声心动图检查发现较大赘生物等均可与上述诸病相鉴别。

(4)手术后感染性心内膜炎须与心包切开综合征及术后灌注综合征鉴别,后二者均为自限性疾病,经休息、服用阿司匹林或糖皮质激素治疗后可痊愈。

三、治疗措施

(一)一般治疗

卧床休息,加强营养,维持水、电解质平衡,补充维生素及铁剂,对病情严重或一般情况较差者可输血、血浆及静脉滴注免疫球蛋白等支持治疗。

(二)药物治疗

应尽早、足量、足疗程、联合、静脉应用具有杀菌作用的抗生素,然后再根据血培养结果及药物敏感情况改用敏感而有效的抗生素,最好选用药物敏感试验阳性的两种抗生素,疗程至少4~6 周。对伴有严重并发症或病情顽固者疗程可达 8 周。

1.致病菌不明者

青霉素与苯唑西林及奈替米星三者联用,前二者剂量、疗程见下述,奈替米星每日 6~7.5mg/kg,每日静脉滴注 1 次,疗程为 6~8 周。根据卫健委医政司建议,年龄<6 岁不用氨基糖苷类抗生素,年龄≥6 岁者应用时须监测听力或测定血药浓度。

2.草绿色链球菌

青霉素与氨基糖苷类抗生素如奈替米星等联用,青霉素每日 30 万 U/kg,每 4 小时静脉推注或静脉滴注 1 次,疗程 4~6 周。也可选用头孢菌素如头孢呋辛、头孢曲松。对青霉素耐药者应用万古霉素(或去甲万古霉素),但有较大不良反应,万古霉素剂量为每日 40mg/kg,分2~4次静脉滴注。替考拉宁(壁霉素)不良反应少,每次 12mg/kg,第 1 日每 12h1 次,以后每次 6mg/kg,每日 1 次。

3.葡萄球菌

对青霉素敏感者用青霉素与利福平联用,青霉素剂量、疗程同前,利福平每日 10mg/kg,分 2 次口服,疗程 6～8 周。对青霉素耐药者选用苯唑西林(新青霉素Ⅱ)或奈夫西林(新青霉素Ⅲ),均为每日 200mg/kg,分 4～6 次静脉推注或静脉滴注,疗程 4～6 周。耐甲氧西林金黄色葡萄球菌(MRSA)感染者可用万古霉素或去甲万古霉素、替考拉宁,与利福平联用。

4.肠球菌

可应用青霉素、氨苄西林＋舒巴坦,对青霉素耐药者选用头孢匹罗、亚胺培南、万古霉素,可与氨基糖苷类抗生素如奈替米星等联用。疗程 4～6 周。耐万古霉素肠球菌(VRE)感染者可用替考拉宁。

5.真菌

两性霉素 B 每日 1mg/kg 静脉滴注,并用 5-氟胞嘧啶每日 150mg/kg,分 4 次口服,疗程 6～8 周。

(三)其他治疗

手术治疗指征如下。

(1)瓣膜功能不全导致难治性心力衰竭。

(2)主动脉瓣或二尖瓣人造瓣膜置换术后感染性心内膜炎,经内科治疗不能控制感染者,应手术切除感染的人造组织或瓣膜。

(3)先天性心脏病患儿,如动脉导管未闭、室间隔缺损等合并感染性心内膜炎经内科治疗无效者,应进行导管结扎或缺损修补术。

(4)反复发生的严重或多发性栓塞,或巨大赘生物(直径 11cm 以上),或赘生物阻塞瓣口。

(5)内科疗法不能控制的心力衰竭,或最佳抗生素治疗无效,或霉菌感染。

(6)新发生的心脏传导阻滞。

四、预后

本病小儿的病死率为 20％～40％。预后取决于下列因素。

(1)治疗的早晚,治疗越早,治愈率越高。

(2)致病菌的毒性及破坏性,金黄色葡萄球菌及真菌性心内膜炎的预后较差。

(3)免疫功能低下或经治疗后免疫复合物滴度不下降者预后差。

(4)抗生素治疗后赘生物不消失者预后差。治愈者由于心内膜瘢痕形成而造成严重的瓣膜变形和腱索增粗、缩短,可导致瓣膜狭窄和(或)关闭不全。

用药后体温逐渐降至正常,心脏杂音减弱甚至消失,栓塞征减轻或消失,血沉常在治疗后 1 个月或疗程结束时恢复正常,停药后血培养 3 次均无菌生长,临床上即达到治愈标准可给予出院,定期随访。

五、预防

本病复发率达 10％,复发与下列情况有关。

(1)治疗前病程长。

(2)对抗生素不敏感或疗程不足。

（3）有严重肺、脑或心内膜的损害。复发病例再治疗时应联合用药，加大剂量和延长疗程。故需积极治疗原发病，疗程要足。必要时使用长效青霉素预防性治疗。

第十一节　急性心包炎

急性心包炎常为全身性疾病的一部分。在新生儿期，急性心包炎的主要原发病为败血症，在婴幼儿期常为肺炎、脓胸，但也以败血症为多。4～5岁以上儿童多数为风湿热、结核病及化脓感染。致病的化脓性细菌中以葡萄球菌为多见，肺炎球菌、链球菌、大肠埃希菌也较常见。病毒性心包炎亦称特发性心包炎，多见于儿童，引起的病毒有柯萨奇B组病毒、流感病毒、腺病毒、乙型肝炎病毒及传染性单核细胞增多症病毒等。偶尔见组织脑浆菌病可致此症，以后转为缩窄性心包炎。有时并发于风湿热类风湿病及其他结缔组织病、白血病、恶性淋巴瘤、尿毒症、肺吸虫病、局部创伤、食管异物或心脏附近器官疾病的过程中。

一、病因及发病机制

根据病理变化可分为纤维蛋白性及渗液性心包炎。渗液可为浆液纤维蛋白性、浆液血性、出血性或化脓性等，心包的脏层及壁层上出现纤维蛋白沉着，状似绒毛，并有由纤维蛋白、白细胞及少许内皮细胞组成的渗出物。此渗出物可局限于一处，或布满整个心脏表面。风湿性心包炎产生稀薄渗出液，含有纤维素和白细胞，此液常被吸收。渗出物浓厚时，可留下疏松的粘连。由化脓性细菌感染者，心包积贮脓液，其中含纤维素、多形核白细胞、红细胞及病原菌。结核性心包炎的早期见小量浆液或血性渗出液，有时很快产生大量，如不及早治疗，常引起广泛粘连。病毒性心包炎常同时有心肌炎，心包渗出液较少，一般不形成缩窄性心包炎，少数病例也可发展成缩窄性心包炎。

正常心包腔压力与胸膜腔压力一致，吸气时为负压，呼气时为正压。正常小儿心包腔内有10～15mL液体。随着心包内积液增加，心包腔压力升高。急性心包炎对循环功能的影响，主要取决于心肌功能和心包渗出液的容量及发生的快慢。如心肌功能不好，同时又急骤发生100～200mL的心包积液，便可引起严重的循环衰竭，风湿性心包炎病例中常有此种情况。反之，如心肌正常，心包液体发生缓慢，即使有数百毫升的心包积液，循环功能可无明显改变。在快速发生大量心包积液时，即使心肌正常，也可引致循环衰竭。

大量心包积液可引起心脏压塞。由于心包内液体聚积，心包内的压力增加，使心室在舒张期不能充分扩张、心室充盈不足、心搏量减少。如心搏量进一步减少，导致收缩压下降，末梢血管收缩，使舒张压上升，脉压变小。由于心包内压力增加，使静脉血液回流至右心受阻，故静脉压升高。如心包渗液积聚极快，引起急性心脏压塞、心搏量急骤减少，可发生心源性休克；如渗液积聚较慢，引起亚急性或慢性心脏压塞，则出现颈静脉怒张、肝大、水肿及奇脉等症状。

二、临床表现及辅助检查

（一）临床表现

1.较大儿童或自诉心前区刺痛或压迫感，平卧时加重，坐起或前俯位可减轻。疼痛可向肩背及腹部放射。婴儿则表现为烦躁不安。心包炎通常为某些全身性疾病的一种表现。可见原发病症状的恶化,常有呼吸困难、咳嗽、发热等。

2.最重要的体征为心包摩擦音,在整个心前区均可听到,以胸骨左缘下端最为清楚。其特点为声音粗糙,似于耳际摩擦皮革,和心音一致而与呼吸的节律无关。摩擦音来去不定,较常出现于疾病初期,当心包积液增多时消失。但在结核病例中,虽心包膜已有大量渗液,摩擦音有时还继续存在。

3.心包腔渗液的症状为晕眩、气促与气闷,有大量积液时可压迫食管或喉返神经,引起吞咽困难与失声。体征方面为心尖冲动微弱或消失,心界扩大,卧位时与端坐时在右第 2 至第 3 肋间的心浊音区大小不同(卧位时扩大),心音遥远。在左肩胛骨角下与胸椎之间,叩诊可得浊音,听诊可闻管状呼吸音与捻发音(Ewart 征),因大量心包积液压迫左肺下叶,产业肺不张,引起肝大,可见腹腔积液及下肢水肿。

4.心包积液骤升或过多时,出现心脏压塞,患儿呈急性重病容,如呼吸困难,心率加快、发绀,动脉压下降、脉压变小、静脉压升高、颈静脉怒张、心界扩大、心搏消失、心音遥远。吸气时脉搏幅度减弱,即所谓奇脉。奇脉为心脏压塞重要体征之一,用血压计检查较为可靠。首先测量正常呼气时的收缩压,然后使气囊缓慢放气,血压计水银柱随之下降,直至吸气相从呼气相均可听到声音,再记录此收缩压,2 次收缩压之差即反映奇脉的程度。正常人吸时收缩压轻度下降,两者之差不超过 1.3kPa(10mmHg),超过 1.3kPa(10mmHg)即为奇脉。发生奇脉的机制为吸气时胸腔内压力降低,右心回流增加而左室充盈降低,右室充盈增加,使室间隔向后移位,从而限制左室充盈;另外,吸气时胸腔内压力降低,血流相对较易流入顺应性较大的肺静脉,血流暂时滞留在肺静脉,因此左室充盈减少。在心律失常及低血压时,奇脉往往不明显。在肺气肿、哮喘症及应用正压辅助呼吸器的患儿亦可出现奇脉。如迅速发生大量心包积液而使心排出量急剧下降时,可导致心源性休克。如心包渗液缓慢发生,则肝大,水肿及腹腔积液较为明显。

（二）辅助检查

1.X 线检查

心影呈梨形或烧瓶状,左、右心缘各弓消失,腔静脉影增宽。卧位与立位心影显著差异,卧位时心底部变宽为心包积液的另一指征。透视下心搏减弱或消失。肺野大多清晰,可伴右胸腔积液;心包积液时,心影于短期(1～4 周)内迅速增大,与其他心脏病之心影逐渐增大不同。

2.心电图检查

急性心包炎时由于心包渗液及心外膜下心肌损伤,故产生多种心电图改变,前者发生 QRS 低电压,后者引起 ST 段及 T 波的改变。连续观察心电图可看到以下 ST-T 演变的过程。

(1)起病初始出现 ST 段抬高,除 aVR 及 V_1 导联外,其余各导联 ST 段均呈弓背向下型上升,持续数天即恢复。

(2)ST 段恢复到基线,T 波普遍性低平。

(3)T 波由平坦变倒置,可持续数周或数月之久。

3.超声心动图检查

超声心动图检查对心包渗液的诊断有很重要价值。此法操作简便,诊断迅速,无创伤,可重复检查;它不仅能探知有无心包积液,而且能判断积液量多少。心包积液时,在左室后壁心外膜和心包之间及右室前壁与胸壁之间出现无回波区。少量积液时,表现为左室后壁心外膜与心包间无回波区;心包积液增多时,则左室后壁心外膜与心包之间无回波区增宽,而且在右室前壁与胸壁之间也出现无回波区。由于心包积液,心脏活动失去限制,产生心脏摇摆现象,使右室前壁、室间隔及左室后壁随心动周期出现异常运动或运动幅度增大,并有假性二尖瓣脱垂征;大量积液时心内结构常不能清楚显示,而心尖部探查时,出现心脏击征:于心脏收缩时,心尖上抬,声束穿过心尖产生回波;在心脏舒张时,心尖离开声束,则只见无回声区。

4.心包穿刺

经上检查提示有心包积液时,可进行心包穿刺,其目的为了解渗液的性质及致病菌。解除心脏压塞及治疗化脓性心包炎,可局部注射抗生素和引流,心包穿刺有一定危险性,可误穿心脏引起心包积血,发生心脏压塞,为避免损伤心肌,心包穿刺可在心电图监测下进行,穿刺针与心电图机的胸导联线相连接,如针头刺伤右室壁,则出现急性 ST 段抬高及室性早搏,应将穿刺针退出少许,偶尔针头刺伤右房壁则出现 P-R 段升高。

三、诊断及鉴别诊断

(一)诊断

依据临床表现和辅助检查即可诊断,但要注意鉴别诊断。

(二)鉴别诊断

(1)急性心包炎。与急性心肌炎在小儿病例的鉴别比较困难,因两者的临床症状、X 线及心电图表现均相似,但如出现心包摩擦音及奇脉,则有利于心包炎的诊断,超声心动图检查也有参考价值,即心包积液时可有无回波区,心肌炎则无。心脏血流扫描检查,如为心包积液,则 Q 值在 0.75 以下,心肌炎 Q 值在 0.80 以上,可资鉴别。

(2)纵隔肿瘤。如恶性淋巴瘤或畸胎瘤等,可压迫上腔静脉、气管或支气管等,出现颈静脉怒张及呼吸困难等症状,有时误认为心包积液,但 X 线检查可见结节状肿瘤,心脏搏动正常。至于心包积液与胸腔积液的鉴别,则主要依靠 X 线透视及摄片。

(3)应注意鉴别各种急性心包炎。发生于结核病小儿的渗出性心包炎,一般先考虑为结核性;心内膜不被波及,听不到杂音,常产生较大量混浊的黄色或血样渗液,反之,风湿性心包炎伴有心肌炎症状,可听到器质性心脏杂音,渗液量较少,一般无须心包穿刺。化脓性心包炎不但有心包渗液的症状,而且引起严重的全身脓毒症状,或并发于肺炎、脓胸。宜做血培养以证实败血症,便于选择适宜的抗生素。此外,急性病毒性心包炎,通常与病毒感染同时发生。引起的病毒有柯萨奇病毒、流感病毒、埃可病毒及腺病毒等。可为病毒直接感染心包或机体对病毒感染的免疫反应,可同时累及心肌发生心包心肌炎,以发热、心前区疼痛及呼吸困难为主要症状,常伴有心包摩擦音,心包渗液的症状不明显。本病为自限性。病程数月,预后较好,极少数病例仍可复发,病程迁延数月或 1～2 年,皮质类固醇或吲哚美辛治疗,多数恢复,极少形成缩窄性心肌炎、在心包损伤或心包切开术后 1～2 周,部分患儿发生心包损伤后综合征,患儿出现心前区疼痛、发热、心包摩擦指个别病例发生心脏压塞。其发病机制可能为机体对损伤的心包膜发生免疫反应,多数患儿血清出现抗心肌抗体。少数特异病毒抗体滴度升高,而认为本病系在心包创伤的条件下,潜伏在机体内的病毒引起了心包感染。应用阿司匹林治疗 1～3 个月,可逐渐恢复,偶尔个别有 1 年后复发。尿毒症性心包炎为尿毒症患儿的临终表现。

四、治疗

(1)应针对病因进行治疗。患儿应卧床休息,呼吸困难时采取半卧位并供氧,胸痛应予对症治疗,可用阿司匹林、磷酸可待因,必要时可注射哌替啶或吗啡。

(2)化脓性心包炎以及早应用与病原菌相适应的大量抗生素静脉滴入,葡萄球菌感染十般选用大剂量青霉素、万古霉素、氯霉素、红霉素、头孢菌素等,采用 2 种抗生素联合使用,并每隔 1~2d 心包穿刺排脓;也可同时用生理盐水冲洗,并于心包腔内注入适当抗生素及醋酸氢化可的松,如用生理盐水(不稀释)20mL,慢慢注射。可用硅胶管置心包腔内,反复抽脓,避免反复心包穿刺。如经以上治疗效果不好,应及早采用心包切开引流术。

(3)结核性心包炎宜用抗结核疗法,必要时进行心包穿刺抽出渗液以减轻严重症状。风湿性心包积液往往自行消退,无须任何手术;大部分症状是由于心肌炎及心内膜炎引起,因此,治疗应按风湿热处理原则进行。以上所述 3 种心包炎发生积液时,均宜加用肾上腺皮质激素(口服或局部用),以促进渗出液或脓液的吸收,从而减少继发缩窄性心包炎。肌内注射 α-糜蛋白酶也可促进脓液吸收,减少粘连。对病毒性心包炎,一般采用对症治疗,症状明显者可用阿司匹林,但遇复发时则宜用肾上腺皮质激素治疗。心包损伤综合征宜对症处理。治疗组织胞质菌病所致的心包炎可用两性霉素乙 β。

(4)心脏压塞应按急症处理,需要紧急抢救,进行心包穿刺或心包切开引流术,以解除心包积液。

第十二节　高　血　压

小儿血压超过该年龄组平均血压的 2 个标准差以上,即在安静情况下,若动脉血压高于以下限值并确定无人为因素所致,应视为高血压。

小儿高血压主要为继发性,肾脏实质病变最常见。其中尤以各种类型的急慢性肾小球肾炎多见,其次为慢性肾盂肾炎、肾脏血管疾病。此外,皮质醇增多症、嗜铬细胞瘤、神经母细胞瘤及肾动脉狭窄等也是小儿高血压常见的病因。高血压急症系指血压(特别是舒张压)急速升高引起的心、脑、肾等器官严重功能障碍甚至衰竭,又称高血压危象。高血压危象发生的决定因素与血压增高的程度、血压上升的速度以及是否;存在并发症有关,而与高血压的病因无关。危象多发生于急进性高血压和血压控制不好的肾性高血压患儿。如既往血压正常者出现高血压危象往往提示有急性肾小球肾炎,而且血压无须上升太高水平即可发生。如高血压合并急性左心衰,颅内出血时即使血压只有中度升高,也会严重威胁患儿生命。

一、病因

根据高血压的病因,分为原发性高血压和继发性高血压。小儿高血压 80% 以上为继发性高血压。

(一)继发性高血压

小儿高血压继发于其他病因者为继发性高血压。继发性高血压中80％可能与肾脏疾病有关,如急性和慢性肾功能不全.肾小球肾炎、肾病综合征、肾盂肾炎。其他涉及心血管疾病,如主动脉缩窄、大动脉炎;内分泌疾病,如原发性醛固酮增多症、库欣综合征、嗜铬细胞瘤、神经母细胞瘤等;中枢神经系统疾病及铅、汞中毒等。

(二)原发性高血压

病因不明者为原发性高血压,与下列因素有关。

1.遗传

根据国内外有关资料统计,高血压的遗传度在60％～80％,随着年龄增长,遗传效果更明显。检测双亲均患原发性高血压的正常血压子女的去甲肾上腺素、多巴胺浓度明显高于无高血压家族史的相应对照组,表明原发性高血压可能存在有遗传性交感功能亢进。

2.性格

具有A型性格(A型性格行为的主要表现是具有极端竞争性、时间紧迫性.易被激怒或易对他人怀有进攻倾向)行为类型的青少年心血管系统疾病的发生率高于其他类型者。

3.饮食

钠离子具有一定的升压作用,而食鱼多者较少患高血压病。因此,对高危人群应限制高钠盐饮食,鼓励多食鱼。

4.肥胖

肥胖者由于脂肪组织的堆积,使毛细血管床增加,引起循环血量和心排出量增加,心脏负担加重,日久易引起高血压和心脏肥大。另外高血压的肥胖儿童,通过减少体重可使血压下降,亦证明肥胖对血压升高有明显影响。

5.运动

对少儿运动员的研究表明,体育锻炼使心排出量增加、心率减慢、消耗多余的热量,从而有效地控制肥胖、高血脂、心血管适应能力低下等与心脑血管疾病有关的危险因素的形成与发展,为成人期心脑血管疾病的早期预防提供良好的基础。

二、临床表现

轻度高血压患儿常无明显症状,仅于体格检查时发现。血压明显增高时可有头晕、头痛、恶心、呕吐等,随着病情发展可出现脑、心脏、肾脏、眼底血管改变的症状。脑部表现以头痛、头晕常见,血压急剧升高常发生脑血管痉挛而导致脑缺血,出现头痛、失语、肢体瘫痪;严重时引起脑水肿、颅内压增高,此时头痛剧烈,并有呕吐、抽搐或昏迷,这种情况称为高血压脑病。心脏表现有左心室增大,心尖部可闻及收缩期杂音,出现心力衰竭时可听到舒张期奔马律。肾脏表现有夜尿增多、蛋白尿、管型尿,晚期可出现氮质血症及尿毒症。眼底变化,早期见视网膜动脉痉挛、变细,以后发展为狭窄,甚至眼底出血和视神经盘水肿。某些疾患有特殊症状:主动脉缩窄,发病较早,婴儿期即可出现充血性心力衰竭,股动脉搏动明显减弱或消失,下肢血压低于上肢血压;大动脉炎多见于年长儿,有发热、乏力、消瘦等全身表现,体检时腹部可闻及血管性杂音;嗜铬细胞瘤有多汗、心悸、血糖升高、体重减轻、发作性严重高血压等症状。

三、实验室检查

（1）尿常规、尿培养、尿儿茶酚胺定性。

（2）血常规和心电图、胸部正侧位照片。

（3）血清电解质测定，特别是钾、钠、钙、磷。

（4）血脂测定。总胆固醇、三酰甘油、高密度脂蛋白胆固醇、低密度脂蛋白胆固醇、载脂蛋白 A、载脂蛋白 B。

（5）血浆肌酐、尿素氮、尿酸、空腹血糖测定。

（6）肾脏超声波检查。如血压治疗未能控制，或有继发性高血压的相应特殊症状、体征，经综合分析，可选择性进行下列特殊检查。

（一）静脉肾盂造影

快速序列法，可见一侧肾排泄造影剂迟于对侧，肾轮廓不规则或显著小于对侧（直径相差 1.5cm 以上），造影剂密度大于对侧，或输尿管上段和肾盂有压迹（扩张的输尿管动脉压迫所致）。由于仅能半定量估测肾脏大小和位置，且有假阳性和假阴性，目前已多不用。

（二）放射性核素肾图

^{131}I Hippuran（^{131}I-马尿酸钠）肾图，测^{131}I-Hippuran 从尿中排泄率，反映有效肾血流量。^{99m}Tc-DTPA（^{99m}Tc-二乙烯三胺戊乙酸）肾扫描，反映肾小球滤过率。肾动脉狭窄时双肾血流量不对称，一侧大于对侧 40%～60%；一侧同位素延迟出现；双肾同位素浓度一致，排泄一致。

（三）卡托普利-放射性核素肾图

卡托普利为血管紧张素转换酶（ACEI）抑制剂，由于阻止血管紧张素 Ⅱ 介导的肾小球后出球小动脉的收缩，因此服用卡托普利后行放射性核素肾图检查，可发现患侧肾小球滤过率急剧降低，而血浆流量无明显改变。

（四）肾动脉造影

可明确狭窄是双侧或单侧，狭窄部位在肾动脉或分支，并可同时行球囊扩张肾动脉成形术。如患儿肌酐超过 119mmol/L，则造影剂总量应限制，并予适当水化和扩充容量。

（五）肾静脉血浆肾素活性比测定

手术前准备：口服呋塞米，成人每次 40mg，1d，2 次，小儿每次 1mg/kg，1d，2 次，共 1～2d，并给予低钠饮食，停用 β 受体阻滞剂，30min 前给予单剂卡托普利，口服。结果患侧肾静脉肾素活性大于对侧 1.5 倍以上。

（六）血浆肾素活性测定

口服单剂卡托普利 60min 后测定血浆肾素活性，如大于 12mg/（mL.h），可诊断肾血管性高血压，注意不能服用利尿剂等降压药物。

（七）内分泌检查

血浆去甲肾上腺素、肾上腺素和甲状腺功能测定。

四、诊断

判断儿童高血压的标准常有 3 种。

（1）国内沿用的标准：学龄前期高于 14.6/9.3kPa（110/70mmHg），学龄期高于 16/10.

7kPa(120/80mmHg),13 岁及以上则 18.7/12.0kPa(140/90mmHg)。

（2）WHO 标准：小于 13 岁者为高于 18.7/12kPa,13 岁及以上者为 18.7/12kPa（140/90mmHg）。

（3）按 Londe 建议,收缩压和舒张压超过各年龄性别组的第 95 百分位数。目前倾向于应用百分位数。百分位是 1996 年美国小儿血压监控工作组推荐的,根据平均身高、年龄、性别组的标准,凡超过第 95 百分位为高血压。

诊断高血压后进一步寻找病因,小儿高血压多数为继发性。通过详细询问病史,仔细体格检查,结合常规检查和特殊检查,常能做出明确诊断。经过各种检查均正常,找不出原因者可诊断为原发性高血压。

五、高血压急症处理原则

（1）处理高血压急症时,治疗措施应该先于复杂的诊断检查。

（2）对高血压脑病、高血压合并急性左心衰等高血压危象应快速降压,旨在立即解除过高血压对靶器官的进行性损害。恶性高血压等长期严重高血压者需比正常略高的血压方可保证靶器官最低限度的血流灌注,过快过度地降低血压可导致心、脑,肾及视网膜的血流急剧减少而发生失明、昏迷、抽搐、心绞痛或肾小管坏死等严重持久的并发症。故对这类疾病患儿降压幅度及速度均应适度。

（3）高血压危象是因全身细小动脉发生暂时性强烈痉挛引起的血压急骤升高所致。因此,血管扩张剂如钙拮抗剂、血管紧张素转换酶抑制剂及 α 受体、β 受体抑制剂的临床应用,是治疗的重点。这些药物不仅给药方便（含化或口服）,起效迅速,而且在降压同时,还可改善心、肾的血流灌注。尤其是降压作用的强度随血压下降而减弱,无过度降低血压之虑。

六、高血压急症的表现

在儿童期高血压急症的主要表现如下。

（1）高血压脑病。

（2）急性左心衰竭。

（3）颅内出血。

（4）嗜铬细胞瘤危象等。

现分析如下。

（一）高血压脑病

高血压脑病为一种综合征,其特征为血压突然升高伴有急性神经系统症状。虽任何原因引起的高血压均发生本病,但最常见为急性肾炎。

1.临床表现

头痛并伴有恶心、呕吐,出现精神错乱,定向障碍,谵妄,痴呆;亦可出现烦躁不安,肌肉阵挛性颤动,反复惊厥甚而呈癫痫持续状态。也可发生一过性偏瘫,意识障碍如嗜睡、昏迷;严重者可因颅内压明显增高发生脑疝。眼底检查可见视网膜动脉痉挛或视网膜出血。脑脊液压力可正常也可增高,蛋白含量增加。

本症应与蛛网膜下隙出血、脑肿瘤、癫痫大发作等疾病鉴别。蛛网膜下隙出血常有脑膜刺激征,脑脊液为血性而无严重高血压。脑肿瘤、癫痫大发作亦无显著的血压升高及眼底出血。

临床确诊高血压脑病最简捷的办法是给予降压药治疗后病情迅速好转。

2.急症处理

一旦确诊高血压脑病,应迅速将血压降至安全范围之内为宜(17.4/12.1kPa 左右),降压治疗应在严密的观察下进行。

(1)降压治疗。

常用的静脉注射药物为:柳胺苄心定。这是目前唯一能同时阻滞 α、β 肾上腺素受体的药物,不影响心排出量和脑血流量。因此,即使合并心脑肾严重病变亦可取得满意疗效。本品因独具 α 和 β 受体阻滞作用,故可有效地治疗中毒性甲亢和嗜铬细胞瘤所致的高血压危象。二氮嗪。因该药物可引起水钠潴留,可与呋塞米并用增强降压作用。又因本品溶液呈碱性,注射时勿溢到血管外。硝普钠也颇为有效,但对高血压脑病不做首选。该药降压作用迅速,维持时间短,应根据血压水平调节滴注速度。使用时应避光并新鲜配制,溶解后使用时间不宜超过 6h,连续使用不要超过 3d,当心硫氰酸盐中毒。

常用口服或含化药物为:硝苯地平。通过阻塞细胞膜钙离子通道,减少钙内流,从而松弛血管平滑肌使血压下降。神志清醒,合作患儿可舌下含服,意识障碍或不合作者可将药片碾碎加水 0.5~1mL 制成混悬剂抽入注射器中缓慢注入舌下。硫甲丙脯酸为血管紧张素转换酶抑制剂,对于高肾素恶性高血压和肾血管性高血压降压作用特别明显,对非高肾素性高血压亦有降压作用。

(2)保持呼吸道通畅,镇静,制止抽搐。可用苯巴比妥钠(8~10mg/kg,肌内注射,必要时 6h 后可重复)、地西泮(0.3~0.5mg/kg 肌内或静脉缓注,注射速度在 3mg/min 以下,必要时 30min 后可重复)等止惊药物,但须注意呼吸。

(3)降低颅内压:可选用 20%甘露醇(每次 1g/kg,每 4h 或 6h,1 次)、呋塞米(每次 1mg/kg)以及 25%血清蛋白(20mL,每日 1~2 次)等,减轻脑水肿。

(二)颅内出血(蛛网膜下隙出血或脑实质出血)

1.临床表现及诊断

蛛网膜下隙出血起病突然,伴有严重头疼、恶心呕吐及不同程度意识障碍。若出血量不大,意识可在几分钟到几小时内恢复,但最后仍可逐渐昏睡或谵妄。若出血严重,可以很快出现颅内压增高的表现,有时可出现全身抽搐,颈项强直是很常见的体征,甚至是唯一的体征,伴有脑膜刺激征。眼底检查可发现新鲜出血灶。腰椎穿刺脑脊液呈均匀的血性,但发病后立即腰穿不会发现红细胞,要等数小时以后红细胞才到达腰部的蛛网膜下隙。1~3d 后可由于无菌性脑膜炎而发热,白细胞增高似与蛛网膜下隙出血的严重程度呈平行关系,因此,不要将诊断引向感染性疾病。CT 脑扫描检查无改变。

脑实质出血起病时常伴头痛呕吐,昏迷较为常见,腰椎穿刺脑脊液压力增高,血性者占 80%以上。除此而外,可因出血部位不同伴有如下不同的神经系统症状。

(1)壳核-内囊出血:典型者出现"三偏症",出血对侧肢体瘫痪和中枢性面瘫;出血对侧偏身感觉障碍;出血对侧的偏盲。

(2)脑桥出血:初期表现为交叉性瘫痪,即出血侧面瘫和对侧上、下肢瘫痪,头眼转向出血侧。后迅速波及两侧,出现双侧面瘫痪和四肢瘫痪,头眼位置恢复正中,双侧瞳孔呈针尖大小,双侧锥体束征。早期出现呼吸困难且不规则,常迅速进入深昏迷,多于 24～48h 内死亡。

(3)脑室出血:表现为剧烈头痛呕吐,迅速进入深昏迷,瞳孔缩小,体温升高,可呈去大脑强直,双侧锥体束征。四肢软瘫,腱反射常引不出。

(4)小脑出血:临床变化多样,但是走路不稳是常见的症状。常出现眼震颤和肢体共济失调症状。

颅内出血可因颅内压增高发生心动过缓,呼吸不规则,严重者可发生脑疝。多数颅内出血的患儿心电图可出现巨大倒置 T 波,QT 期间延长。血常规可见白细胞升高,尿常规可见蛋白、红细胞和管型,血中尿素氮亦可见升高。在诊断中尚需注意,颅内出血本身可引起急性高血压,即使患儿以前并无高血压史。此外,尚需与癫痫发作、高血压脑病以及代谢障碍所致昏迷相区别。

2.急症处理

(1)一般治疗:绝对卧床,头部降温,保持气道通畅,必要时做气管内插管。

(2)控制高血压:对于高血压性颅内出血的患儿,应及时控制高血压。但由于颅内出血常伴颅内压增高,因此,投予降压药物应避免短时间内血压下降速度过快和幅度过大,否则脑灌注压将受到明显影响。

一般低压不宜低于出血前水平。舒张压较低,脉压过大者不宜用降压药物。降压药物的选择以硝苯地平、卡托普利和柳胺苄心定较为合适。

(3)减轻脑水肿:脑出血后多伴脑水肿并逐渐加重,严重者可引起脑疝。故降低颅内压,控制脑水肿是颅内出血急性期处理的重要环节。疑有继续出血者可先采用人工控制性过度通气、静脉注射呋塞米等措施降低颅内压,也可给予渗透性脱水剂如 20％甘露醇(1g/kg,每 4～6h,1 次)以及 25％的血清蛋白(20mL,每日 1～2 次)。短程大剂量激素有助于减轻脑水肿,但对高血压不利,故必须要慎用,更不宜长期使用。治疗中注意水电解质平衡。

(4)止血药和凝血药:止血药对脑出血治疗尚有争议,但对蛛网膜下隙出血,对羧基苄胺及 6-氨基己酸能控制纤维蛋白原的形成,有一定疗效,在急性期可短时间使用。

(5)其他:经检查颅内有占位性病灶者,条件允许时可手术清除血肿,尤其对小脑出血、大脑半球出血疗效较好。

(三)高血压合并急性左心衰竭

1.临床表现及诊断

儿童期血压急剧升高时,造成心脏后负荷急剧升高。当血压升高到超过左心房所能代偿的限度时就出现左心衰竭及隐性水肿。急性左心衰竭时,动脉血压,尤其是舒张压显著升高,左室舒张末期压力、肺静脉压力、肺毛细血管压和肺小动脉楔压均升高,并与肺瘀血的严重程度呈正相关。当肺小动脉楔压超过 4kPa(30mmHg)时,血浆自肺毛细血管大量渗入肺泡,引起急性肺水肿。急性肺水肿是左心衰竭最重要的表现形式。患儿往往面色苍白、口唇青紫、皮肤湿冷多汗、烦躁、极度呼吸困难,咳大量白色或粉红色泡沫痰,大多被迫采取前倾坐位,双肺听诊可闻大量水泡音或哮鸣音,心尖区特别在左侧卧位和心率较快时常可闻及心室舒张期奔马律等。在诊断中应注意的是,即使无高血压危象的患儿,急性肺水肿本身可伴有收缩压及舒张压升高,但升高幅度不会太大,且肺水肿一旦控制,血压则自行下降。而急性左心衰竭肺水肿患儿眼底检查如有出血或渗出时,考虑合并高血压危象。

2.急症处理

(1)体位:患儿取前倾坐位,双腿下垂(休克时除外),四肢结扎止血带。止血带压力以低于动脉压又能阻碍静脉回流为度,相当于收缩压及舒张压之间,每15min轮流将一肢体的止血带放松。该体位亦可使痰较易咳出。

(2)吗啡:吗啡可减轻左心衰竭时交感系统兴奋引起的小静脉和小动脉收缩,降低前、后负荷。对烦躁不安、高度气急的急性肺水肿患儿,吗啡是首选药物,可皮下注射盐酸吗啡 0.1～0.2mg/kg,但休克、昏迷及呼吸衰竭者忌用。

(3)给氧:单纯缺氧而无二氧化碳潴留时,应给予较高浓度氧气吸入,活瓣型面罩的供氧效果比鼻导管法好,提供的 FiO_2 可达 0.3～0.6。肺水肿时肺部空气与水分混合,形成泡沫,妨碍换气。可使氧通过含有乙醇的雾化器,口罩给氧者乙醇浓度为 30%～40%,鼻导管给氧者乙醇浓度为 70%,1次不宜超过 20min。但乙醇的去泡沫作用较弱且有刺激性。近年有报道用二甲硅油消泡气雾剂治疗,效果良好。应用时将瓶倒转,在距离患儿口腔 8～10cm 处,于吸气时对准咽喉或鼻孔喷雾 20～40 次。一般 5min 内生效,最大作用在 15～30min。必要时可重复使用。如低氧血症明显,又伴有二氧化碳潴留,应使用间歇正压呼吸配合氧疗。间歇正压呼吸改善急性肺水肿的原理,可能由于它增加肺泡压与肺组织间隙压,降低右心房充盈压与胸腔内血容量;增加肺泡通气量,有利于清除支气管分泌物,减轻呼吸肌工作,减少组织氧耗量。

(4)利尿剂:宜选用速效强效利尿剂,可静脉注射呋塞米(每次 1～2mg/kg)或利尿酸钠(1mg/kg,20mL 液体稀释后静脉注射),必要时 2h 后重复。对肺水肿的治疗首先由于呋塞米等药物有直接扩张静脉作用,增加静脉容量,使静脉血自肺部向周围分布,从而降低肺静脉压力,这一重要特点在给药 5min 内即出现,其后才发挥利尿作用,减少静脉容量,缓解肺淤血。

(5)洋地黄及其他正性肌力药物:对急性左心衰竭患儿几乎都有指征应用洋地黄。应采用作用迅速的强心剂,如毛花苷 C 静脉注射,1次注入洋地黄化量的 1/2,余下的 1/2 分为 2 次,每隔 4～6h 注射 1 次。如需维持疗效,可于 24h 后口服地高辛维持量。如仍需继续静脉给药,每 6h 注射 1 次,1/4 洋地黄化量。毒毛花苷 K,1次静脉注射 0.007～0.01mg/kg,如需静脉维持给药,可 8～12h 重复 1 次。使用中注意监护,以防洋地黄中毒。

多巴酚丁胺为较新、作用较强、不良反应较小的正性肌力药物。用法:静脉点滴 5～10mg/(kg·min)。

(6)降压治疗:应采用快速降压药物使血压速降至正常水平以减轻左室负荷。硝普钠为一种强力短效血管扩张剂,直接使动脉和静脉平滑肌松弛,降低周围血管阻力和静脉贮血。因此,硝普钠不仅降压迅速,还能减低左室前、后负荷,改善心脏功能,为高血压危象并急性左心衰竭较理想的首选药物。一般从 $1\mu g/(kg·min)$ 开始静脉滴注,在监测血压的条件下,无效时每 3～5min 调整速度渐增至 $8\mu g/(kg·min)$。此外,也可选用硝苯地平或卡托普利,但忌用柳胺苄心定和肼屈嗪,因柳胺苄心定对心肌有负性肌力作用,而后者可反射性增快心率和心排出量,加重心肌损害。

第四章　儿科血液系统疾病

第一节　铁代谢性疾病

一、缺铁性贫血

缺铁性贫血(iron deficiency anemia,IDA)是由于体内储铁缺乏,致使血红蛋白合成减少而发生的一种小细胞低色素性贫血。由于缺铁导致许多含铁酶活性降低,影响细胞代谢,可出现免疫功能、行为和发育、运动、胃肠道及皮肤黏膜等非血液系统表现。本病易发生在婴幼儿。

铁缺乏(iron deficiency,ID)是最常见的营养素缺乏症和全球性健康问题,据估计世界 1/3 人口缺铁。6 个月以后的婴儿如仅哺喂母乳将会致铁严重缺乏。美国 1999—2000 年全国流行病学调查,1～2 岁儿童 ID 和 IDA 患病率分别为 7％和 2％,其中西班牙裔儿童 ID 患病率仍高达 17％。WHO 资料表明,发展中国家 5 岁以下和 5～14 岁儿童贫血患病率分别为 39％和 48％,其中半数以上为 IDA,而 ID 患病率至少为 IDA 患病率的 2 倍。中国 2000—2001 年儿童铁缺乏症流行病学的调查研究发现,我国 7 个月～7 岁儿童 ID 总患病率为 40.3％,IDA 患病率 7.8％;婴儿缺铁和 IDA 患病率分别为 44.7％和 20.5％,显著高于幼儿和学龄前儿童,而农村儿童 IDA 总患病率 12.％,显著高于城市儿童(5.6％)。2 岁以内的儿童是脑发育的最关键时期,铁缺乏将直接影响小儿脑发育。婴幼儿严重缺铁影响认知、学习能力和行为发育,甚至不能被铁所逆转。因此,ID 的早期诊断、及时干预对预防缺铁导致的儿童健康损害具有十分重要的意义。

缺铁产生贫血的过程一般分为 3 期:①铁缺少期(ID):贮存铁减少,血清铁蛋白(SF)降低,骨髓细胞外铁减少;②红细胞生成缺铁期(IDE):贮存铁耗竭,血清铁(SI)、骨髓铁减少,SF 降低,红细胞游离原卟啉(FEP)增高,血红蛋白(Hb)不降低;③缺铁性贫血期(IDA):除上述改变外,Hb 降低,出现不同程度的小细胞低色素性贫血。

(一)病因

1.先天储铁不足

足月新生儿从母体获得的储存铁和生后红细胞破坏所释放的铁可维持生后 3～4 个月造血所需。胎儿自母体获取储存铁以妊娠最后 3 个月最多,故早产、双胎或多胎、胎儿失血和孕母严重缺铁以及异常的胎-母输血和胎-胎输血等均可使胎儿储铁减少。孕母孕早期 IDA 与早产和低出生体重密切相关,而孕期补铁有可能降低早产和低出生体重儿发生率。

2.后天补铁不足

这是导致缺铁性贫血的主要原因,乳品食物的含铁量较低,人乳含铁 0.05mg/100g,吸收率为 50％,牛乳含铁量 0.05mg/100g,吸收率为 10％。过长的哺乳期或未及时添加辅食可引起缺铁。动物性食物中铁的吸收率高。如瘦肉及肝脏中铁吸收率为 22％,鸡鸭、猪血及鱼肉次之;植物性食品中铁的吸收率低,如菠菜含铁量高达(3~5)mg/100g,但吸收率仅 1.3%,大豆含铁 11mg/100g,吸收率为 7%,谷物中含铁量更低,如不及时添加含铁丰富的辅食,婴儿容易发生缺铁性贫血。可促进铁吸收的因素有:柠檬、菜花、土豆、肉类、果糖、氨基酸、脂肪及维生素 C 等;可抑制铁吸收的因素有:植物酸、茶叶、咖啡、蛋、鞣酸及含纤维素高的麦麸等。

3.生长发育速度快

婴幼儿期及青春期生长发育速度较快,随着体重的增加,血容量也增加较快。1 岁时血液循环中的血红蛋白增加 2 倍;未成熟儿的体重及需要合成的血红蛋白增加的倍数更高,如不及时添加含铁丰富的食物,则易致缺铁。

4.铁吸收障碍

例如食物搭配不合理可影响铁的吸收;慢性腹泻也可致铁的排泄增加而吸收不良。

5.铁的丢失过多

正常婴儿在生后 2 个月内,每天经粪便排泄的铁比由食物中吸收的铁还多,由皮肤也丢失一部分铁。对牛奶过敏的婴儿可发生轻微肠道出血。肠息肉、梅克尔憩室膈疝、胃肠炎或消化道畸形、钩虫病、鼻出血和月经过多等都可造成长期慢性失血,每失血 1mL,即损失 0.5mg 铁。

(二)临床表现

发病缓慢,一般表现为皮肤黏膜逐渐苍白,以唇、口腔黏膜及甲床较明显,易疲乏,不爱活动,年长儿可诉头晕、眼前发黑及耳鸣等。髓外造血反应表现,如肝、脾可轻度肿大。年龄越小,病程越久,贫血越重者肝、脾大越明显。但肿大程度少有超过中度者。淋巴结肿大较轻。出现非造血系统症状:消化系统可出现食欲减退,少数有异食癖(如嗜食泥土、墙皮及煤渣等)、呕吐、腹泻、口腔炎、舌炎或舌乳头萎缩,严重者可出现萎缩性胃炎或吸收不良综合征;神经系统症状可出现烦躁不安或萎靡不振,易激惹,精神不集中、记忆力减退、多动、智力发育迟滞及感觉异常;心血管系统在严重贫血时可出现心率增快,心脏扩大甚至发生心功能不全;其他症状可有易感染以及皮肤干燥、毛发易脱落和反甲。

(三)实验室检查

1.血常规

血红蛋白降低比红细胞计数减少明显,呈小细胞低色素性贫血。病情发展到一定程度后红细胞数量才减少并体积变小。平均红细胞容积(MCV)<80fL,平均红细胞血红蛋白含量(MCH)<27pg,平均红细胞血红蛋白浓度(MCHC)<30%。血涂片可见红细胞大小不等,以小细胞为多,中央淡染区扩大,形态各异,易见棒状及椭圆形,偶见靶形及有核红细胞。网织红细胞数正常或轻度减少。红细胞寿命缩短。白细胞、血小板计数正常,个别极严重者可有血小板减少,体积变小。

2.骨髓象

骨髓象显示增生活跃,以中、晚幼红细胞增生为主。各期红细胞均较小,胞质少,边缘不规则,染色偏蓝,显示胞质成熟程度落后于胞核。粒细胞和巨核细胞系一般无明显异常。骨髓铁染色检查细胞外铁减少或消失(0~+),铁粒幼细胞数<15%。

3.血液生化

(1)血清铁、总铁结合力和转铁蛋白饱和度(血浆铁含量指标):血清铁(SI)<10.7μmol/

L,转铁蛋白饱和度<0.15,总铁结合力(TIBC)>62.7μmol/L可诊断缺铁性贫血。

(2)血清铁蛋白(SF):是体内贮铁的敏感指标,ID期即已降低,在IDE期和IDA期降低更明显。<16μg/L则提示缺铁。由于感染、肿瘤、肝脏和心脏疾病时血清铁蛋白明显升高,合并缺铁时SF可不降低,可测定红细胞内碱性铁蛋白(不受以上因素影响),有助诊断。

(3)红细胞内游离原卟啉(FEP):红细胞内缺铁时FEP升高,当FEP>0.9μmol/L即提示细胞内缺铁。FEP值增高还见于铅中毒、慢性炎症和先天性原卟啉增多症。

(4)血清转铁蛋白受体(TfR):TfR是细胞膜上的一种跨膜糖蛋白,能特异性结合血浆携铁的Tf,并经受体介导的胞饮作用将铁运至细胞内。是用于诊断缺铁性贫血的一项新指标,其意义为:①评估铁状态:TfR是组织缺铁的敏感指标,与组织缺铁的严重程度成正比,且不受炎症、肝病的影响,对于合并感染的IDA患儿,评估铁状态较SF更可靠。②鉴别缺铁性贫血与慢性病引起的贫血:铁缺乏成为主要原因时,TfR升高,而慢性病引起的贫血,超过8.5mg/L时视为增高。血清TfR在ID期正常;IDE期,当组织缺铁达到5mg/kg时,血清TfR可为正常的2倍;IDA期,血清TfR可为正常的3～4倍。幼红细胞在成熟过程中膜TfR逐渐减少并经水解被释放入血清中而成为可溶性TfR(sTfR),sTfR水平与细胞的TfR总量成正比,不仅能敏感反映骨髓红细胞生成过程中缺铁程度,并与体内铁储存状况密切相关,不受炎症、肿瘤和肝脏疾病的影响,稳定性和可靠性好。因而sTfR对于鉴别IDA与慢性疾病继发性贫血很有价值。

(四)诊断

1.缺铁诊断标准

(1)具有导致缺铁的危险因素,如喂养不当、生长发育过快、胃肠疾病和慢性失血等。

(2)血清铁蛋白<15μg/L,伴或不伴血清转铁蛋白饱和度降低(<15%)。

(3)Hb正常,且外周血成熟红细胞形态正常。

2.IDA诊断标准

(1)Hb降低,符合WHO儿童贫血诊断标准,即6个月～6岁<110g/L;6～14岁<120g/L。由于海拔高度对Hb值的影响,海拔每升高1000米,Hb约上升4%。

(2)外周血红细胞呈小细胞低色素性改变,MCV<80fl,MCH<27pg,MCHC<310g/L。

(3)具有明确的缺铁原因:如铁供给不足、吸收障碍、需求增多或慢性失血等。

(4)铁剂治疗有效:铁剂治疗4周后Hb应上升20g/L以上。

(5)铁代谢检查指标符合IDA诊断标准:①血清铁蛋白(serum ferritin,SF)降低(<15μg/L),建议最好同时检测血清CRP,尽可能排除感染和炎症对血清铁蛋白水平的影响;②血清铁(SI)<10.7μmol/L(60μg/dL);③总铁结合力(TIBC)>62.7μmol(350μg/dL);④转铁蛋白饱和度(transferrin saturation,TS)<15%。

上述4项中至少满足两项,但应注意血清铁和转铁蛋白饱和度易受感染和进食等因素影响,并存在一定程度的昼夜变化。

(6)骨髓穿刺涂片和铁染色:骨髓可染色铁显著减少甚至消失、骨髓细胞外铁明显减少(0～±)(正常值:＋～＋＋＋)、铁粒幼细胞比例<15%仍被认为是诊断IDA的"金标准"。对于诊断困难或诊断后铁剂治疗效果不理想的患儿,有条件的单位可以考虑进行骨髓穿刺涂片

和铁染色,以明确或排除诊断。

(7)排除其他小细胞低色素性贫血:尤其应与轻型地中海贫血鉴别,注意鉴别慢性病贫血肺含铁血黄素沉着症等。

凡符合上述诊断标准中的第1项和第2项,即存在小细胞低色素性贫血者,结合病史和相关检查排除其他小细胞低色素性贫血,可拟诊为 IDA。如铁代谢检查指标同时符合 IDA 诊断标准,则可确诊为 IDA。基层单位如无相关实验室检查条件可直接开始诊断性治疗,铁剂治疗有效可诊断为 IDA。

(五)鉴别诊断

1.地中海贫血

主要与轻至中型地中海贫血鉴别。地中海贫血可有:①家族史;②轻度的肝、脾大;③Hb 电泳异常;④FEP 正常;⑤血清铁及骨髓可染铁增多;⑥可检出地中海贫血基因。

2.慢性感染或结缔组织病性贫血

可呈小细胞正色素性贫血,血清铁和铁结合力可降低,但 Hb 降低不明显,总铁结合力可正常或降低,骨髓中铁粒幼细胞增多,对铁治疗无反应。

3.特发性肺含铁血黄素沉着症

铁动力学改变与 IDA 相同,但临床表现为发作性苍白、咳痰及咯血,痰和胃液中可找到含铁血黄素细胞,网织红细胞增高,胸部 X 线片肺野中可见斑点状,粟粒状或网点状阴影。

4.铁粒幼细胞性贫血

血清铁及 SF 正常或增高,总铁结合力降低,骨髓中细胞外铁明显增加,中晚幼红细胞的核周围可见铁颗粒呈环状排列。

5.铅中毒

在铅中毒患儿红细胞中可见嗜碱性点彩,血清中铅含量增加,红细胞中及尿中原卟啉明显增加。

(六)治疗

1.查明和去除病因

如有慢性失血性疾病,如钩虫病、肠息肉或肠道畸形等,应及时给予相应治疗。

2.饮食疗法

喂养不当者应改善膳食、合理喂养,增加含铁丰富的食物及富含维生素 C 的食物,以增加铁的吸收。

3.药物治疗

铁剂治疗:尽量给予铁剂口服治疗。

(1)口服铁剂:二价铁盐容易吸收,临床一般使用二价铁盐制剂。常用的口服铁剂有硫酸亚铁、富马酸亚铁、葡萄糖酸亚铁、枸橼酸铁及多糖铁复合物(力蜚能,含元素铁 46%)等。口服铁剂的剂量为元素铁 $2\sim6mg/(kg \cdot d)$,分 3 次餐间口服,可同时服用维生素 C 增加铁的吸收。牛奶、茶、咖啡及抗酸药等与铁剂同服均会影响铁的吸收。

(2)注射铁剂:注射铁剂较容易发生不良反应,甚至可发生过敏反应致死,故应慎用。有以下情况可考虑选用:①口服铁剂发生严重不良反应,经调整剂量和对症处理仍不能坚持口服者;②因长期腹泻、呕吐或胃肠手术等严重影响胃肠对铁的吸收者。可供肌内注射的制剂有:右旋糖酐铁和山梨醇枸橼酸铁复合物,专供静脉注射的有含糖氧化铁和右旋糖酐铁等。能用肌内注射者尽量不用静脉注射。所需剂量:给予 2.5mg 元素铁/kg 可增加 Hb 1g/kg,此外再加 10mg/kg 以补充储存铁及注射部位损失铁量。总剂量分次肌内注射,首次量宜小,可用12.5～25mg,如无反应,以后可每次剂量不超过 5mg/kg(每次最大剂量不超过 100mg),每1～3 天注射一次,于 2～3 周注射完毕。

(3)铁剂治疗反应:治疗后如有效,一般在 3～5d 开始网织红细胞升高,7～10d 达高峰,2～3 周后降至正常,这是早期观察铁剂疗效的可靠指标。Hb 于治疗后 1～2 周开始上升,直至用药第 4 周上升均较快,一般平均每周增加 10～20g/L,3～4 周达正常水平。红细胞数量通常在 1～2 个月内恢复。治疗疗程应在 Hb 达正常水平后继续补铁 2 个月,恢复机体储存铁水平。必要时可同时补充其他维生素和微量元素,如叶酸和维生素 B_{12}。间断补充元素铁每次1～2mg/(kg·d),每周 1～2 次或每天 1 次也可达到补铁的效果,疗程 2～3 个月。

如正规用药 3～4 周无效则应考虑:①诊断错误:如轻型地中海贫血、铅中毒贫血、维生素 B_6 缺乏贫血及铁粒幼细胞贫血等均可表现为低色素性贫血;②患儿未按医嘱服药;③缺铁原因未去除:如钩虫病、胃肠隐性失血、反复鼻出血、月经过多及感染炎症性疾病;④影响铁吸收的因素存在:如腹泻、饮浓茶及咖啡、服用抗酸剂等药物;⑤恶性肿瘤干扰铁利用。应进一步检查或转专科诊治。

(4)不良反应:口服铁剂后可出现食欲减退、恶心呕吐及腹痛腹泻等症状,对确需铁剂治疗的缺铁患儿不应轻易停药,可适当减少剂量、对症处理,待情况改善后逐步恢复原治疗方案。注射铁剂的反应多而且重,如局部疼痛及皮肤变色、面部潮红、头痛、肌肉关节痛、发热及淋巴结肿大,甚至可有过敏性休克、发生死亡者。

急性铁剂中毒的治疗:①1.5%碳酸氢钠 1000mL 加入 2g 去铁胺洗胃,然后用 5～10g 去铁胺溶于 1.5%碳酸氢钠 25～50mL 胃内保留,中和铁剂;②轻型患儿肌内注射去铁胺 40mg/kg,每 4～8h 1 次。严重者尤其有低血压时,应按不超过每小时 15mg/kg 的速度静脉滴注,每天最大剂量不超过 360mg/kg,总量不超过 6g。病情改善后逐步改为每小时 10～40mg/kg;③抗休克治疗。

4.输注红细胞

红细胞输注的适应证:①贫血严重,尤其是发生心力衰竭者;②合并感染者;③急需外科手术者。贫血越严重,每次输注量应越少。血红蛋白在 30g/L 以下者,每次输血 5～7mL/kg。血红蛋白在 30～60g/L 者,每次可输注浓缩红细胞 4～6mL/kg。输血速度宜慢,以免发生心功能不全。

(七)治疗评价标准

1.治愈

(1)临床贫血症状消失。

(2)血常规 WBC、BPC 正常。Hb:男>130g/L,女>120g/L[或红细胞男>0.45×10¹²/L(450 万/mm³),女>0.4×10¹²/L(400 万/mm³)]。

(3)血浆铁>1.43μmol/L(80mg/dL)。

（4）骨髓细胞内外铁含量正常。

2.显效

（1）临床症状改善。

（2）血常规 Hb 比治疗前增加 30g/L 以上，但未达基本治愈标准。WBC、BPC 正常。

3.无效

经充分治疗，临床症状及血常规无改善。

(八)预防

1.健康教育

指导合理喂养和饮食搭配。

2.孕期预防

加强营养，摄入富铁食物。从妊娠第 3 个月开始，按元素铁 60mg/d 口服补铁，必要时可延续至产后；同时补充小剂量叶酸（400μg/d）及其他维生素和矿物质。

3.早产儿和低出生体重儿

提倡母乳喂养。纯母乳喂养者应从 2～4 周龄开始补铁，剂量 1～2mg/（kg·d）元素铁，直至 1 周岁。不能母乳喂养的婴儿人工喂养者应采用铁强化配方乳，一般无须额外补铁牛乳含铁量和吸收率低，1 岁以内不宜采用单纯牛乳喂养。

4.足月儿

由于母乳铁生物利用度高，应尽量母乳喂养 4～6 个月；此后如继续纯母乳喂养，应及时添加富含铁的食物；必要时可按每日 1mg/kg 元素铁的剂量补铁。未采用母乳喂养、母乳喂养后改为混合部分母乳喂养或不能母乳喂养的人工喂养婴儿，应采用铁强化配方乳，并及时添加富含铁的食物。1 岁以内应尽量避免单纯牛乳喂养。

5.幼儿

注意食物的均衡和营养，纠正畏食和偏食等不良习惯；鼓励进食蔬菜和水果，促进肠道铁吸收；尽量采用铁强化配方乳，不建议单纯牛乳喂养。

6.青春期儿童

青春期儿童，尤其是女孩往往由于偏食畏食和月经增多等原因易于发生缺铁甚至 IDA；应注重青春期心理健康和咨询，加强营养，合理搭配饮食；鼓励进食蔬菜水果等，促进铁的吸收。一般无须额外补充铁剂，对拟诊为缺铁或 H3A 的青春期女孩，可口服补充铁剂，剂量 30～60mg/d 元素铁。

7.筛查

IDA 是婴幼儿最常见的贫血类型，因此 Hb 测定是筛查儿童 IDA 最简单易行的指标。根据我国现阶段的社会经济现状，建议仅对缺铁的高危儿童进行筛查，包括：早产儿、低出生体重儿，生后 4～6 个月仍纯母乳喂养（未添加富含铁的食物及未采用铁强化配方乳）、不能母乳喂养的人工喂养婴儿以及单纯牛乳喂养婴儿。早产儿和低出生体重儿建议在生后 3～6 个月进行 Hb 检测，其他儿童可在 9～12 个月时检查 Hb。具有缺铁高危因素的幼儿，建议每年检查 Hb 1 次。青春期儿童，尤其是女孩应常规定期进行 Hb 检测。

二、铁负荷过多

铁负荷过多(iron overload)是指多种原因引起的铁供给超过铁需要,体内总铁量过多,多种组织出现铁沉积,导致组织损伤,引起各种病理现象的铁代谢紊乱性疾病,又称血色病。它包括遗传性和继发性(最常见的病因为无效红细胞造血、胃肠外铁超负荷和慢性肝病等)两类。

正常成人每天由外部摄入 1～2mg 铁即可满足生理需要。摄入铁＞60mg/kg,可诱发严重中毒症状。服用铁剂＞180mg/kg,可致死。临床上再生障碍性贫血、骨髓增生异常综合征及地中海贫血等疾病往往需输血治疗以维持生命,长期反复输血导致铁过载,是继发性铁负荷过多常见病因。

(一)铁负荷病因

(1)胃肠道吸收增加

遗传性血色病。

红系无效造血导致红系增生:重型 β-地中海贫血、中间型 β-地中海贫血、血红蛋白 E/β-地中海贫血、先天性红细胞再生不良性贫血、丙酮酸激酶缺乏症、铁粒幼红细胞贫血及先天性红细胞生成异常性贫血(CDA)。

(2)无转铁蛋白血症及其他铁运输障碍疾病。

(3)反复输注红细胞。

(4)围生期铁负荷。

(5)遗传性高蛋氨酸血症。

(6)脑肝肾综合征。

(7)新生儿血色病。

(8)局部铁潴留。

(9)特发性血色病。

(10)慢性血红蛋白尿。

(二)临床表现

1.急性铁负荷

当血清铁＞90μmol/L 时,转铁蛋白及去铁蛋白清除铁的功能饱和,产生有毒性的游离铁氧化产物,中毒症状严重。急性期肠道激惹症状:恶心、呕吐、腹痛、腹泻,少数患儿有呕血及血便。恢复期:可无临床症状。部分患儿发展至 3 期。进展期:铁中毒性脑病,发作性意识改变,严重者休克,有代谢性酸中毒、急性肾小管及肝坏死。康复者可以发生高位肠梗阻,甚至在幽门段,多发生在患儿康复后 2～6 周。

2.慢性铁负荷

常见于患儿食谱中铁吸收增加或接受反复输血患儿。慢性铁负荷组织受损程度与以下因素相关:吸收的铁总量、铁累积速度以及在组织中的分布。铁沉积在吞噬细胞内无临床毒性,但沉积在脏器细胞内时往往表现明显组织损伤。在组织中沉积时,超量的铁剂超过保护性的铁结合蛋白(转铁蛋白及铁蛋白)量,导致游离铁以铁离子的形式存在于血浆及组织中,促进氧自由基产生,氧自由基损伤细胞内的脂肪、核酸及蛋白质,破坏细胞器,分解溶菌酶,释放大量水解酶,进一步破坏细胞结构,引起细胞死亡及周围组织坏死,纤维形成。引发机体主要脏器如心脏、肝脏及内分泌腺体(胰腺、甲状腺及垂体等)并发症(如肝硬化、心衰、糖尿病及发育障碍等),甚至死亡。

(1)铁过载的心脏损伤:铁过载的心脏损伤对输血依赖患儿生活质量和存活率的影响尤为突出。导致的心血管系统损伤包括内皮细胞功能异常、动脉粥样硬化、血管疾病、冠状动脉疾病、心力衰竭及心律失常等。心脏铁沉积早期可无任何症状,心功能不全一旦发生常表明患儿处于疾病的晚期,预后很差。磁共振 T_2 能够较好地反映心脏铁过载。

(2)肝脏铁过载:肝脏是体内铁代谢的重要器官,也是体内最大的贮铁器官。肝脏铁过载可形成两种严重的病理后果:肝纤维化和肝细胞肿瘤,肝纤维化可进展为肝硬化,甚至肝癌。

(3)内分泌腺体损害:铁过载使许多腺体结构受损,从而导致内分泌功能异常,如胰腺。机体铁负荷过高是糖尿病发病的危险因素;在脑垂体,可出现矮小症;性腺出现性功能减退、青春期延迟及不育症;甲状腺和甲状旁腺分别出现甲状腺及甲状旁腺功能减退;肾上腺可出现肾上腺功能缺乏。

(4)神经退行性疾病:铁的过度积累导致细胞严重的氧化损伤和氧化应激造成神经退行性疾病,出现阿尔茨海默病和帕金森疾病。

(5)铁过载还会引起皮肤色素沉着、肺脏疾病及关节疾病等。

(三)诊断

每单位红细胞(200mL 全血)含铁 100mg,患儿输注红细胞 20U 或铁蛋白(SF)$>1000\ \mu g/L$,即可诊断为铁过载;当转铁蛋白饱和度过高($>60\%\sim70\%$)时,血浆中即可检测到非转铁蛋白结合铁,沉积在组织器官,形成不稳定的血浆/细胞铁。

(四)治疗

治疗原发病,改善骨髓造血,减少输血依赖。当原发病不能治愈,密切监测铁代谢状况,及早进行去铁治疗可避免组织器官铁过载损伤。急性铁中毒:摄入铁剂$>20mg/kg$ 时,需要洗胃,如果不能耐受洗胃,则用催吐剂;摄入铁剂$>40mg/kg$ 或表现严重时,洗胃后需住院观察;当超量摄入时,口服去铁胺防止胃肠道铁吸收,静脉滴注去铁胺去除已吸收的游离铁。

输血依赖性铁过载患儿的去铁治疗主要依赖铁整合疗法。英国血液学标准委员会推荐再生障碍性贫血患儿去铁治疗应在血清铁蛋白$>2000\mu g/L$ 时开始 DNCCN 2010 指南推荐,对于已接受 $20\sim30U$ 红细胞输注,并将继续输注的 MDS 患儿,应启动铁螯合治疗。MDS 和再障患儿去铁治疗的目标是血清铁蛋白降至 $1000\mu g/L$ 以下,并每 3 个月检测 1 次铁蛋白水平。

三、铁粒幼细胞性贫血

铁粒幼细胞性贫血(sideroblastic anemia,SA)是由不同原因引起的铁利用障碍,致铁在体内储积、血红素合成障碍的一种小细胞、低色素贫血。血红素合成过程中某一种酶或某一环节发生障碍,即可引起血红素合成障碍和铁利用减少,导致有核红细胞胞质内非血红素铁[以铁蛋白和(或)铁聚合体形式]过量堆积,产生大量环形铁粒幼细胞及血红蛋白合成障碍造成贫血。本患儿童少见,易误诊为缺铁性贫血,采用补铁治疗可加重病情。

(一)分类

1.遗传性

(1)X 连锁遗传(XLAS):由于红细胞系统特异性 S 氨基 γ 酮戊酸合成酶 ALAS2 基因突

变所致。

(2)常染色体隐性遗传:维生素 B_6 反应性/难治性贫血。

(3)线粒体病:骨髓-胰腺综合征(Pearson 综合征)。

(4)红细胞内生成的原卟啉升高综合征。

2.获得性

(1)原发性铁粒幼细胞性贫血:主要亚型是原发性获得性 SA(IASA),难治性贫血并环状铁粒幼细胞增多(MDS-RAS)属于获得性 SA。

(2)继发性铁粒幼细胞性贫血

药物性:异烟肼、吡嗪酰胺、环丝氨酸、氯霉素、氮芥、硫唑嘌呤及乙醇。

化学毒物:三乙烯羟化四甲胺二氢氯化物、D-青霉胺、铅及锌铜缺乏。

合并有环状铁粒幼细胞增多的疾病:血液系统疾病(白血病、真性红细胞增多症、溶血性贫血及巨幼红细胞性贫血)、肿瘤(恶性淋巴瘤,癌症及骨髓增生性疾病)、炎症性疾病(自身免疫性疾病类风湿关节炎、结节性动脉炎及感染)、内分泌疾病(毒性甲状腺肿)、尿毒症及黏液性水肿。

继发于维生素 B_6 反应性贫血。

(二)临床表现

遗传性铁粒幼红细胞性贫血(IASA)极为罕见,X 连锁遗传较常染色体遗传多,均为男性。1/2 女性后代为携带者。贫血可在出生时或婴幼儿期出现。病程发展缓慢。大剂量维生素 B_6 治疗对部分病例有效。

继发血液系统疾病患儿:早期即表现严重贫血。贫血进行性加重,铁剂治疗无反应,或婴儿早期重度巨细胞贫血。可有食欲减退、衰弱,皮肤可呈淡柠檬黄色,部分患儿有出血倾向,半数有肝脾轻度肿大。血色病可导致心、肝衰竭死亡。骨髓-胰腺综合征是一种线粒体病,表现为先天性渐进性多系统损害,包括胰腺外分泌功能障碍、乳酸中毒及肝肾功能不全等。

(三)实验室检查

原发性呈小细胞低色素性贫血,多在 70～100g/L;继发性多为双色性(低色素和正色素)贫血。红细胞大小不一、异形,网织红细胞降低或正常,白细胞正常或减少,单核细胞增多,可伴血小板减少。骨髓象呈红系增生,偶见巨幼红细胞,有核红细胞可呈核固缩、胞质空泡,幼红细胞质少;骨髓外铁增加,细胞内铁剧增。铁染色铁粒幼细胞＞40％～50％,出现环状铁粒幼细胞(可达到 100％),病理环形铁粒细胞增多(＞15％),其特征为铁颗粒数目 6 个以上,铁颗粒分布紧靠着细胞核或近细胞核的内 1/3 胞质带内。幼红细胞胞质 PAS 阳性物质含量常低于正常。血清铁剧增,总铁结合力正常,铁蛋白饱和度＞50％,未饱和铁降低,FEP 增加(40～30μg/dL)。血清铁蛋白增加。血清铁清除率增加,利用率减低。红细胞寿命正常或轻度缩短,红细胞脆性降低。含铁血黄素沉着,导致血色病。持续的代谢性酸中毒和高乳酸血症。

(四)诊断和鉴别

诊断要点:①贫血形态学属低色素或双色,网织红细胞正常或降低;②白细胞数正常或减少,血小板数一般正常;③骨髓红细胞系增生,可有巨幼红细胞,铁染色显示大量环形铁粒幼细胞;④血清铁增高,血浆 TIBC 降低,运铁蛋白饱和度增加;⑤细胞内、外铁皆增高;⑥铁剂治疗无效。

1.继发性铁粒幼细胞性贫血与 IASA 鉴别

继发者有明显发病原因,病态造血不及原发病例明显,铁粒幼细胞特别病理环形铁粒幼细胞数目随着病情发展而增减,并且往往呈一过性。一旦消除铁利用障碍原因或合成 Hb 酶活性恢复正常时,病理性环形铁粒幼细胞可相继消失或恢复正常。IASA 幼红细胞 PAS 染色阴性;病程长,中位存活时间长达 10 年;患儿的存活曲线与正常人群相同,而不呈恶性疾患模式。

2.继发性铁粒幼细胞性贫血与骨髓增生异常综合征(MDS)RARS 型

继发性铁粒幼细胞性贫血病理环铁粒幼细胞多出现中晚幼红细胞胞质中,而且胞质铁粒幼细胞数目多,常分布在靠核浆带内,病理环铁粒幼细胞阳性率＞20％,多高于 30％;而 MDS 出现病态造血巨幼红细胞质内,其颗粒数多在 7～15 个,弥散分布靠核浆带中,病理环铁粒幼细胞阳性率较低,多为 15％～25％,很少超过 30％。

(五)治疗

去除病因,治疗原发病,低糖类饮食。可选用以下药物治疗。

(1)维生素 B$_6$ 20～200mg/d,肌内注射,1/3～1/2 获得性或继发性病者有效,遗传性者部分有效。

(2)叶酸 15～30mg/d,部分有效。

(3)色氨酸每次 50mg,每天 3 次,连用 4 周,对维生素。无效者有效;贫血重者可输血,并用去铁胺;发生血色病者则需静脉放血治疗。

(4)雄性激素和泼尼松各 1mg/(kg·d),单用或连用 3 个月以上,有一定效果。

(5)EPO 对部分患儿有效。

(6)先天性者可行异基因骨髓移植(以白消安＋环磷酰胺 4d 预处理)已获成功。

第二节　巨幼红细胞性贫血

巨幼红细胞性贫血(megaloblastic anemia,MA)又称大细胞性贫血,是由于维生素 B$_{12}$ 或叶酸缺乏,DNA 合成障碍,细胞分裂与成熟减缓所引起的一组贫血,以骨髓及外周血中存在巨红细胞为特征。亦可因遗传性或药物等获得性 DNA 合成障碍引起。其特点为骨髓细胞呈典型的巨幼变,巨幼红细胞易在骨髓内破坏,出现无效性红细胞生成。可累及红系、粒系和巨核系细胞,严重者可表现为全血细胞减少。

一、营养性巨幼红细胞性贫血

营养性巨幼红细胞性贫血是小儿常见的巨幼红细胞性贫血。主要由于营养性维生素 B$_{12}$ 和(或)叶酸及维生素 C 缺乏所致。发病与环境、经济状况有关。多数患儿因单纯的膳食习惯异常发病,膳食质量差及生理需要增加是引起叶酸和(或)维生素 B$_{12}$ 缺乏的主要原因。本病常见于 6～18 个月龄儿,2 岁以上少见。在我国华北、西北、东北和西南等地区农村尚不少见。

人体不能自己合成叶酸,必须依靠消化吸收食物中的叶酸,在十二指肠及近端空肠被吸收。每日叶酸摄取量婴儿需要 $40 \sim 60 \mu g$，儿童 $100 \mu g$，正常人肝细胞的储存量仅 $5 \sim 20 mg$，约供身体 4 个月之需，因此营养性巨幼细胞贫血主要由叶酸缺乏引起。需要量增加而补充量不足引起叶酸缺乏。叶酸需要量增加多见于婴幼儿、青少年儿童、妊娠和哺乳女性，妊娠期女性对叶酸的需求量增加 $5 \sim 10$ 倍，如存在其他因素，如多胎、不良饮食、感染，并存溶血性贫血或服用抗惊厥药物，会进一步导致需要量增加。哺乳亦会加重叶酸缺乏。甲状腺功能亢进、长期感染、恶性肿瘤及慢性剥脱性皮炎等患儿，叶酸的需要量增加。患有腹泻、小肠炎症、肿瘤以及服用药物如乙醇、抗癫痫药物、柳氮磺胺吡啶、抗菌药物、化疗药如氨甲蝶呤、氨苯蝶啶、氨基蝶呤和乙胺嘧啶等可抑制叶酸的吸收，干扰叶酸利用。因吸收不良而致的叶酸缺乏可发生于热带和非热带口炎性腹泻患儿。女性口服避孕药可影响叶酸的代谢，建议口服避孕药的女性在准备受孕前先补足血清叶酸的含量。成人叶酸缺乏多见于酗酒者、膳食质量差以及药物所致患儿，亦可发生于超高营养疗法或接受血液透析者，因为叶酸可自透析液中丢失。长期酗酒者，酒精可抑制叶酸吸收，迅速降低血清叶酸水平，增加叶酸的排出，易出现叶酸缺乏。

维生素 B_{12} 每天需要量婴儿期为 $0.3 \mu g$，儿童和青春期为 $0.5 \sim 1.0 \mu g$，正常人体内储存量可供 $3 \sim 5$ 年用，因此单纯食物中含量不足而致维生素 B_{12} 缺乏者罕见。人体维生素 B_{12} 主要来源于动物的肝脏、肾、心、肌肉组织及蛋类、乳制品。食物中的维生素 B_{12} 在胃中与 R 蛋白结合，经胃酸和胃蛋白酶消化，与蛋白分离，再与胃黏膜壁细胞的 R 蛋白结合成 R-维生素 B_{12} 复合物（R-B_{12}），到十二指肠后，在胰蛋白酶的参与下，R 蛋白被降解，维生素 B_{12} 再与胃壁细胞分泌的内因子（IF）结合成维生素 B_{12}-IF 复合体，IF 保护维生素 B_{12} 不受胃肠道分泌液破坏，在回肠末端与肠黏膜上皮细胞刷状缘的 IF-B_{12} 受体结合进入肠上皮细胞，由转钴蛋白转运到各组织，在血液的主要形式是甲基钴胺，以 5-腺苷钴胺素形式存在于肝脏及其他组织内。维生素 B_{12} 主要经粪便及尿排出体外，少量由泪液、唾液及乳汁中排出，亦由胆汁排出少量，其中 $2/3$ 由内因子自肠中再吸收。故除非是绝对的素食者或维生素 B_{12} 吸收障碍者，一般不容易发生维生素 B_{12} 缺乏症。维生素 B_{12} 参与神经组织的代谢，缺乏可造成神经髓鞘合成障碍，从而导致脱髓鞘病变及轴突变性，最后可导致神经元细胞死亡。

（一）病因

（1）摄入维生素 B_{12} 和（或）叶酸、维生素 C 不足：叶酸广泛存在于植物和动物性食物中，特别富含于新鲜的水果、蔬菜及肉类食品中，食物过度烹调可破坏叶酸。母乳中维生素 B_{12} 及叶酸不足可导致乳儿维生素 B_{12} 及叶酸缺乏；母乳喂养未加富含维生素 B_{12} 辅食的婴儿或奶粉、羊乳喂养儿，年长儿严重偏食、挑食及长期素食也会导致维生素 B_{12} 缺乏从而引起严重的神经精神症状。苯丙酮尿症患儿，为了降低体内苯丙氨酸水平，盲目拒绝动物蛋白，导致维生素 B_{12} 缺乏症。

（2）严重营养不良或小肠吸收障碍致叶酸、B_{12} 吸收减少：先天性 R-蛋白缺乏可影响维生素 B_{12} 在胃和小肠内的转运；先天性恶性贫血内因子的缺乏或结构异常影响维生素 B_{12} 的转运；胃酸和胃蛋白酶缺乏、胰蛋白酶缺乏、肠内感染寄生虫或过度繁殖的细菌可以与维生素 B_{12} 竞争肠内吸收部位，影响维生素 B_{12} 的吸收。药物及肿瘤放疗损伤回肠黏膜，克罗恩病和乳糜泻患儿因回肠吸收面积减少导致维生素 B_{12} 缺乏率增高。

（3）生长发育迅速，需要量增加，或严重肺部感染时维生素 B_{12} 消耗量增加。

（二）临床表现

起病隐伏，常需数月，渐呈贫血征：表现面色苍白、乏力、毛发稀黄、虚胖呈泥膏样，肝脾轻度肿大、淋巴结肿大不明显，贫血严重者心脏扩大及心功能不全。

常有畏食、恶心、呕吐、腹泻（胃肠黏膜萎缩）、口腔及舌尖下溃疡、舌炎。叶酸缺乏者多有腹胀、腹泻等消化不良等症状。精神神经症状与贫血程度无相关性，可在贫血前出现，也可与之并存。婴幼儿 B_{12} 缺乏者比年长儿症状常见且重。周围末梢神经变性和脊髓亚急性联合性变性是典型神经病变，表现有乏力、手足对称性麻木、感觉障碍、下肢步态不稳及行走困难等。单纯叶酸缺乏者无神经系统症状，而表现为精神症状如易怒不安，甚至躁狂、善忘及精神不振。婴儿智力及动作发育落后，常有"倒退现象"，常出现头部、肢体或全身颤抖、肌张力增加、少数病例腱反射亢进浅反射消失并出现踝阵挛。表情呆滞，嗜睡；少哭不笑，哭无泪、无汗。新生儿期缺乏者易造成神经系统永久性损伤。

免疫功能受影响，易发生感染；严重维生素 B_{12} 缺乏者可有血小板减少症、全血细胞减少症、皮肤出血点或瘀斑、骨质疏松及皮肤色素沉着，还常见全身水肿，年长儿可见黄疸（24.4%）。由于髓外造血的关系，肝、脾可出现不同程度的肿大。

（三）实验室检查

（1）血常规。多为中～重度贫血，红细胞比血红蛋白降低更明显，MCV＞94fl，MCH＞32pg，MCHC 正常。如果合并缺铁性贫血或地中海贫血时，MCV 可降低，出现正色素或低色素性贫血；血涂片红细胞多数胞体增大，大小不等，以大红细胞为主，中心淡染区不明显，多为卵圆形巨细胞、碎片及畸形红细胞。网织红细胞正常或减少，嗜多色性及嗜碱性点彩红细胞易见。重症者白细胞可稍低，中性粒细胞常减少，伴胞体增大、核分叶过多（平均分叶数＞3～4叶）、巨晚幼粒细胞和巨杆状核中性粒细胞（胞体大、畸形、胞质多、嗜碱性减弱、颗粒大及核染色质粗松）。血小板减少，板体大。

（2）骨髓象。增生型或再生不良型。以红系增生明显，常有粒：红比值倒置。不同发育阶段的巨幼红细胞可占骨髓有核细胞总数的 30%～50%，原红及早幼红细胞增多明显，尤以前者增加更有意义。各期幼红细胞均出现巨幼变，核浆发育不一的呈"老浆幼核"现象，PAS 染色阴性或弱阳性。贫血越重，巨幼红细胞越多，正常幼红细胞越少。粒系可见巨中、晚幼和巨杆状核粒细胞，分叶核粒细胞有分叶过多现象。巨核细胞核分叶多（＞10 个）。脱氧尿苷抑制试验可以鉴别维生素 B_{12} 和叶酸缺乏。

（3）血清叶酸＜6.81nmol/L（3ng/mL），维生素 B_{12}＜74pmol/L（100ng/mL）（正常值为200～800ng/mL）。因这两种维生素的作用均在细胞内，血清浓度仅作为初筛试验，红细胞叶酸＜227nmol/L（100ng/mL）可以肯定诊断叶酸缺乏。维生素 B_{12} 缺乏时半胱氨酸和甲基丙二酸（MMA）转化障碍，半胱氨酸和 MMA 在血液中积聚，因此测量其浓度对诊断维生素 B_{12} 缺乏有较高敏感性和特异性。叶酸缺乏者尿中亚胺甲基谷氨酸（FIGLU）排泄增加。叶酸缺乏，组氨酸分解受到影响，其代谢产物 FIGLu 自尿中大量排出。正常人口服组氨酸 15g 由尿排出FIGLu 平均为 5mg，叶酸缺乏者排泄量可达 1g 以上。

（4）其他检查。胃酸量减少，游离酸降低，血清铁正常或稍高。黄疸者的间接胆红素增高。血清内因子抗体测定可用于恶性贫血的辅助诊断。遗传家系分析有助于遗传性维生素 B_{12} 吸收、转运及代谢性疾病的诊断。

(5)试验性治疗。每天试用小剂量叶酸 0.2mg/d,口服,如 10d 内网织红细胞上升,血常规好转,则可诊断叶酸缺乏症,但小剂量叶酸对维生素 B_{12} 缺乏无效;肌内注射小剂量维生素,连用 10d,维生素 B_{12} 缺乏者网织红细胞在治疗 3d 后开始上升,5~8d 达高峰,可达 20%,骨髓巨幼红细胞在 48h 转为正常形态。

(四)诊断

诊断标准:①发病年龄及有维生素 B_{12} 或叶酸缺乏的病因证据;②巨幼红细胞性贫血或伴有神经精神症状;③中性粒细胞核右移,5 叶以上>3%,或 4 叶占 15%~25% 高度提示维生素 B_{12} 或叶酸缺乏;④治疗前骨髓象呈巨幼样变,凡原红细胞>2%,早幼红>5% 或两者>10% 即应考虑本病;三者分别为 5%、10% 及 15% 以上时可肯定诊断;⑤经维生素 B_{12} 和(或)叶酸治疗血常规恢复正常 1 年以上无复发。

(五)鉴别诊断

1.营养性混合型贫血

血常规中红细胞呈大细胞,低色素;骨髓象既有巨幼红细胞又有血红蛋白化不良现象。

2.红血病或红白血病

若巨幼红细胞性贫血末梢血出现有核红细胞、骨髓红系统极度增生伴巨幼样变等极似红血病,此患儿多有过不足量维生素 B_{12}、叶酸或维生素 C 治疗。但该病有神经系统表现;骨髓内粒系比例正常伴巨幼变;有核红细胞 PAS 染色阳性(巨幼红细胞性贫血骨髓中巨幼细胞糖原染色阴性);HbF 正常或稍高及维生素 B_{12} 治疗有效等可与红血病鉴别。

3.恶性贫血

我国儿童罕见。

4.黄疸型肝炎

少数患儿出现黄疸,消化道症状、肝大、尿胆原阳性及血胆红素升高易误诊为黄疸型肝炎。但患儿有中—重度贫血,肝大而无叩痛,骨髓象改变及维生素 B_{12} 或叶酸治疗后黄疸迅速消退,网织红细胞迅速上升等可与肝炎区别。

5.MDS-RA

巨幼贫(MA)常伴随两系、三系减少,与 MDS 的临床特点相似。但 MDS 骨髓除有巨幼样变外,还有淋巴样小巨核、奇数核及巨大红细胞等病态造血现象,发育不平衡的双核和奇数核最具特征;粒系分叶过少,红系各阶段体积大小不均匀,多数为胞体增大而细胞核未见明显增大,核肿胀不明显;可染铁常为内外铁均增多;应用叶酸和维生素 B_{12} 治疗无效。MA 成熟红细胞大小较一致,以大椭圆形红细胞为主;中性粒细胞核分叶过多(分五叶者>.5%);血小板大小均匀,骨髓三系血细胞的巨幼变程度比 RA 明显,呈典型巨幼变。红系早期巨变;典型的巨大晚幼粒及杆状核粒细胞,粒细胞均有胞核肿胀的特征;巨核细胞以多分叶及多圆核细胞为主,分多个小核的巨核细胞是 MA 的形态学特征。

此外少数缺铁性贫血、维生素 B_{12} 反应性贫血及慢性溶血性贫血骨髓象可见巨幼变,再障亦可见类巨幼变,注意鉴别。本病的精神神经症状易误为脑发育不全,但后者智力低下,精神神经发育落后自生后即逐渐出现。结合血液学检查,治疗反应不难鉴别。

(六)治疗

1.治疗基础病

如喂养不当应予以纠正,慢性腹泻应予以治疗,对于不能根治的先天性缺陷,只能采用补充或替代治疗。对慢性溶血患儿或长期服用抗癫痫药者应给予叶酸防治,恶性贫血、全胃切除及先天性 IF 缺陷者应每月预防性肌内注射维生素 B_{12}。加强营养及护理,按时添加辅食,治疗开始 2～3 天可鼻饲喂养。

2.药物替代疗法

(1)维生素 B_{12} 大剂量突击疗法:500μg 一次肌内注射,适用于不便多次注射的患儿;小剂量持续疗法:每次 100μg,重症加倍,每周 2～3 次肌内注射,连用 2～4 周,或至血常规恢复正常为止。维生素 B_{12} 治疗适用于母乳喂养儿及神经系统症状明显者。经治疗 2～3 周后精神好转,网织红细胞增加,6～7d 后达高峰,继之红细胞及血红蛋白上升,神经系统症状恢复较慢,甚至可暂时加重,伴神经系统症状者对治疗的反应不一,需大剂量 500～1000μg/(次·周)长时间(半年以上)的治疗;单纯维生素 B_{12} 缺乏者不宜加用叶酸,以免加重精神神经症状。

(2)叶酸 5～20mg/d,口服或肌内注射 7～14d 或持续数月,同时口服维生素 C 200mg/d 以促进叶酸的利用,适用于人工喂养儿,对维生素 B_{12} 治疗反应差或无明显神经症状者。因使用抗叶酸制剂致病者用亚叶酸钙 3～6mg/d 肌内注射。叶酸治疗后,1～2d 食欲好转,2～4d 网织红细胞上升,4～7d 达高峰,2～6 周血红蛋白及红细胞可恢复正常。骨髓中巨幼红细胞大多于 24～48h 内转为正常幼红细胞。如叶酸缺乏伴维生素 B_{12} 缺乏者,单用叶酸治疗是禁忌,须同时应用维生素 B_{12},以防神经系统病变恶化。除了存在营养不良性慢性疾病如剥脱性皮炎及溶血等,不提倡长期用叶酸。维生素 B_6 有助于神经症状恢复。

3.补钾、补铁

严重巨幼红细胞贫血患儿在治疗开始 48h 后,血钾可突然下降,加之心肌因肾性贫血缺氧,可发生突然死亡,严重 MA 患儿,治疗时应同时加用氯化钾 0.25～0.5g,每日 3 次,以防低血钾致患儿猝死。恢复期需要大量的铁,要适当加服铁剂以供造血细胞所需。严重贫血伴心功能不全或其他并发症者。应少量多次输红细胞悬液。

二、幼年型恶性贫血综合征

幼年型恶性贫血综合征(juvenile pernicious anemia syndrome)是由于先天性内因子(IF)缺乏或异常及回肠黏膜受体缺陷等多种病因(除营养性外)引起的维生素缺乏导致的巨幼红细胞性贫血。本病可有染色体异常,亚二倍体、着丝点松开,染色体收缩不良,单体间隙与断裂及巨大染色体等。胃镜检查可见胃黏膜显著萎缩,有大量淋巴及浆细胞的炎性浸润。胃酸缺乏显著,注射组胺后仍无游离酸。患儿家族中患病率比一般人群高 20 倍。在西方国家恶性贫血是维生素 B_{12} 缺乏最常见的疾病,但在东方国家少见。70%～95% 的恶性贫血合并亚急性脊髓联合变性以及神经变性。

(一)临床表现

与成人恶性贫血极相似。

(二)治疗

去除病因:维生素 B_{12} 终身治疗,由于维生素 B_{12} 难以通过髓血屏障,肌内注射和鞘内注射可提高本病的疗效。儿童：每次 15～30μg；年长儿或青少年：每次 100μg，每周肌内注射 3～5次，连用 2～4 周或直至血常规正常为止，维持量每月 100μg，肌内注射，神经系统症状明显的用量应增大至 1mg。

三、药物性巨幼红细胞性贫血

药物性巨幼红细胞性贫血是由于应用某些药物引起的巨幼细胞性贫血。可引起本症的药物通过对 DNA 合成过程中不同环节的作用延缓其合成速度，使细胞出现巨幼样改变。

（一）影响叶酸吸收、代谢的药物

氨甲蝶呤、氨苯蝶啶、乙胺嘧啶、苯妥英钠、鲁米钠、柳氮磺胺吡啶及异烟肼等影响叶酸吸收而引起巨幼红细胞性贫血，可加用叶酸治疗。

（二）影响维生素 B_{12} 吸收代谢的药物

如氨甲蝶呤、二甲双狐、苯乙双胍、秋水仙碱、新霉素、硝普钠、对氨基水杨酸及避孕药等，分别通过影响维生素 B_{12} 吸收、甲钴胺代谢及维生素 B_{12} 在血清中结合和运转等导致血清维生素 B_{12} 水平下降，而出现舌乳头萎缩、脊髓后索及侧索体征等表现。

艾滋病患儿接受抗反转录病毒治疗（antiretroviral therapy，ART），ART 抑制 DNA 合成，半年内可导致巨幼细胞性贫血；苯可以抑制造血干祖细胞分裂及分化成熟，抑制骨髓细胞合成 DNA 和 RNA，甚至引发染色体异常。对于苯中毒，尤其是慢性者所致的贫血或血细胞减少，须注意其是否向骨髓增生异常综合征发展。鉴于许多药物及化学相关性贫血会转化为骨髓增生异常综合征和白血病，应长期严密随访，评价发生骨髓增生异常综合征的可能，并及时治疗。

一旦明确或怀疑化学物及药物所致的贫血，应迅速脱离对上述物质的暴露。有条件尽可能进行血药浓度监测，使血药浓度达到治疗目的，减少药物剂量。必要时可同时服用叶酸或加维生素 B_{12} 以预防巨幼红细胞性贫血。化学物及药物对造血干祖细胞损伤所致的贫血常合并粒细胞缺乏和血小板减少，并且骨髓抑制较长，要加强支持治疗。

第三节　继发性贫血

继发性贫血又称为症状性贫血，是指非造血系统的疾病所致的骨髓造血功能降低或失血而导致的贫血。有原发基础疾病，贫血为原发疾病的症状之一。此类贫血临床上较多见，其发病率仅次于缺铁性贫血。临床上导致继发性贫血的主要病因有：感染、肝病、肾衰竭、恶性肿瘤、结缔组织病、内分泌疾病和营养不良等。此类贫血在形态上为正细胞正色素性贫血，但由于铁代谢障碍，患儿血清铁及总铁结合力均低于正常，铁蛋白增加，大量骨髓铁 C 存于单核巨噬细胞中，骨髓对贫血的代偿不足。故使用铁剂及其他造血原料如叶酸维生素 B_{12} 等治疗无效，必须针对原发疾病进行综合治疗才有效。

一、炎症疾病性贫血

慢性炎症性贫血（anemia of inflammatory disease），也称为慢性疾病性贫血（anemia of chronic disease，ACD），是由感染性疾病（如结核、伤寒、肺化脓症、心内膜炎）和非感染性疾病

（如系统性红斑狼疮、类风湿关节炎等）所引起，上述疾病持续 1～2 个月以上可伴贫血，发病率仅次于缺铁性贫血（占小儿贫血 50％ 左右），常伴典型的铁代谢紊乱和相关的血常规变化。红细胞寿命轻～中度缩短，轻度溶血的情况下骨髓红细胞生成代偿功能失调。

（一）病因

引起慢性炎症性贫血的原因很多，主要包括各种慢性感染（如肺结核、肺脓肿、肺炎、亚急性感染性心内膜炎、伤寒、败血症、脑膜炎、泌尿道感染等）以及慢性非感染性炎症（如类风湿关节炎、风湿热、系统性红斑狼疮、溃疡性结肠炎、局限性肠炎等），其次为恶性肿瘤、严重创伤等。

（二）发病机制

目前还不十分清楚，慢性炎症性贫血的发生与多种因素有关，可能是这些因素共同作用的结果，即红细胞寿命短（仅 60～90d）、促红细胞生成素（EPO）对贫血刺激的反应迟钝（EPO 水平↓）、红细胞系集落形成抑制单核－吞噬细胞系统铁的贮存与代谢异常等，而上述各种导致继发性贫血发生的因素均与细胞因子介导的免疫及炎症反应有关，其中还包括一氧化氮（NO）抑制骨髓造血、诱导 HSC 凋亡等作用，引起正细胞正色素性或低色素性贫血。

（三）临床特征

（1）贫血一般为轻、中度，原发疾病可掩盖贫血的症状，贫血可加重原发疾病症状。

（2）通常血红蛋白在 60～90g/L，大多为正细胞正色素型，但 1/4～1/2 患儿可能为正细胞低色素型，尤其是类风湿关节炎。成熟红细胞有中度大小不一，仅有轻度畸形，未见多染性和嗜碱性点彩红细胞。绝对网织红细胞数正常或轻度增加。

（3）骨髓象：骨髓中红细胞系细胞可有轻度代偿性增生，铁染色示铁粒幼细胞减少，细胞外铁减少而巨噬细胞内铁增多。幼红细胞上的转铁蛋白受体（TFR）减少。

（4）铁代谢检查：患儿的血清铁（SI）及总铁结合力（TIBC）均低于正常，故转铁蛋白饱和度（TS）正常或稍低于正常。血清铁蛋白（SF）升高，红细胞游离原叶啉（FEP）也升高。

（四）诊断及鉴别诊断

ACD 的诊断要点是：①低增生性贫血，一般为轻～中度贫血，进展慢，早期为正细胞正色素贫血，以后为小细胞低色素贫血；②血浆（清）铁浓度降低；③单核－吞噬细胞系统 C 铁增加，具体表现为血清铁蛋白增多，骨髓中红细胞系细胞可有轻度代偿性增生，铁染色示铁粒幼细胞减少，而巨噬细胞内的铁增多；④幼红细胞上的转铁蛋白受体减少；⑤一般具有慢性疾病的基础；⑥铁剂、叶酸或维生素 B_{12} 治疗无效。

（五）治疗

1.透析治疗

改善氮质血症，则贫血症状改善。

2.治疗原发病

慢性肾衰竭者可肾移植。

3.重组人促红细胞生成素（rHuEPO）

每次 50～100U/kg，每周 3 次，皮下注射，待 HCT 达 0.30～0.33（约 8 周）后，改维持量（减原剂量的 25％），保持有效的治疗水平，若用药 8 周 HCT 未达目标值，可增加剂量。治疗 1 周开始口服铁剂。

4.铁剂

口服铁元素 6mg/(kg・d),维持血清铁蛋白＞100ng/mL 和运铁蛋白饱和度＞20％。并予叶酸。

5.浓缩红细胞制品

重度贫血者可酌量应用。

6.其他

长期营养不良及感染者,由于叶酸需要增多及吸收不良,可适当补充叶酸。有文献报道,去铁胺(DFO)1g/d 治疗 ACD 患儿 1 周后 EPO 显著增加,3 周后 Hb、血细胞比容升高,症状好转。其作用可能与提高 EPO 对贫血的反应有关。

二、慢性肾功能不全性贫血

慢性肾功能不全性贫血(chronic rena failure anemia)是慢性肾功能不全引起 RBC 破坏过多,骨髓红系或三系造血障碍所致的继发性贫血或全血细胞减少。多见于重症肾脏疾病或慢性肾炎、肾炎性肾病、泌尿系慢性感染、肾肿瘤及肾囊肿等。贫血与肾功能不全程度平行。肾性贫血发生机制与下列因素有关:①EPO 生成减少,这是最重要因素(肾脏产生 90％的 EPO);②尿毒性红系造血抑制因子;③透析导致叶酸缺乏;④尿毒症时出血及血透时铁缺乏;⑤尿毒症的毒素损伤 RBC 致其寿命缩短及微血管病性溶血。上述原因导致患儿骨髓造血功能低下(特别是红细胞系造血)、溶血、失血及造血物质(如铁、叶酸)缺乏等,引起贫血,甚或全血细胞减少。

(一)临床特征

(1)有明显慢性肾功能不全的原发疾病症状及体征。

(2)具有与肾功能不全严重程度(血浆中尿素氮和肌酐量多少)相应的贫血,少数伴有出血倾向。

(3)正细胞正色素性贫血,偶见低色素或大细胞(溶血为主)贫血,Hb 低至 40～50g/L,细胞形态多正常,偶见异形(芒刺、锯齿、三角形)及碎片。白细胞数可增加,血小板数正常。

(4)骨髓红细胞系正常或减少或伴粒系增生活跃。

(5)网织红细胞正常或减少。

(6)其他出血时间和血块收缩不正常,凝血时间正常。毛细血管脆性实验可呈阳性。血清铁和总铁结合力常降低,骨髓铁染色正常,血清铁蛋白多升高。

(二)治疗

(1)透析治疗改善氮质血症。

(2)治疗原发疾病,重度慢性肾衰可肾移植。

(3)重组人促红细胞生成素(rHuEPO)每次 50～100U/kg,每周 3 次,皮下注射,待 HCT 达 0.3～0.33(约 8 周)后改维持量(原剂量的 3/4),保持治疗水平,若应用 8 周后,HCT 未达目标值,可增加剂量,治疗 1 周开始口服铁剂。

(4)输血治疗:当血红蛋白降低至 50g/L 左右时方考虑输血。输血过多不但可以使骨髓造血受到抑制,且可发生铁过剩。如无失血,红细胞悬液每次可输 10mL/kg。

(5)造血物质:长期做血液透析的患儿,可因失血而缺铁,可给予铁剂、叶酸。

三、肝病性贫血

肝病性贫血(anemiain liver disease)可由以下病因所致:①肝硬化时红细胞寿命缩短及红细胞破碎(棘细胞贫血);②继发性门脉高压时脾功能亢进;③门脉高压时食管静脉曲张,失血致缺铁;④Wilson病时红细胞中铜堆积引起慢性溶血性贫血;⑤急、慢性病毒性肝炎因叶酸缺乏的巨幼细胞性贫血。

(一)临床特征

(1)原发肝脏疾病的临床表现。

(2)贫血为轻~中度,合并出血时可为重度。

(3)血常规血红蛋白8~9g/dL,如有出血或叶酸缺乏可低至5~6g/dL。红细胞大多是正细胞正色素型;半数患儿可见血小板减少,但不低于50×10^9/L。白细胞总数正常。

(4)骨髓象:骨髓象显示红细胞系增生明显活跃,有典型的巨幼红细胞,粒/红的比值降低。肝炎后再生障碍性贫血则骨髓增生低下。

(二)治疗

(1)治疗原发疾病。

(2)输血重度贫血时,给予输注浓缩红细胞。

(3)补充造血物质:对长期出血所致贫血可给予铁剂治疗;补充维生素B_{12}、叶酸等。

(4)其他外科及中药治疗。

四、急性失血性贫血

急性失血性贫血(acute haemorrhagic anemia)是因外伤或疾病造成的血管破裂或出、凝血机制障碍,在短期内大量血液丢失造成的贫血。此类贫血的症状取决于失血的速度和程度。血容量迅速减少和由此引发严重缺氧可威胁患儿生命,当血容量快速减少1/3时可致死亡。若出血速度较慢,体液逐渐进入血液循环,血浆容量得到补充,2~3d后血容量可恢复,但血液稀释使血细胞比容明显下降,引起稀释性贫血,缺氧症状更加明显。

(一)病因

小儿常见失血的病因有如下几类。

(1)新生儿期出血。

(2)婴幼儿和儿童期急性失血,可呈潜在性或明显的出血,常见的有如下。

各种出、凝血障碍性疾病。

消化道疾病所致出血:①先天性消化道畸形:梅克尔憩室、肠息肉、食管裂孔庙、肠重复畸形;②溃疡病(胃溃疡、十二指肠溃疡、应激性溃疡)、门脉高压;③其他肠道疾病:肠套叠、出血性坏死性肠炎、过敏性紫癜并肠出血。

(3)其他外伤大出血(内脏破裂)、白血病、再生障碍性贫血、弥散性血管内凝血等。

(二)临床表现

(1)急性失血临床症状的轻重取决于失血量及失血速度,急性失血速度越快,症状越重。出血量<10%时,患儿可无明显症状,出血量>10%时,患儿出现临床症状。

(2)出血持续24h以上由于细胞外液及补液逐渐进入循环血量中,使总的血容量得到恢复,故失血量虽达50%,也不致死亡。但产生稀释性贫血,贫血及缺氧症状更明显。

（3）原发疾病的表现和不同出血部位引起的相应症状。

（三）实验室检查

1.血容量

血容量可评估失血量多少，在急性失血最初几小时，检查血容量比测定血细胞比容及血红蛋白浓度更重要。中心静脉压（CVP）是将需要补充的血容量用数量表示的最好方法。总血量减少，中心静脉压成比例降低（心力衰竭、心排出量降低或中毒性休克时的低血压，则CVP可升高）。正常CVP值为0.49～1.18kPa（3.68～8.85mmHg），＜0.49kPa（3.68mmHg）提示血容量不足。

2.血常规

出血3h后血液稀释，显示正细胞正色素性贫血。血细胞比容于出血后2h开始降低，并与出血量成正比。出血后6～12h，网织红细胞开始增加，6～11d可达0.05～0.15，14d后恢复正常。严重失血者可见外周血有核红细胞及多染性红细胞。白细胞于出血后2～5h开始升高，达（20～30）×10⁹/L，以分叶细胞和粒细胞为主，核左移，3～5d后恢复正常。血小板可上升，于出血头1h可骤然升至1000×10⁹/L，出血停止后几天恢复正常。如严重休克可出现DIC。

3.骨髓象

急性失血2d后骨髓代偿性造血增强，增生活跃，红细胞系高度增生，可达0.60，多为中幼红细胞，粒/红比值降低。粒细胞系各阶段比例正常。骨髓细胞外铁消失，铁粒幼细胞减少或消失。巨核细胞（产板型）增多。

（四）治疗

主要措施是立即止血，迅速恢复血容量及防治休克，三者同时进行。

（1）保暖、镇静。

（2）止血：依据出血部位及病因不同，给予压迫止血结扎止血或用止血剂，按需行成分输血或手术探查止血。

（3）恢复血容量：应迅速给予电解质溶液、血浆清蛋白溶液或右旋糖酐静脉输入，并积极准备输血。输血量以估计失血量为准，头半小时内按30～50mL/kg加压输入，如输完后血压仍不升，可再重复半量（15～25mL/kg），以后再半量至血压稳定为止。应防止心脏负荷过大及其他并发症。

（4）防治休克：除迅速扩容外，休克时可给予调整血管紧张度的药物、强心药、镇静药及肾上腺皮质激素等。

（5）补充铁剂：应口服铁剂1～2个月（白血病及再生障碍性贫血除外）。

（6）治疗原发疾病。

五、特发性肺含铁血黄素沉着症

特发性肺含铁血黄素沉着症（idiopathic pulmonary hemosiderosis，IPH）是一种原因尚不明了的肺泡毛细血管出血性疾病，也称原发性肺褐色硬变综合征或Ceelen病。临床特点为反复发作的呼吸道症状、咯血和慢性失血性贫血；晚期有肺功能不全和心力衰竭。可能与下列因素有关：①肺泡壁毛细血管和附近上皮细胞的结构与功能异常，原发性肺弹力纤维发育异常。②自主神经调节紊乱引起肺循环压周期性升高，导致肺毛细血管破裂出血。③免疫因素，一些患儿有牛奶不耐受,可以伴发或继发自身免疫性疾病,如系统性红斑狼疮、特发性血小板减少性紫癜和类风湿关节炎等,本症用激素或免疫抑制剂治疗有效,最新研究发现细胞因子和自身免疫性血管炎在 IPH 发病中有一定作用。在急性肺出血前 5~10d 内,患儿先出现外周血嗜酸性粒细胞增多,随后出现中性粒细胞减少。④感染:此症与肺部不明原因感染(尤其与病毒感染)有关。⑤遗传因素:同胞兄弟可同患本病。

(一)临床表现及分期

病情缓急不一,间歇反复发作,发作期为 2~10d 或数周。表现为咯血、双肺浸润和缺铁性贫血三联征。临床上可分为急性出血期、慢性反复发作期及静止期或后遗症期。

1.急性出血期

发病突然,常见面色苍黄伴乏力,可有轻度黄疸和体重下降。咳嗽、低热、痰中带血丝或暗红色小血块,偶可见大量吐血及腹痛。也可见呼吸急促、发绀、心悸及脉搏加速。肺部体征不尽相同,可无阳性体征,也可闻呼吸音减弱或呈支气管呼吸音,少数可闻干、湿啰音或喘鸣音;严重病例可出现心衰。

2.慢性反复发作期

急性期过后大部分患儿可能进入此期。反复发作,常有肺内异物刺激所致的慢性咳嗽、胸痛、低热、哮喘等;咯出物有少量较新鲜的血丝或陈旧小血块。

3.静止期或后遗症期

静止期指肺内出血已停止,无明显临床症状。后遗症期指由于反复出血已形成较广泛的肺间质纤维化。临床表现为有多年发作的病史及不同程度的肺功能不全,小支气管出现不同程度的狭窄扭曲,反复发作多年的儿童尚有通气功能障碍;可见肝、脾大、杵状指(趾)及心电图异常变化。胸部 X 线片显示肺纹理增多而粗糙,可有小囊样透亮区或纤维化、肺不张、肺气肿、支气管扩张或肺心病等。

(二)实验室检查

1.血常规

小细胞低色素性贫血,中度以上贫血占 80%,Hb 为 20~110g/L,网织红细胞多增多,部分患儿出现嗜酸性粒细胞增多,血小板正常。

2.血液

检查血清铁降低、转铁蛋白饱和度降低,总铁结合力升高,但三者不一定同时出现。多数病例 IgA、IgM、IgG 升高,Coombs 试验阴性。发作期间接胆红素轻度增加。

3.骨髓象

呈红细胞系增生旺盛,以中、晚幼红为主的缺铁性贫血常规,个别病例可见巨幼红细胞。

4.痰液和胃液检查

反复多次胃液和痰涂片或肺泡灌洗液经铁染色后可见大量巨噬细胞中充满含铁血黄素颗粒,无咯血的患儿也可为阳性(阳性率可达 94%)。

5.影像学检查

不同病期,X 线表现可分为 4 种类型:①急性肺出血期:两侧肺野透亮度明显降低,呈毛玻璃样改变及大片云絮状或斑片状阴影,以肺门及中、下肺野多见,短期可消失或增多,可出现支气管充气征,可见肺门淋巴结肿大或肺不张;②肺出血静止期:急性肺出血静止期表现为正常或两肺纹理增多、紊乱,慢性肺出血静止期可见肺内散在数量不等的粟粒样阴影;③慢性期急性发作:表现为肺野透亮度降低,肺纹理呈网状改变,肺内弥散细或粗颗粒影及大片模糊影,心影多增大;④慢性迁延后遗症期:表现为肺野呈粗网状改变,弥散性结节影像或粗条索状影像,心影呈普大型。HRCT 可显示肺间质性病变。

(三)诊断及鉴别诊断

凡缺铁性贫血伴有慢性肺部疾病的病例均应考虑 IPH 可能性。本病诊断主要依据:①有反复发作性咳嗽、气急、发热等呼吸道症状;②不明原因的间歇性咯血;③缺铁性贫血,无明显原因可查,尤其伴有咯血者,贫血程度与咯血量不相称;④胸部 X 线有较广泛病变,呈毛玻璃状、点状、结节状或网状阴影,并随病情发展而变化;⑤发作期痰涂片或胃液检查可见大量含铁血黄素细胞,有条件应行肺活检以确诊;⑥除外继发性肺含铁血黄素沉着症,如二尖瓣狭窄、结缔组织疾病、过敏性紫癜所致肺内含铁血黄素沉着。具备前 4 项基本可确诊,但应进一步查含铁血黄素巨噬细胞,有条件应行肺活检。

需与本病鉴别的疾病有:特发性肺间质纤维化、Goodpasture 综合征、粟粒性肺结核、肺泡微石症、恶性组织细胞病等。由于本病具备上述特点,鉴别不难。

(四)治疗

1.肾上腺皮质激素

目前以皮质激素为首选,疗效肯定,急性重症者发作期可静脉用药,地塞米松 5～10mg/d 或甲泼尼龙冲击治疗,病情控制后可选用泼尼松 1～2mg/(kg·d)口服,2～3 周症状缓解逐渐减至最小量,并维持治疗 1～2 年。小剂量激素长期维持治疗能减少发作次数及程度,可改善长期预后。

2.免疫抑制剂

对于激素治疗效果不佳者,可选用其他免疫抑制剂:①硫唑嘌呤 2～3mg/(kg·d)持续 6 周,减量至 1.25mg/(kg·d),至症状完全静止 1 年后停药,可与激素联合用药;②长期小剂量环磷酰胺维持治疗,可见血小板减少,应定期监测血小板数。也可试用中药火把花根。

3.去铁治疗

适用于慢性肺部症状及有 X 线征者,试用去铁胺,可去除肺内过多铁沉积,减轻肺纤维化。

4.脾切除术

适应证:①激素、中药等内科治疗无效;②合并严重溶血反应;③合并脾功能亢进或脾大较明显者;④合并血小板减少性紫癜。

5.其他

口服铁剂纠正贫血,重者可适量输红细胞悬液。

(五)预后

本病预后差,病死率为 42%～50%,多于发病 1～5 年内因心肺功能衰竭致死。平均病程为 2.9 年,少数病情进展急剧于数周内死亡,长期生存(>10 年)可有肺纤维化、肺气肿等肺功能不全,亦有自发痊愈者(约 20%)。

六、石骨症

石骨症(osteopetrosis)又名大理石骨病(marble bone diseas),1904 年由德国放射学家 Albers-Schonberg 首次发现,故又称 Albers-Schonberg 病,是一种少见的遗传性骨发育障碍性疾病。可能与调控破骨细胞的分化或成熟过程中的基因缺陷有关:①50%以上的重型石骨症患儿有编码破骨细胞 V-ATP 酶的 α_3 亚单位的基因 OC116 及编码破骨细胞特异性泡样质子泵的基因 TCIRGI 的不同突变;②婴儿恶性石骨症中也可有 CIC-7 突变(氯离子通道丧失),该致病基因位于染色体 1p21 止的微卫星标志 DIS486 和 DIS2792 之间;③LRP5(为 Wnt 的复合受体成分之一)基因变异将导致骨密度的改变(增加或减少)。由于骨髓发生硬化而导致贫血。其特点为全身性骨质硬化,骨塑型异常,进行性贫血,肝脾大,易发生骨折,往往有家族史。

(一)分型及临床表现

本症可分 2 型:①轻型(成年型),常染色体显性遗传;②重型:又称婴儿恶性石骨症,为常染色体隐性遗传。

1.轻型石骨症

轻型石骨症多见于成人,发病较晚,进展慢,骨骼硬化主要位于脊椎和骨盆。80%的患儿可以出现轻重不等的临床表现,最常见的是骨折,愈合很慢;可有髋关节炎、下颌骨骨髓炎、脑神经受累的表现[如听力丧失、视神经萎缩和(或)面神经麻痹等]。少部分患儿无临床症状,做 X 线检查时或尸检时发现。轻型石骨症预后良好。

2.重型石骨症(婴儿恶性石骨症)

(1)可生后即为死胎,多婴儿期发病,病情重,进展快,多于早期死亡。

(2)骨髓组织萎缩,进行性贫血,重症者白细胞和血小板明显减少,易感染及出血。

(3)髓外造血,致肝脾大,脾大明显(代偿性骨髓外造血)。

(4)病理性骨折,可为多发性,骨折后呈畸形愈合,常见鸡胸、髋内翻及脊柱侧弯等。

(5)方颅、前囟大、肋骨串珠等佝偻病体征。

(6)颅骨硬化增生,颅底各孔变小,可影响脑脊液及血液回流而发生脑积水、脑血管梗死,可压迫脑神经导致视神经萎缩、听力减退、面神经麻痹等。

(7)顽固性新生儿低钙血症(血浆钙<1.5mmol/L)。

(8)其他表现有:智力体格发育障碍营养不良、出牙延迟或牙齿发育不良等。多因进行性贫血、感染等于 10 岁内死亡。

(二)实验室检查

1.血液系统

多有中～重度贫血,呈正细胞正色素性或小细胞低色素性贫血。血涂片可见泪滴状红细胞、嗜多色性或点彩红细胞以及有核红细胞。网织红细胞及白细胞数升高,可见各期幼稚粒细胞。血小板可减少。骨髓穿刺呈"干抽",常不易成功,造血功能低下。

2.骨骼系统

广泛性全身骨质硬化,骨皮质和骨松质均受累,骨小梁增厚,数目增多并失去正常结构,骨髓间隔和髓腔缩小、消失,骨髓萎缩。X 线影像学改变(可达 90%)为全身骨质密度普遍升高,呈对称性,以颅底骨尤为明显,骨髓腔变窄、模糊或闭塞,可见特征性表现:①夹心椎征象,即椎体上、下部呈带状致密增白而中央部密度相对较低而形成状如"夹心饼干"样改变;②髂骨翼同心环状征及在长骨干骺端伴浓淡交替横纹或条带状影;③长骨端呈棒状膨大或干骺端张开、增宽,部分伴有边缘不规则或锯齿状改变;④骨中骨征象,分布广泛。常染色体显性遗传性石骨症肌酸激酶(creatine kinase,CK)-BB 同工酶明显升高,可为石骨症的血清标志物。血磷及碱性磷酸酶正常。

(三)诊断及鉴别诊断

对婴幼儿重症贫血、肝脾大(尤以脾大明显)、末梢血泪滴状红细胞、各期幼红细胞、粒细胞,骨髓穿刺不能成功者应考虑本病,经全身骨髓 X 线检查可确诊。本症应与骨髓纤维化、慢性粒细胞白血病、佝偻病及脂质沉积性疾病等鉴别。

(四)治疗

(1)对症治疗,如控制感染、加强营养、纠正贫血及处理骨折等。

(2)肾上腺皮质激素可改善贫血。

(3)脾大及脾功能亢进者行脾切除术。

(4)可试用 γ-干扰素,促进恶性石骨症异常的破骨细胞向正常的破骨细胞转化。

(5)异基因骨髓移植:尽早进行骨髓移植。移植后骨髓破骨细胞功能恢复而致骨质吸收增强,骨髓畸形可以得到纠正,重建造血功能。

七、骨髓纤维化

骨髓纤维化(myelo fibrosis)是指骨髓中成纤维细胞增生,胶原纤维沉积伴有肝、脾等器官髓外造血为特征的一组疾病。临床上主要表现为贫血、髓外造血现象及骨髓"干抽"三大特征。本病小儿少见,其中 2/3 的患儿年龄小于 3 岁,最小为 7.5 个月。按病因可分原发性和继发性;按起病缓急可分慢性和急性。原发性骨髓纤维化(idiopathic myelofibrosis,IMF)可能与下列改变有关。

(1)酪氨酸激酶受体突变、γ-基丁酸转运蛋白 I(GATA1)突变,JAK2 基因突变,C-MPI受体突变。

(2)巨核细胞和(或)单核细胞的克隆性增生伴随异常的细胞因子释放(TGF-β、PDGF、bFGF 等),介导成纤维细胞的多克隆增生。

(3)TGF-β、bFGF、VEGF 等对骨髓微血管的形成有刺激作用,IMF 患儿的骨髓微血管密度升高,此类患儿预后不佳,多伴有脾大。而继发性则伴有明确疾病,如骨髓增生性疾病、恶性肿瘤、感染性疾病等。本节重点阐述原发性骨髓纤维化。

(一)临床表现

(1)进行性贫血,不规则发热,乏力,食欲减退,体重减轻,可有关节痛。

(2)肝脾逐渐肿大,甚至呈巨脾,淋巴结肿大。

(二)实验室检查

(1)血常规:中~重度贫血,呈正细胞、正色素性,网织红细胞多增加(达 0.02~0.05),可见幼红细胞。红细胞大小不等,异形(可见泪滴状、逗点状)、多嗜性红细胞。白细胞增加,为(10~30)×10⁹/L,各阶段幼粒细胞、原粒细胞可达 0.05~0.60,嗜酸性及嗜碱性粒细胞增多。血小板常>400×10⁹/L,可见巨血小板及巨核细胞碎片。多数病例的中性粒细胞碱性磷酸酶积分升高。

（2）骨髓象：骨髓多部位穿刺常"干抽"，偶可抽到局灶性代偿性增生骨髓。骨髓活检可见不同程度的纤维化及骨髓增生灶（如巨核细胞增生）。少数非典型病例 ph1 染色体阳性。

（3）脾、淋巴结穿刺：可见髓外造血（髓样化生）的特征。

（4）骨 X 线骨密度增加，有斑点状透亮区，重者有骨质硬化改变。

（三）诊断及鉴别诊断

1.诊断依据

（1）脾大。

（2）贫血，外周血中可见泪滴状红细胞、幼稚红细胞和幼稚粒细胞。

（3）骨髓多次"干抽"或呈增生低下。

（4）肝、脾、淋巴结病理检查示有造血灶。

（5）骨髓活检病理切片示胶原纤维或（和）网状纤维明显增生。其中最后一条为必备条件，并除外继发性 MF 即可诊断。

2.鉴别诊断

本病应与慢性粒细胞白血病及石骨症等鉴别。

（四）治疗

小儿病例疗效差，存活 5 年者极少，多由于急粒变、心力衰竭、出血或感染致死。可试用泼尼松、司坦唑醇、羟基脲及 α-干扰素治疗。严重溶血、血小板减少、巨脾、脾亢者可切脾治疗，巨脾或脾区痛者可应用脾区照射。有条件者可试用异基因造血干细胞移植。

八、脾功能亢进

脾功能亢进（hypersplenism），简称脾亢，是指各种不同疾病伴有脾大，引起一系或多系血细胞减少，骨髓中造血细胞反应性增生，脾脏切除后，血常规恢复，临床症状缓解。

（一）病因

可分为原发性及继发性两大类。

1.原发性脾亢

脾大原因不明者，可分为脾性血小板减少症、脾性中性粒细胞减少症、脾性贫血、脾性溶血性贫血等。

2.继发性脾亢

（1）充血性脾大：肝硬化，门静脉、脾静脉肝外阻塞，班替综合征，右心衰竭，肝癌等。

（2）感染性脾大：传染性单核细胞增多症、病毒性肝炎、疟疾、黑热病、粟粒性肺结核、细菌性心内膜炎、血吸虫病等。

（3）血液病脾大：急、慢性白血病、恶性淋巴瘤、恶性组织细胞病、骨髓纤维化、真性红细胞增多症、石骨症等。

（4）单核巨噬细胞系统增生症：葡糖脑苷脂沉积病（戈谢病）、勒雪病、慢性网状内皮细胞增生症（韩-薛-柯综合征）等。

（5）慢性溶血性疾病：HS、HE、地中海贫血、镰状细胞性贫血。

（6）结缔组织性疾病：系统性红斑狼疮、幼年型类风湿关节炎等。

（7）其他：脾脏肿瘤、海绵状血管瘤等。

（二）临床表现

1.原发性

若三系减少，可见苍白，常发生呼吸道及皮肤感染，皮肤黏膜及/内脏出血。轻～中度脾大，亦可呈巨脾。

2.继发性

原发病表现和末梢血中一系或多系细胞减少。

（三）实验室检查

1.血常规呈正细胞、正色素性贫血，Hb 呈中～重度减少，粒细胞和血小板减少，不典型者可一系或多系减少。

2.^{51}Cr 标记的红细胞或血小板寿命缩短，主要在脾破坏（脾可不大）。

3.骨髓象：末梢减少的细胞系在骨髓中相应高度增生，幼稚细胞增多。无明显脾脏肿大者应做检查，证实是否肿大或有副脾。

（四）诊断及鉴别诊断

原发性脾亢一般难以确诊，必须排除继发性全血细胞减少的各种原因才能考虑。

脾切除术后，外周血各系血细胞恢复正常，有助于脾功能亢进的诊断。脾亢时三系减少需注意与再生障碍性贫血、急性白血病及 PNH 鉴别。

（五）治疗

1.治疗原发疾病。

2.脾切除适应证

（1）^{51}Cr 标记证实血细胞在脾破坏为主，肝脾比值＞1.8 时，如 HS 可切脾（慢性粒细胞白血病可做脾放疗）。

（2）血小板＜$20\times10^9/L$，伴严重出血。

（3）粒细胞＜$0.5\times10^9/L$，常发生感染。

（4）巨脾或伴脾栓塞有脾破裂可能者。

（5）脾亢继发于其他疾病者，一般治无效（如获得性溶血性贫血、地中海贫血等）。相对适应证：血小板（20～50）$\times10^9/L$，白细胞（0.5～1.0）$\times10^9/L$，无严重感染及出血倾向。

第四节　中性粒细胞疾病

一、中性粒细胞减少症

中性粒细胞减少症（neutrocytopenia，granulocytopenia）是指外周血中性粒细胞（ANC）绝对值低于正常值，即新生儿生后 2 周～1 岁时 ANC＜$1.0\times10^9/L$，＞1 岁及成人＜$1.5\times10^9/L$，ANC＜$0.5\times10^9/L$ 称粒细胞缺乏。

中性粒细胞减少的病因分类：一般继发性中性粒细胞减少症多见，原发性者少见。

1．粒系造血生成减少

（1）先天性：①遗传性。常染色体隐性遗传，婴幼儿遗传性粒细胞缺乏症（Kostmann 综合征）；常染色体显性遗传，家族性良性慢性中性粒细胞减少症。②慢性良性中性粒细胞减少症。③网状组织发生异常（又称先天性中性粒细胞减少症）。④周期性中性粒细胞减少症。⑤中性粒细胞减少伴无丙种球蛋白血症。⑥中性粒细胞减少伴细胞免疫异常及毛发、软骨发育不良。⑦中性粒细胞减少伴胰腺功能不全（Schwachman-Diamond 综合征）。⑧中性粒细胞减少伴代谢性疾病。⑨骨髓再生不良（Fanconi 贫血、先天性家族性再生障碍性贫血和先天性角化不良）。⑩骨髓浸润：石骨症、葡糖脑苷脂沉积病、尼曼-匹克病和胱氨酸病。

（2）获得性：①急性。急性暂时性中性粒细胞减少。病毒感染：HIV，EBV，甲、乙型肝炎病毒，呼吸道合胞病毒，麻疹，风疹和水痘病毒。细菌感染：伤寒、副伤寒、结核、布鲁杆菌及立克次体病。②慢性：骨髓再生不良：特发性；继发性：抗癌药（6IP、MTX、CTX、Ara-C、多柔比星等）、抗感染药（氯霉素、磺胺类）、解热止痛药、放射线、免疫反应、营养不良、铜缺乏、维生素 B_{12} 及叶酸缺乏等。骨髓的肿瘤性浸润。

2．中性粒细胞破坏增加或分布异常

（1）免疫性：①药物诱发。②同族免疫性：母-胎性，多次输血。③自身免疫性中性粒细胞减少：特发性；继发性：SLE、类风湿关节炎、淋巴瘤、慢性活动性肝炎、HIV 感染。

（2）非免疫性：假性中性粒细胞减少症、无效粒系造血、感染和脾亢。

临床表现主要是易并发感染，严重程度与 ANC 减少程度有关。一般当 $ANC < 1.0 \times 10^9/L$ 时，发生口炎、牙龈炎和皮肤感染；$ANC < 0.5 \times 10^9/L$ 时可致严重感染；$ANC < 0.1 \times 10^9/L$ 则可引起致死性感染、G^- 杆菌败血症、广泛的坏死性、溃疡性病灶（咽、鼻组织、皮肤，胃肠道，阴道及子宫）等。

（一）重型先天性慢性中性粒细胞减少症

重型先天性慢性中性粒细胞减少症（severe congenital neutrocytopenia）又称 Kostmann 综合征，为常染色体显性或隐性遗传，主要是由细胞内源性缺陷所致，骨髓早幼粒细胞或中幼粒细胞发育停滞。

1．临床特点

①出生时出现中性粒细胞减少，婴儿早期（2～3 个月）反复发生严重金黄色葡萄球菌及大肠埃希菌的化脓性感染（如中耳炎、肺炎、尿路感染、皮肤黏膜溃疡性病变），尤以皮肤（出生后脐炎）和肺部为甚。②PMN $< (0.2 \sim 0.3) \times 10^9/L$，或阙如，单核细胞和嗜酸性粒细胞绝对值升高（白细胞数近于正常）；对疫苗的免疫反应可以正常，IgG 水平升高。③骨髓粒细胞成熟障碍，以早幼粒为主，早幼粒细胞形态表现有核变形、胞质呈空泡变性。中性中幼粒、杆状核或 PMN 明显减少，单核细胞、嗜酸性粒细胞、组织细胞和反应性浆细胞增多；骨髓细胞培养显示 CFIMJM 显著减少和形态异常。④肾上腺素试验：氢化可的松刺激试验无反应。⑤常于婴儿期或出生后 2 年内因暴发性败血症或肺炎死亡。⑥转变为 MDS 或 AML。

2．治疗

（1）G-CSF：90％患儿有疗效，推荐开始剂量为 $5 \sim 10 \mu g/(kg \cdot d)$，依治疗反应调整剂量，维持中性粒细胞在 $(1.0 \sim 5.0) \times 10^9/L$ 水平。部分反应者是指使用 G-CSF 后，中性粒细胞在

$(0.5\sim1.0)\times10^9/L$ 水平。

(2)异基因 BMT 可根治。

(二)先天性中性粒细胞缺乏症

先天性中性粒细胞缺乏症(congenital aleukocytosis)是一种常染色体隐性遗传性疾病,表现为粒细胞严重缺乏,发病机制不明,为致死性疾病。临床特点为:①骨髓干细胞不能分化为中性粒细胞及淋巴细胞,红细胞系及巨核系发育正常;②胸腺发育不全、淋巴细胞减少及低丙种球蛋白血症;③反复感染,死于新生儿期。

(三)周期性中性粒细胞减少症

周期性中性粒细胞减少症(cyclic neutropenia)亦称周期性粒细胞缺乏症,是周期性发作中性粒细胞减少症伴各种感染的先天性疾病,呈常染色体显性遗传,约 25% 的患儿有遗传学背景,可散发或家族性发病。可能为造血干细胞的调节缺陷所致,可累及红细胞系及巨核系祖细胞,以婴幼儿发病者居多,女性多于男性。

1.临床表现

(1)呈周期性中性粒细胞减少,在外周血粒细胞极度下降期可致感染,此期可为 $3\sim10d$,多伴发热感染等症。约间歇 3 周发作 1 次,发作期的外周血 WBC 可正常或偏低,但中性粒细胞常低于 $0.5\times10^9/L$。

(2)本病间歇期可无症状。

(3)周期性中性粒细胞减少可持续终生,但不会发展为再障或白血病。

2.实验室检查

(1)血常规:发作时 WBC$(2.0\sim4.0)\times10^9/L$,中性粒细胞<0.1,严重者其绝对值$<0.2\times10^9/L$,甚至完全消失。半数病例伴单核细胞及嗜酸性粒细胞绝对值增加。少数病例红细胞及血小板有相似的周期性改变。

(2)骨髓象:呈周期性骨髓粒细胞系发育障碍,粒系增生明显降低伴中性粒细胞成熟障碍,停滞在中幼粒细胞阶段,缺少晚期粒系祖细胞。

(3)间歇期:外周 WBC 亦可正常或偏低,中性粒细胞可升至 $0.5\times10^9/L$ 以上,偶可到正常值下限。

该病诊断主要依靠临床表现,外周血中性粒细胞周期性变化以及骨髓象特征。

3.治疗

(1)轻症不用治疗,注意口腔和皮肤清洁卫生,避免感染。

(2)中性粒细胞严重减少合并感染时可应用抗生素治疗。

(3)皮质类固醇部分病例有效。

(4)G-CSF 或 GM～CSF $5\mu g/(kg \cdot d)$,必要时可连用数月,也可每周 3 次,效果较好。

(四)小儿慢性良性中性粒细胞减少症

小儿慢性良性中性粒细胞减少症(infantile chronic benign neutropenia)是乳、幼儿期较常见的中性粒细胞减少症,可能是由于中性粒细胞在末梢循环中一过性破坏增加所致。

临床特点:①生后 6 个月至幼儿期开始发生中性粒细胞减少$[(0.5\sim1.0)\times10^9/L]$;②伴反复感染(中耳炎、甲沟炎、肺炎、齿龈炎及皮肤感染等),抗生素治疗有效;③经 2～3 年后中性粒细胞数恢复正常,易感染性减少,预后良好;④末梢血中嗜中性杆状核白细胞显著增加,分叶核明显减少,淋巴细胞增加;⑤骨髓象:有核细胞正常或增多,杆状核以后中性粒细胞居多;⑥肾上腺素试验及氢化可的松刺激试验正常,Rebuck 皮肤开窗试验结果正常～低下;⑦CFU-GM 正常;⑧必要时可予 G-CFS 治疗。

(五)原发性免疫缺陷伴中性粒细胞减少症

原发性免疫缺陷病中伴中性粒细胞减少症是其感染率高的重要原因。原发性免疫缺陷病牵涉免疫系统的所有成员。多为单基因遗传,合并严重中性粒细胞减少的情况有:

1.网状组织发育不良

网状组织发育不良是重症联合免疫缺陷的一种表现。又称先天性无白细胞。特点为:髓系及淋巴系定向干细胞选择性造血衰竭,巨噬细胞缺乏,患儿出生后 1 年内因严重感染死亡。淋巴结、扁桃体、肠集合淋巴结和小动脉周围区淋巴细胞和生发中心滤泡缺乏。急性严重感染时,可输注经照射的粒细胞;骨髓移植治疗该病有成功报道。

2.X 连锁无丙种球蛋白血症

部分患儿常有周期性严重中性粒细胞减少。机制未明,相关 XLA 基因表达于髓系细胞。

3.高 IgM 综合征

半数患儿表现有周期性或慢性中性粒细胞减少,可能与自身抗体形成有关。由于 CD40 配体基因突变,骨髓造血微环境中细胞因子与造血细胞缺乏有关,患儿骨髓髓系细胞停滞于空泡形成的早幼粒阶段。

(六)获得性中性粒细胞减少症

获得性中性粒细胞减少症主要指骨髓髓系祖细胞增生低下,无颗粒形成,循环中破坏增加,或异常的组织分配。

1.感染性中性粒细胞减少症

(1)病毒感染是儿童暂时性中性粒细胞减少的最常见病因。常见的引起中性粒细胞减少的病毒有:甲型肝炎病毒、乙型肝炎病毒、单纯疱疹病毒、巨细胞病毒、EB 病毒、甲型流感病毒、乙型流感病毒、麻疹、腮腺炎病毒、风疹、呼吸道合胞病毒。

暂时性中性粒细胞减少常发生在疾病开始的 1～2d,此时为病毒血症期,并持续 3～7d。中性粒细胞减少的程度可以很重,但很少引起严重细菌感染,与中性粒细胞从循环池再分配至边缘池有关。中性粒细胞被补体激活后发生聚集,或被循环中的抗体破坏。

长期中性粒细胞减少常见于:乙型肝炎、EB 病毒、微小病毒 B19、柯萨奇病毒、HIV 感染。

(2)细菌感染:中性粒细胞减少亦可见于细菌感染。常见于细胞内微生物感染:伤寒、副伤寒、布鲁菌病可见中性粒细胞减少;弥散性、粟粒性肺结核也可见中性粒细胞减少;立克次体也是引起中性粒细胞减少的重要感染原因。斑疹伤寒等感染累及肺部及脑部血管内皮细胞时,因血管炎而继发中性粒细胞减少。

败血症可致中性粒细胞严重减少。因为破坏增加,消耗增加及滞留于肺部毛细血管。细胞滞留引起毒性介质释放及组织损伤。新生儿因细胞储存池少,粒细胞产生的代偿力有限,更易因败血症而引起中性粒细胞减少。

(3)原虫感染:黑热病常引起中性粒细胞甚至全血细胞减少。机制为脾功能亢进、抗中性粒细胞抗体,及无效造血。疟疾、锥虫病也常并发中性粒细胞减少。疟疾发热期中性粒细胞减少主要是细胞迁移。

2.中毒性中性粒细胞减少症

中毒性中性粒细胞减少症(toxicogranulocytopenia)主要是指放射性物质及某些药物直接作用于骨髓抑制造血所致的中性粒细胞减少。

(1)临床表现。

症状和体征:①起病多缓慢,症状多较轻,呈间歇性发热、口炎或溃疡。可继发严重感染。②不同程度的肝脾、淋巴结肿大。

实验室检查:①血常规:白细胞减少,单核细胞、嗜酸性粒细胞常增多。②骨髓象:疾病极期红细胞、巨核细胞系正常,粒细胞系增生低下,有较多的浆细胞;恢复时,骨髓中中性粒细胞先回升,4~5d 后血中中性粒细胞上升。

(2)治疗:停用药物;G-CSF 可以缩短中性粒细胞恢复期。

3.免疫性中性粒细胞减少症

(1)新生儿同种免疫性中性粒细胞减少症:新生儿同种免疫性中性粒细胞减少症(neonatal isoimmune granulocytopenia)是由于胎儿。白细胞抗原型别不合而引起的暂时性中性粒细胞减少。其发病机制与新生儿同种免疫溶血病相似,因母-胎的白细胞血型不合,母体被胎儿中性粒细胞抗原致敏,产生同种中性粒细胞的免疫抗体 IgG,经多次妊娠,抗体效价逐渐增加,通过胎盘进入胎儿,凝集白细胞引起中性粒细胞减少。本病为自限性疾病,病程为3~12周,中数期 7 周,个别可达 4 个月。

临床表现:轻症无感染症状,重者主要为皮肤感染、脐炎,甚至发生败血症、脑膜炎以致死亡。

实验室检查:①血常规:不同程度的白细胞和中性粒细胞减少伴单核细胞和嗜酸性粒细胞增多,重症感染时血小板、血红蛋白可降低。②骨髓象:粒细胞系增生活跃伴成熟中性粒细胞减少。③血清免疫学:母、子血清中有相同的抗白细胞抗体,可凝集父、子中性粒细胞。

治疗:①注意清洁卫生,空气消毒,加强护理。②合并感染时选用抗生素治疗。③血浆交换:发生致命感染时可血浆交换以去除抗体,同时输母亲中性粒细胞(注意防止发生中性粒细胞肺内堆积和缺氧症)。④类固醇皮质激素:可适量口服泼尼松抑制免疫反应。

(2)自身免疫性中性粒细胞减少症:自身免疫性中性粒细胞减少症(autoimmune granulocytopenia)是因机体产生抗自身白细胞抗体,导致中性粒细胞减少。可分为:特发性(原因不明)和获得性。获得性常见于病毒感染(如传染性单核细胞增生症)、类风湿病、SLE、血管免疫母细胞淋巴结病、Felty 综合征及慢性活动性肝炎等。其自身抗体为抗中性粒细胞 NA2 抗体。原发性自身免疫性中性粒细胞减少症主要见于婴幼儿期,发病高峰在 3 岁前,2/3 的患儿在5~15个月时被诊断。无引起中性粒细胞减少的相关疾病或因素。

临床表现:①常见轻症皮肤感染及咽炎、蜂窝织炎和黏膜溃疡,少部分有严重感染包括肺炎、脑炎及败血症。②偶有轻、中度脾大。③80%的患儿中性粒细胞减少持续 7~24 个月,抗体消失后中性粒细胞计数恢复正常。

实验室检查:①外周血:严重中性粒细胞缺乏[$(0\sim1.0)\times10^9$/L],伴单核细胞代偿性增生。②骨髓:呈粒系祖细胞增生活跃,中性粒细胞发育停滞在较晚阶段,成熟(分叶核)中性粒细胞数量明显减少。③血清抗中性粒细胞抗体阳性。

治疗:①抗生素治疗:严重感染可联用 IVIG。②泼尼松 $1\sim2mg/(kg \cdot d)$,有一定效果,但停药易复发。③G-CSF $5\sim10\mu g/(kg \cdot d)$。

(3)继发性同种免疫性中性粒细胞减少症:继发性同种免疫性中性粒细胞减少症是由抗体、T 细胞介导的免疫损伤,靶抗原在细胞膜或细胞内。少部分患儿有粒细胞功能障碍。

Evans 综合征:特点为自身免疫性溶血性贫血伴免疫性血小板减少,可伴中性粒细胞减少。

活动性 SLE:中性粒细胞减少程度较轻,常提示疾病活动期。机制为免疫抑制因子对骨髓的抑制,存在特异性或非特异性抗中性粒细胞抗体。主要治疗 SLE。

Felty 综合征:三联征为关节炎、巨大脾脏及中性粒细胞减少。患儿血清高风湿因子、免疫复合物及抗核抗体阳性,并有高丙种球蛋白血症、反复化脓性感染。可予免疫抑制治疗。酌情使用 GXSF,但注意容易发生血管炎。

二、中性粒细胞减少症诊断与治疗

中性粒细胞减少症可由多种因素引起,主要包括感染、免疫、理化因素、脾功能亢进和肿瘤性疾病等。感染尤其是病毒感染是导致中性粒细胞减少症的重要原因,多数患儿经过治疗预后良好;少数粒细胞减少持续时间长者需长期随诊,监测血常规、骨髓象,并进一步寻找病因。

(一)诊断

1.病史

中性粒细胞减少发生的时间,发作频率,感染严重程度,药物或毒物接触史。

2.家族史

家族成员中慢性或反复感染史,查家系成员的中性粒细胞绝对值数,家系中 1 岁以下死因不明者及患儿种族。

3.体检

有无合并畸形,生长发育情况,感染部位,特别注意口腔黏膜、淋巴结、肝、脾、牙龈及肛周;有无其他原发疾病的表现。

4.实验室检查

(1)在 $6\sim8$ 周中每周 $2\sim3$ 次白细胞计数和分类,发现粒细胞减少应于 $3\sim4$ 周后复查,了解其恢复情况。

(2)持续粒细胞减少者,应测定血清抗中性粒细胞抗体。

(3)慢性中性粒细胞减少合并反复感染者宜追踪观察 6 周,排除周期性中性粒细胞减少症和 Kostmann 综合征。

(4)骨髓检查排除骨髓疾病。

(5)生长发育追踪。

(6)免疫学检查排除风湿性疾病。

(二)治疗

治疗原则:祛除病因,防治感染,适当使用升白细胞药物,遗传性者可考虑异基因造血干细胞移植。以下主要介绍适用于继发性中性粒细胞减少症的治疗。

1.病因治疗

继发性者积极治疗原发病。如感染引起者应控制感染;药物引起者停用该药物;接触放射线所致者应停止接触。

2.积极防治感染

(1)ANC$<1\times10^9$/L 时,进行保护性隔离或置于层流病室。

(2)加强皮肤、口腔护理。

(3)抗感染治疗:有高热或感染者,宜早期应用足量广谱杀菌型抗生素。对重度感染者,在查明病原菌之前,先应用经验抗生素,一般主张 2 种以上联用,以后根据细菌药敏试验进行更换。

(4)静脉注射丙种球蛋白,严重感染时每次 400mg/kg,连用 3~4d。

(5)粒细胞成分输注:对短期提高粒细胞数量和有效控制感染有一定作用,如 ANC$<0.5\times10^9$/L,并呈败血症高热,证实有细菌、真菌内脏感染,相应抗生素治疗 2~3d 疗效不满意者,可给予输注粒细胞。每天最小剂量 0.5×10^{10}/m^2(200mL 血中分离的粒细胞为 1U,约含粒细胞 0.5×10^9,故应给 10U/m^2 或 0.3U/kg),连续输注 4~5d。

3.促进白细胞生成的药物

G-CSF 或 GM-CSF 对药物性、放射性等粒细胞减少症疗效最好;对原发性中性粒细胞减少症也有效。剂量用法:G-CSF 或 GM$<$SF 5~10μg/(kg・d)静脉或皮下注射,一般 7~10d 为 1 疗程。

4.其他

(1)皮质激素对免疫性者有效。

(2)对药物性者可用还原型谷胱甘肽(TAD)。

(3)脾亢可给予脾切除术。

三、中性粒细胞功能不全综合征

(一)概述

中性粒细胞功能不全综合征(neutrophil dysfunction syndrome)是指血液循环中性粒细胞数正常和 Ig 水平正常或升高,但呈现慢性或反复的细菌和真菌感染。多见于婴幼儿和儿童。

中性粒细胞功能不全有关的疾病分类如下。

1.着边(margination)和粘连功能

(1)增加:白细胞栓子,中性粒细胞减少,见于血液透析后、内毒素性休克和胰腺炎。

(2)降低:与趋化性疾病有关。

2.趋化性缺陷

(1)家族性白细胞趋化缺陷:Lazy 白细胞综合征、肌纤蛋白聚合缺陷、Job 综合征(高 IgE、A)、Shwachman-Diamond 综合征、代谢性细胞趋化缺陷(如糖尿病、甘露糖苷过多症、尿毒症)、新生儿、感染、烧伤、白血病及各种皮炎。

(2)趋化因子生成不足:补体异常(C_3、C_5 缺乏),激肽系统异常,慢性皮肤黏膜念珠菌病。

（3）趋化抑制因子增多：①趋化灭活因子增多：霍奇金病、全身硬化病、肝病及肿瘤。②趋化抑制因子增多：Wiskott-Aldrich 综合征、血浆内生成 C5α（血液透析、SLE、Felty 综合征）、慢性肉芽肿及类风湿病。

（4）非趋化性物质对白细胞的抑制：乙醇、氨基糖苷类抗生素。

（5）局部趋化因子增多：银屑病、卟啉病。

（6）免疫球蛋白异常：高 IgE 血症、高 IgA 血症。

3.识别和吞噬功能异常

（1）调理作用受损：IgE 血症、高 IgA 血症。

（2）肌动蛋白功能障碍。

4.颗粒功能缺陷 Chediak-Higashi 综合征

5.过氧化物杀菌力缺乏

（1）慢性肉芽肿病及其变异型。

（2）葡萄糖-6-磷酸脱氢酶缺乏症。

（3）髓过氧化物酶缺乏症。

（4）丙酮酸激酶缺陷症。

（5）自身氧化物缺陷：GSH 还原酶缺陷、GSH 合成酶缺陷症及维生素 E 缺乏症。

（6）获得性。

（二）白细胞黏附功能缺陷

白细胞黏附功能缺陷（leukocyte adhesion deficiency，LAD）是罕见的常染色体隐性遗传病，导致中性粒细胞黏附、趋化及调理素功能障碍，致感染灶呈干酪样坏死，血液循环中的中性粒细胞不能黏附于血管内皮而升高，不能离开血流而不能形成脓液。根据临床表现不同分为 3 型：LAD4 型患儿因 β_2 整合素（CD18b）结构异常或数量减少，以致中性粒细胞不能结合到炎症部位的血管内皮。表现为反复细菌感染，以皮肤及肠道多见，致病菌有细菌、真菌，患儿常有脐带延迟脱落及脐部感染，轻症者需要预防性口服抗生素及抗真菌药，暴发性感染需要静脉使用抗生素；LAD4 型常合并有智力发育障碍及特殊面容，免疫低下的表现与 LAD4 型的轻症相似；LAD-3 型常有血小板功能异常及黏膜出血，患儿均需要预防性使用抗生素及治疗血小板功能异常。

（三）慢性肉芽肿病

慢性肉芽肿病（chronic granulomatous disease，CGD）是由于中性粒细胞内在缺陷（NADH 和 NADPH 辅酶缺乏或存在其抑制物）引起的原发性免疫缺陷病。本病属于连锁隐性遗传（偶见常染色体隐性遗传），男：女为 7：1。其临床特征为长期不愈或反复发作的感染及局部感染性慢性肉芽肿。因吞噬细胞（中性粒细胞及单核细胞）的遗传缺陷，吞噬细菌或真菌功能正常但不能产生足量的过氧化氢、超氧歧化物、OH⁻等以杀灭、消化过氧化氢酶阳性菌（如金黄色葡萄球菌、肠道杆菌、白色念珠菌、曲霉菌属、黏质沙雷菌等），导致慢性或反复感染。患儿 T、B 细胞功能正常。CGD 尚有两种变异型：谷胱甘肽过氧化物酶缺陷；NADH 或 NADPH 辅酶缺陷伴 G6PD 缺陷。

1.临床表现

(1)慢性反复的皮肤、黏膜及淋巴网状器官的化脓感染,多于 2～3 岁发病。少数始于新生儿,呈化脓性淋巴结炎(以颈、腹股沟多见)、蜂窝织炎、反复破坏性肺部感染、慢性骨髓炎、湿疹样化脓性皮炎、慢性肝炎、肺肉芽肿或脓肿、脾脓肿。脓肿形成是其特征表现,局部脓肿切开引流后伤口不愈合,呈慢性肉芽肿反应,易形成瘘管,皮肤形成瘢痕。

(2)1/3 的病例有肛周脓肿,肛瘘,可有肉芽肿性结肠炎、胃窦部肉芽肿性梗阻及阻塞型尿路病。

(3)全身症状发热、食欲减退、乏力、贫血等。身材矮小可能与迁延不愈的严重感染、胃肠功能异常及营养不良有关,也可能是其基因表现之一。

(4)慢性肝、脾大及淋巴结病。

(5)可伴自身免疫性疾病,少数患儿并 SLE。

2.实验室检查

(1)血常规:白细胞总数及分类无异常(感染时可升高),轻度贫血。

(2)血清 Ig 浓度升高,T 细胞免疫功能基本正常。

(3)中性粒细胞功能试验

NBT 定量试验:本病阳性细胞＜10% 或为 0,可检出女性携带者及用于产前 CGD 胎儿诊断。

中性粒细胞杀菌功能测定:杀菌力明显降低。中性粒细胞吞噬功能正常。

(4)胸部 X 线检查:肺部呈急、慢性炎症,脓肿,肉芽肿病灶(网状阴影)或纤维化改变,包裹性肺炎对 CGD 有特异性的诊断价值。

(5)组织学:病变呈肉芽肿(可间杂化脓区)与含脂色素颗粒的组织细胞浸润。

3.预后

预后差,约 40% 的病例死于 12 岁前,少数可活至成年。目前可以通过分子生物学的方法分析胎儿的 DNA,做 CGD 产前诊断。

4.治疗

(1)一般支持治疗:皮肤常为感染的人口,应保持皮肤清洁。

(2)因肉芽肿引起的胃肠道及泌尿生殖道阻塞,可以行外科手术,部分患儿对激素治疗有效,柳氮磺吡啶可用于治疗胃幽门阻塞。

(3)积极控制感染:依细菌培养和药敏试验结果选用敏感杀菌抗生素,大剂量、静脉给药,病情控制后应给药 2～3 周以防复发,必要时配合手术清除病灶。

(4)重症可试输注入粒细胞悬液。

(5)α-干扰素可增加 NADPH 氧化酶活性,增强中性粒细胞杀菌力。

(6)异基因造血干细胞移植可根治。

(四)葡萄糖 6-磷酸脱氢酶缺乏症

本病的中性粒细胞内 G6PD 活性显著降低,导致中性粒细胞杀菌力缺陷,反复细菌感染。一般中性粒细胞 G6PD 活性降至正常的 25% 以下时,HMP 中产生 NADPH 明显减少,H_2O_2含量低于正常的 25%,致中性粒细胞吞噬功能正常但不能杀灭微生物。该病常伴红细胞

G6PG 缺陷,呈现 CNSHA。

临床特点:①多于 5 岁以前发病,出现反复的细菌及真菌感染;②NBT 还原试验正常或降低,多数病例杀菌力低;③试管内中性粒细胞培养基中加入亚甲蓝刺激 HMP,CGD 的中性粒细胞 HMP 活性增加,本病则无反应。

治疗与 CGD 相似,但干扰素治疗无效。

(五)髓过氧化物酶缺乏症

髓过氧化物酶缺乏症(myeloperoxidase deficiency,MPOD)是一种遗传性吞噬细胞内髓过氧化物酶(MPO)缺陷的免疫缺陷病。该病罕见。MPO 是吞噬细系统中另一酶系统,本病该酶活性甚低,使中性粒细胞完全缺乏 MPO-H_2O_2-凶化物系统的杀菌活力,对化脓性细菌和真菌易感性增加,主要是慢性白色念珠菌感染。

临床特点:①常染色体隐性遗传;②自幼反复发生细菌和真菌感染;③中性粒细胞过氧化物酶染色联苯胺法显示 MPO 活性降低或缺乏;④NBT 还原试验和氧耗量及葡萄糖的 HMP 代谢正常,H_2O_2 产生不减少。

(六)Chediak-Higashi 综合征

Chediak-Higashi 综合征(CHS)是一种先天性溶酶体异常症,属常染色体隐性遗传。本病体细胞(包括中性粒细胞、单核细胞、巨噬细胞、成纤维细胞及视网膜细胞等)胞质中溶酶体融合成巨大颗粒(溶酶体),引起溶酶体酶的代谢障碍,导致一系列的组织、器官功能改变。在吞噬细胞中,不能将各种杀菌酶输送到吞噬小体内,引起功能性过氧化物酶缺乏。

1.临床表现

(1)慢性反复性化脓感染:自幼儿期易发生皮肤、呼吸道的过氧化氢酶阴性细菌(链球菌、肺炎双球菌、嗜血流感杆菌等)的化脓感染。

(2)局部白化症:眼睑、四肢皮肤白化,畏光,眼球震颤,多汗。

(3)血小板减少而致出血倾向。

(4)中枢神经系统症状:轻瘫、感觉丧失、小脑性手足不灵、发作性行为异常及智力迟钝。

(5)疾病恶化期:症状随年龄增加,85% 的患儿疾病恶化,全身淋巴网状器官的广泛性淋巴样和组织细胞浸润,表现为全血细胞减少、淋巴结病、肝脾大、严重胃肠道出血、溶血性贫血及低丙种球蛋白血症。

2.实验室检查

(1)血常规:贫血,中性粒细胞持续性减少。中性粒细胞、单核细胞及淋巴细胞胞质中易见 Dohie 小体样巨大的过氧化物酶阳性的嗜苯胶蓝颗粒,具诊断价值。血小板减少,并含粗颗粒。

(2)中性粒细胞功能缺陷:游走性和趋化性功能不全,杀菌力低下,吞噬功能正常。NK 细胞杀伤功能缺乏,抗体依赖性细胞杀伤功能也明显下降。

(3)中性粒细胞环核苷酸测定:cAMP 含量显著升高(7~8 倍于正常人),cGMP 含量降低。

(4)血清溶菌酶升高。

3.预后

本病预后不良,多死于儿童期(平均死亡年龄6岁)各种严重感染,少数可活到青壮年。本病合并淋巴系统恶性肿瘤概率高。

4.治疗

无特殊治疗。①合并感染时选用敏感抗生素及干扰素;②必要时输注血细胞成分;③应用增加细胞内cGMP药物(大剂量维生素C、胆碱能药);④疾病恶化期可以化疗,但仅为暂时性缓解,药物可选用VCR、泼尼松和CTX,有些病例可切脾;⑤多数病例需接受造血干细胞移植,但不能阻止神经系统退行性变,也不能改变色素减退。

(六)Job综合征

Job综合征属常染色体隐性遗传。本病可能与IgE升高、组胺释放及cAMP增加有关。目前认为Job综合征是高IgE综合征的变异型。

1.临床特点

(1)自幼儿期易反复金黄色葡萄球菌感染(皮肤、皮下软组织、淋巴结、肺及肝等),易形成冷性脓肿。

(2)易患湿疹样皮炎。

(3)发作时多伴发热、血沉加速,外周血中性粒细胞升高。

(4)好发于皮肤白皙、发色微红的年轻女性。

(5)中性粒细胞趋向性及吞噬功能正常,NET还原试验多阴性,杀灭金黄色葡萄球菌功能减退。

(6)IgE含量升高(>2000IU/mL),个别病例T细胞免疫功能下降。

(7)嗜酸性粒细胞增多>0.40~0.50。

2.治疗

(1)积极控制感染。

(2)改善中性粒细胞趋化性:左旋咪唑维生素C、α-干扰素和转移因子。

(3)静脉应用丙种球蛋白或行血浆置换术。

(4)异基因造血干细胞移植。

第五节 白 血 病

一、病因学

尚未完全明了,可能与下列因素有关。

(一)感染

病毒感染多见,属于RNA病毒的反转录病毒(retrovirus,又称人类T细胞白血病病毒,HTLA)可引起人类T淋巴细胞白血病;人类Burkitt淋巴瘤与EB病毒相关;甲型肝炎病毒感染与儿童ALL高发病率有关。

（二）环境因素

电离辐射、电磁场、苯、重金属、除草剂、蒸馏产品与白血病有关。

（三）药物

氯霉素、保泰松、乙双吗啉和细胞毒药物等均可诱发白血病。

（四）遗传因素

（1）单卵双胎：若其中一个年龄＜5岁患白血病，则另一个患病概率为25％。

（2）白血病同胞中发病概率比普通人群高4倍。

（3）染色体异常：21-三体综合征、先天性远端毛细血管扩张性红斑症（Bloom综合征）、先天性再生障碍性贫血伴多发畸形（Fanconi贫血）、先天性睾丸发育不全症（Klinefelter综合征）均与白血病的易感性密切相关。

（4）遗传学疾病：先天性无丙种球蛋白症、Poland综合征（先天性胸肌缺失）、Shwach-man-Diamond综合征（膜腺外分泌发育不全）、Blackfan-Diamond综合征、Kostmann病、家族性单染色体7综合征、神经纤维瘤及Li-Fraumeni综合征（胚系p53突变）等白血病高发生率。

（5）组织相容性白细胞抗原（HLA）：男性患儿中最普遍的等位基因HLA-DR53、HLA-DRB1＊04表达增强。

（6）谷胱甘肽S转移酶和细胞色素P-450基因在儿童肿瘤中起重要作用。

（五）免疫缺陷

约10％的免疫缺陷者可并发肿瘤。

（六）生活方式

有研究表示拓扑异构酶Ⅱ抑制剂类食物补充量增加与AML的发病具有明显的相关性。

二、儿童白血病类型

白血病分类的依据是白血病细胞恶变发生的细胞系列及其成熟阶段。不同类型白血病是造血干/祖细胞分化受阻于不同阶段的结果，儿童急性白血病类型分类方法如下。

（一）根据白血病细胞成熟程度分为急性和慢性

急性白血病分化阻滞在较早阶段，大部分细胞为原始细胞及早期幼稚细胞，约占儿童白血病的90％以上；慢性粒细胞白血病占3％～7％，具有较大程度的成熟分化能力，大部分为更成熟的细胞。

（二）根据白血病细胞恶变的细胞系列将白血病分为淋巴细胞与非淋巴细胞

前者包括T、B淋巴细胞白血病；后者包括急性粒细胞白血病微分化型（M_0）、粒细胞白血病未分化型（M_1）、粒细胞白血病部分分化型（M_2）、颗粒增多的早幼粒细胞白血病（M_3）、粒-单核细胞白血病（M_4）、单核细胞白血病（M_5）、红白血病（M_6）、巨核细胞白血病（M_7）。儿童时期以急性淋巴细胞白血病最多见，占儿童白血病的70％～85％。

三、儿童急性淋巴细胞白血病

（一）临床表现

儿童白血病的主要临床表现为反复感染、贫血、出血及白血病细胞浸润各组织、器官引起的相应症状。

1.起病

约半数以上急性起病,主要表现为贫血、发热、感染等症状。少数患儿慢性起病,表现为乏力、食欲缺乏、精神不振、面色苍白日趋明显,并出现轻微出血现象。

2.发热与感染

多数患儿起病时有发热,热型多不规则,热度高低不等,一般不伴寒战。发热原因之一是白血病性发热,多为低热且抗生素治疗无效;另一原因是感染,多为高热。中性粒细胞绝对计数$<0.5\times10^9$/L时易并发细菌或真菌感染。由于患儿特异性及非特异性免疫功能均降低,感染易发展为败血症,死于感染者占70%。

常见的感染部位有:呼吸道、消化道、皮肤肛周、软组织、泌尿道等。病原体以细菌多见,尤其是革兰阴性杆菌。近年来表皮葡萄球菌及肺炎支原体感染有增加趋势,深部真菌的发生率亦明显增加,偶可发生卡氏肺囊虫肺炎。

3.贫血

常为首发症状,呈进行性加重。表现为苍白、乏力、心悸、活动后气促等,极重度者呈死灰苍黄、颜面水肿、衰竭等。

4.出血

以皮肤和黏膜出血多见,表现为紫癜、瘀斑、鼻出血、齿龈出血,消化道出血和血尿。偶见颅内出血,为引起死亡的重要原因之一。

5.白血病细胞浸润表现

(1)淋巴系统受浸润:不同程度的肝、脾、淋巴结肿大,纵隔淋巴结肿大可致上腔静脉综合征或上纵隔综合征,可发生呛咳、呼吸困难和静脉回流受阻等。

(2)骨和关节浸润:25%的患儿以四肢长骨、肩、膝、腕、踝等关节疼痛为首发症状,部分患儿呈游走性关节痛,局部红肿现象多不明显,并常伴有胸骨压痛。

(3)中枢神经系统浸润:白血病细胞侵犯脑实质和(或)脑膜时即引起中枢神经系统白血病(central nervous system leukemia,CNSL)。

(4)睾丸浸润:发生率为10%～40%,平均于诊断后13个月发生。化疗后头3年或停药后任何时期10%～33%的可发生隐匿型睾丸浸润。表现为局部肿大、触痛,阴囊皮肤可呈红黑色,体检有时只有单侧肿大,但镜检可见双侧浸润,透光试验阴性,确诊依赖于活检。为导致白血病复发的另一重要原因。

(5)皮肤浸润:常见于新生儿白血病,表现为白血病疹(淡红色小丘疹伴瘙痒)、斑丘疹、结节或肿块或剥脱性皮炎。

(6)其他系统浸润:胃肠道、肺、心(心包、心肌)、肾、内耳及阴茎等浸润症状。

6.伴随症状

(1)高尿酸血症:高尿酸血症及尿酸性肾病最初表现为呕吐、嗜睡,进而出现少尿、昏睡、抽搐等肾功能不全症状或输尿管结石引起的腹痛、血尿、尿浊,含黄色沉渣,血浆尿酸>20mg/dL,尿中尿酸>10mg/dL。

(2)血锌缺乏症:知觉减退、食欲下降、发育迟缓及皮肤黏膜交界的肛周、舌根见黑色痂皮等。

（二）实验室检查

1.外周血常规

白细胞数高低不一，低至数百，高达 100 万，以原始细胞和幼稚细胞为主。升高者约占 50％以上，正常或减少者可无幼稚细胞。整个病程中白细胞数可有增、减变化。外周血中见到白血病细胞，是诊断白血病的有力证据。大多为正细胞正血色素性贫血。血小板多数减少，$<25\times10^9$/L 时可发生严重出血。网织红细胞数大多减少，偶在外周血中见到有核红细胞。

2.骨髓象

骨髓象为确立诊断和评定疗效的重要依据。典型的骨髓象为该类型白血病的原始及幼稚细胞极度增生。一般白血病细胞（原始＋早幼）＞0.30，高者可达 0.80～1.0，可见白血病裂孔现象。而红细胞系及巨核系极度减少。少数情况下骨髓穿刺可"干抽"，或骨髓增生极度低下，需做活检，其预后和治疗均有特殊之处。

3.组织化学染色

常用以下组织化学染色以协助鉴别细胞类型。

（1）过氧化物酶：在早幼阶段以后的粒细胞为阳性；幼稚及成熟单核细胞为弱阳性；淋巴细胞和浆细胞均为阴性。各类型分化较低的原始细胞均为阴性。

（2）酸性磷酸酶：原始粒细胞大多为阴性，早幼粒以后各阶段粒细胞为阳性；原始淋巴细胞为弱阳性，T 细胞为强阳性，B 细胞为阴性；原始和幼稚单核细胞为强阳性。

（3）碱性磷酸酶：成熟粒细胞中此酶的活性在急性粒细胞白血病时明显降低，积分极低或为 0；在急性淋巴细胞白血病时积分增加；在急性单核细胞白血病时积分大多正常。

（4）苏丹黑：此染色结果与过氧化物酶染色的结果相似：原始及早幼粒细胞为阳性；原淋巴细胞为阴性；原单核细胞为弱阳性。

（5）糖原：原始粒细胞为阴性，早幼粒细胞以后各阶段粒细胞为阳性；原始及幼稚淋巴细胞约半数为强阳性，余为阳性；原始及幼稚单核细胞多为阳性。

（6）非特异性酯酶（萘酚酯 NASDA）：这是单核细胞的标记酶，幼稚单核细胞为强阳性，原始粒细胞和早幼粒细胞以下各阶段细胞为阳性或弱阳性，原始淋巴细胞为阴性或弱阳性。

4.溶菌酶检查

急性单核细胞白血病血清及尿液的溶菌酶浓度明显升高达数倍至数十倍；急性粒细胞白血病为轻～中度升高；急性淋巴细胞白血病则为正常或减少。

5.X 线表现

为非特异性改变，胸片常有肺门淋巴结肿大和纵隔肿块，白血病浸润肺时可见斑状影。

（三）诊断

主要根据临床表现、血常规、骨髓象等诊断，同时可根据细胞形态学（morphology）、免疫学（immunology）、细胞遗传学（cytogenetics）和分子生物学（molecular biology）进行分类和分型，目前对儿童白血病诊断的准确率达 90％以上。

（四）鉴别诊断

（1）出血倾向明显或非白血病性白血病需与血小板减少性紫癜、再生障碍性贫血及粒细胞缺乏症相鉴别。

（2）以发热、骨关节痛为首反应与青少年类风湿及风湿热鉴别。

（3）传染性单核细胞增多症：本病肝、脾、淋巴结常肿大；外周血异型淋巴细胞增多，骨髓象正常或有异形淋巴细胞，血清嗜异性凝集试验和（或）EB 病毒抗体阳性。

（4）类白血病反应：以外周血出现幼稚白细胞或白细胞数升高为特征。当原发疾病被控制后，血常规即恢复正常。此外，根据血小板数多正常、白细胞中有中毒性改变如中毒颗粒和空泡形成、中性粒细胞碱性磷酸酶积分显著升高等，可与白血病区别。

（5）此外尚需与恶性组织细胞病、骨髓增生异常综合征、神经母细胞瘤、非霍奇金淋巴瘤、视网膜母细胞瘤、中枢神经系统感染、脑部肿瘤等的骨髓浸润鉴别。

（五）分型

1.ALL 的 MICM 分型

近年来主张对 ALL 进行 MICM 分型，即骨髓细胞形态学（morphology，M）、免疫学（immunology，I）、细胞遗传学（cytogenetics，C）及分子生物学（molecularbiology，M）分型。它能更全面地反映白血病细胞的生物学特征及临床特征，从而做出准确诊断及评估预后，有利于疾病的个体化治疗。

（1）形态学分型：目前国际通用 FAB 分型。急性淋巴细胞白血病分为型。

（2）免疫学分型：白血病细胞具有相应的正常细胞分化阶段的免疫标志。国际上用"分化簇"（CD：cluster of differentiation）对单克隆抗体（McAb）统一命名。正常 B 淋巴细胞发育分化过程分为 4 个阶段，胞膜分化抗原随 B 细胞分化成熟依次表达：CD10、CD19、CD20、CD22、CyIg 及 SmIg 为 B 系细胞特有抗原表达于各分化阶段的 B 淋巴细胞；T 淋巴细胞在胸腺发育分为三期（早期、中期和成熟），CD2、CD7 及 TdT 为其特异性抗原；CD11、CD13、CD14、CD15 及 CD33 均为髓系特有抗原（CD14 为单核细胞较特异抗原）。CD34 及 HLA-DR 表达于各系祖细胞。

儿童 ALL 不同 CD 的表达及反应细胞：前体 B 细胞（70%～80%）、成熟 B 细胞（2%～5%）、T 细胞（15%）。前体 B 细胞表达 CD10、CD19、CD20；成熟 B 细胞表达 CD10、CD19、CD20、CD22、CD25。T 细胞表达 CD2、CD3、CD4、CD5、CD7 和 CD8。

一般将儿童 ALL 分为 T 细胞型和 B 细胞型，其中 T-ALL 又可分为 3 个亚型。

儿童 ALL 中常用的高度敏感的标记有 B 系的 CD19、T 系的 CD7；高度特异的有 B 系的 CD19、T 系的 GD3 等。

ALL 免疫分型的临床意义：①早前 B 细胞 Ⅰ 型：WBC 高，原始细胞 DNA 指数＜1.16 或呈假二倍体等高危特征，预后差。②早前叫淋巴细胞 Ⅱ 型：占小儿 ALL 的 65%，起病年龄多为 1～9 岁，WBC 数低，预后好。③前 B 细胞型：多数具有高危特征（WBC 数和 LDH 水平甚高，DNA 指数低，极少有超二倍体核型），预后不良。④成熟 B 细胞型：男性约占 83%，L₃ 型形态为特点，确诊时年龄较大，常有肾及骨的侵犯，约 77% 有淋巴结肿大，3% 的有纵隔肿块，9% 的并发 CNSL，采用大剂量化疗包括大剂量氨甲蝶呤，大剂量化疗（HD-CTX，HD-MTX 及 Ara-C）后无病生存率明显提高。⑤T 细胞型 ALL：多见于男性，高白细胞数（常＞25×10^9/L），约 50% 的出现肿瘤肿块，约 15% 的发生 CNSL，预后极差。目前认为诱导方案中应用环磷酰胺、阿糖胞苷和氨甲蝶呤对于 T 细胞型 ALL 极为重要，可明显提高 CR 率和无病生存率，但早期 T-ALL 比成熟 T-ALL 预后差。

（3）细胞遗传学和分子遗传学分型：细胞染色体增加/减少的数目异常及易位、倒位、缺失等结构改变，引起基因的结构、表达异常。癌基因的表达和（或）抗癌基因的失活是细胞恶变的基础之一，并决定白血病特定的临床表现及预后。急性儿童白血病中 80%～90% 的有克隆的染色体异常（数目、DNA 含量及特异表型的易位等），其中约 66% 的为特异性染色体重排，白血病细胞的核型对诊断及预后极为重要，且可能提示与白血病转化、增生有关的分子损伤位点。

染色体分析具有重要的临床意义：①克隆性染色体异常有助于白血病的诊断；②特异性染色体重排有助于白血病的分型；③染色体异常可作为病情缓解或复发的指标；④独立的预后指标；⑤性染色体标志或常染色体多态性标志可用于验证异基因 BMT 植入证据或白血病复发的根据。

2.ALL 的临床分型（危险度分型）

目前国内外一般均按临床特点将儿童 ALL 分为低危（SR-ALL）、中危（IR-ALL）及高危（HR-ALL），但不同的地区分型标准不一致。

（1）全国小儿急性淋巴细胞白血病临床分型标准（第五次修订草案，2004 年 6 月）与小儿 ALL 预后确切相关的危险因素：①年龄在<12 个月的婴儿白血病或>10 岁的年长儿童；②诊断时外周血白细胞计数大于 50×10^9/L；③诊断时已发生中枢神经系统白血病（CNSL）和（或）睾丸白血病（TL）者；④免疫表型为 T 细胞白血病；⑤不利的遗传学特征。染色体数目为小于 45 条染色体的低二倍体，核型为 t(1;19)且有 E2A-PBX1 融合基因，MLL 基因重排或 t(9;22)且有 BCR-ABL 融合基因异常；⑥早期治疗反应不佳者，包括泼尼松诱导试验 60mg/(m² · d)×7d，第 8 天外周血白血病细胞≥1×10^9/L，定为泼尼松不良效应者，以及标准方案联合化疗第 19 天骨髓幼稚淋巴细胞>5%者；⑦诱导失败。

根据上述危险因素，临床危险度分为 3 型。①低危 ALL（LR-ALL）：不具备上述任何一项或多项危险因素者。②中危 ALL（MR-ALL）：符合下列任何 5 项中的 1 项或以上者，年龄在>10 岁的年长儿童；诊断时外周血白细胞计数≥50×10^9/L，但<100×10^9/L；诊断时已发生 CNSL 和（或）TL 者；免疫表型为 T 细胞白血病；染色体数目为小于 45 条染色体的低二倍体，核型为 t(1;19)且有 E2A-PBX1 融合基因，或有 MLL 基因重排。③高危 ALL（HR-ALL）：符合下列任何 5 项中的 1 项或以上者年龄在<12 个月的婴儿白血病；诊断时外周血白细胞计数大于 100×10^9/L；染色体核型为 t(9;22)且有 BCR-ABL 融合基因；早期治疗反应不佳者，包括泼尼松诱导试验 60mg/(m² · d)×7d，第 8 天外周血白血病细胞≥1×10^9/L，定为泼尼松不良效应者，以及标准方案联合化疗第 19 天骨髓幼稚淋巴细胞>5%者；诱导失败。

（2）德国 BFM-2002ALL 临床分型标准。

SR-ALL：①WBC≤20×10^9/L；②年龄≥1 岁，<6 岁；③非 T-ALL 免疫分型；④对 7d 泼尼松治疗反应佳（第 7 日外周血幼稚白血病细胞<1.0×10^9/L）；⑤诱导化疗第 33 日骨髓达 CR；⑥非 t(9;22)，t(1;19)，t(4;11)；⑦无 CNSL 和 TL。

MRcALL（中危 ALL）：①WBC≥20×10^9/L；②年龄<1 岁，≥6 岁；其余同 SR。

HR-ALL：①对 7d 泼尼松治疗反应差，外周血幼稚白血病细胞≥1.0×10^9/L；②诱导化疗第 33 天骨髓未 CR；③t(9；22)或 BCR/ABL；④年龄＜1 岁伴 t(4；11)或 MLL/AF4 或 CD10-免疫表型。

3.儿童急性淋巴细胞白血病的治疗

目前对于儿童急性白血病治疗的主要手段是化学治疗(chemotherapy)，简称化疗。早期、足量、按型、联合用药，注意髓外白血病的预防及化疗个体化，已成为公认的白血病的化疗原则。

(1)治疗过程需观察项目与要求。

治疗前需观察项目。

病史包括：①过去健康状况；②家族中肿瘤性疾病史；③有关接触有害理化因素的生活社会环境。

体检：①肝、脾、淋巴结大小；②中枢神经系统体征；③睾丸(注意左右分别记录)；④腮腺、皮肤等改变；⑤身长、体重、体表面积。

影像学检查：胸部和头颅 X 线正侧位片，观察纵隔大小及肺实质和头颅有无异常病灶，腹部 B 超观察有无肿大的淋巴结及其他病灶，必要时做骨 X 线片或骨 CT 或 MRI 检查，眼底检查。

血常规：诊断时(必须输血前)的血常规，包括 WBC 及血小板计数，血红蛋白定量，WBC 分类。

骨髓检查：①记载骨髓增生情况及各系细胞分类计数，并准确进行白血病性原幼细胞形态观察及 FAB 形态学分类；②组织化学染色(如 PAS、苏丹黑、髓过氧化物酶)。

治疗过程中应观察的项目。

诱导期：①体检：于化疗第 0 天、3 天、8 天、15 天、22 天、29 天记载肝、脾、淋巴结及其他浸润体征变化；②血常规：于第 0 天、3 天、8 天、15 天、22 天、29 天记载 Hb，WBC、ANC、PLT 计数及原、幼细胞百分数；③骨髓检查于第 8 天、15 天、29 天进行，2 周时骨髓原、幼细胞＜5％，CR 率 99.7％，若＞25％，CR 率81.4％，若无进步或 1 个疗程未缓解，则更改方案；④脑脊液检查于每次鞘内注射时进行(WEC 计数及细胞离心涂片找原、幼细胞)；⑤心、肝、肾功能检查；⑥用L-Asp 期间，每次使用前检查尿糖，每周检查血、尿淀粉酶。

治疗期间：①血常规，每疗程开始前 1d 及每周初查 1 次 WBC、ANC、血小板计数(BPC)；②骨髓检查：强化疗第 1 年每 3 个月 1 次，此后每半年 1 次，但若髓外复发或其他临床指征时需及时复查；③脑脊液检查于每次鞘内注射时进行，每次必须做离心涂片观察有无白血病细胞存在；④心、肝、肾功能检查：强化疗期间每疗程前检查肝、肾功能，每疗程用蒽环类药物前检查心电图、超声心动图，注意不超过最大蓄积量。

终止治疗：①全面体查；②血常规；③骨髓象细胞学检查及造血祖细胞培养；④微小残留病检测。

随访：第 1 年每 2 个月、第 2 年每 4 个月、第 3 年每 6 个月复查 1 次体检及血常规；第 1 年每 6 个月、第 2 年后每年 1 次复查骨髓象直至停药后 5 年。若有蒽环类药物如柔红霉素相关的心脏异常者，每 6～12 个月检查 1 次心电图、超声心动图及心肌酶等。

白血病治疗的系统管理：由于急性白血病的治疗需要 3 年甚至更长的时间，因此，要建立一套管理制度,要求做到:建立专业医护队伍,建立白血病专门病房或病区,统一治疗方案,建立治疗档案,成立白血病专科门诊并建立随访制度。

（2）支持治疗及并发症防治。

心理治疗:现代治愈的概念已不仅仅是达到生物学治愈（即临床治愈），而且还要达到心理学和社会学治愈。白血病的社会心理问题日益受到人们的重视。

加强营养:给予充足热量、高蛋白、高维生素饮食,必要时胃肠外营养治疗。

病房的设置与消毒:白血病患儿应安置在相对洁净无菌的病区内,病房最好阳光充足、空气清新。处于粒细胞低下期的患儿需入住超洁净单人房间或层流室。检查患儿前用温水洗手。层流室价格较昂贵,常用的有水平和垂直层流洁净室,使用前须进行相应的清洁与消毒。

无菌护理:白血病护理人员须具备一定的临床经验并具有严格的无菌观念。无菌护理的重点是患儿与外界相通的皮肤黏膜的护理,包括口腔、鼻腔、外耳道、会阴部、皮肤穿刺部位、中心静脉插管部位等,一般消毒常规:每天 3 次用 1:2000 氯己定溶液、泰唑或多贝尔漱口液漱口,便后用 1:5000 高锰酸钾液坐浴。头发指甲要剪短,在粒细胞低下期食物也须加热消毒后才用,水果须用氯己定溶液浸洗并去皮。

进入超洁净单人间或层流室的患儿,须严格按照消毒规则进行皮肤黏膜的洁净消毒护理,加强保护性环境隔离。对粒细胞减少患儿进行穿刺（包括静脉穿刺、肌内注射等）除须按常规消毒外,宜用浸过乙醇的无菌纱布覆盖局部皮肤 5min 后再进行穿刺。

感染的防治:感染是白血病患儿最常见和最危险的并发症,由于白血病本身以及白血病治疗可引起白细胞减少、细胞和体液免疫功能下降、皮肤黏膜屏障的破坏以及营养状况下降,许多非条件致病菌、真菌等也成为白血病患儿的病原,而且一旦发生感染很容易形成败血症甚至危及生命。

预防性用药:强化疗骨髓抑制期外周血 WBC$<1.0\times10^9$/L 时,感染发生率为 50%,WBC$<0.1\times10^9$/L 时达 100%。药物预防包括全身性应用抗生素和促进患儿免疫功能恢复。

成分输血的应用:白血病患儿起病时或强化疗的过程中常常有严重贫血、出血,如及时合理给予输血治疗,患儿可能起死回生。血小板悬液的使用大大减少了因联合化疗或造血干细胞移植后骨髓抑制导致的严重出血的发生率。浓缩红细胞可纠正贫血,且维持血红蛋白120～150g/L 可加快中性粒细胞、血小板恢复,相对减少感染的发生,有利于化疗的进行。

高尿酸血症的防治:白血病化疗前可能已存在高尿酸血症,常在开始诱导化疗后 24～72h 发生,尤其是幼稚细胞数$>50.0\times10^9$/L 或肿瘤较大者。主要表现为高尿酸性酸中毒及致命性尿酸性肾病,高钾血症,高磷血症,低钙血症,尿中尿酸结晶,尿少,血尿及尿酸升高等。

（3）化疗。

原则:按型选择方案;尽可能采用强烈诱导化疗方案;采用联合、足量、间歇、交替、长期的治疗方针。

治疗分两步,诱导缓解治疗和缓解后治疗,后者包括巩固治疗、庇护所预防、强化治疗和维持治疗。

目前主张,对儿童 ALL 的诱导治疗,多采用 VDLP 方案;此外也有选择 CODP＋L-Asp 方案。在取得完全缓解后,要接着进行 CAT 方案的巩固治疗。尽管方案多种多样,但其模式基本相同,都是在多药的强烈诱导下,缓解后再进行巩固和加强,并注意对中枢神经系统白血病的预防。

VDLP 方案:长春新碱、柔红霉素(DNR)、门冬酰胺酶(L-Asp)和泼尼松联用。

CODP＋L-Asp 方案:长春新碱(VCR)、柔红霉素(DNR)、环磷酰胺(CTX)、泼尼松及门冬酰胺酶联用。

CAT 方案:环磷酰胺(CTX)、阿糖胞苷(Ara-C)、6-硫鸟嘌呤(6TG)或 6-巯基嘌呤(6-MP)联用。

应用上述方案进行诱导治疗,ALL 患儿一般在治疗后 1～4 周可望达到完全缓解,若治疗后 2 周,骨髓原始淋巴细胞与幼稚淋巴细胞未见明显减少,或 4 周时的原始加幼稚≥5%,则应更改更强烈的化疗方案。

研究发现,儿童急性淋巴细胞白血病化疗后第 15d 的骨髓象可提示高复发的信息,因此,它可作为造血干细胞移植的参考指标之一。新方案采用新的临床分型体系,几乎全部基于患儿对治疗的反应:①泼尼松治疗试验:如果患儿化疗 d8 外周血幼稚细胞＞1000/μL(PPR),则归为 HR 组。②诱导治疗 d33 骨髓缓解的程度:如果 d33 骨髓未达到 M_1 状态(骨髓增生,幼稚细胞＜5%),归为 HR 组。③MRD 反应,用半定量克隆技术检测化疗 d33 的 MRD＞10^{-4},为治疗反应不佳,应归为 HR 组。通过敏感的 MRD 检测将患儿严格分型,调整治疗强度,提高疗效;降低个体复发风险,减少毒性;进一步探索新的评估信息,探讨定量检测化疗 d15 和 d52 的 MRD。

髓外治疗和预防性中枢放疗:达到 ALL 患儿长期无病生存的目的,就要减少白血病的复发。白血病的复发,分髓外和髓内,上述强烈的化疗大大减少了骨髓复发的危险,但如不进行有效的庇护所预防,则仍存在髓外复发的危险。所有患儿均需要中枢神经系统定向治疗来防止复发。头颅放射治疗是最有效的治疗方法。但可引起神经系统的认知能力的损伤、内分泌疾病和癌症。接受头颅放疗长期生存者,在首次治疗 30 年后患第二肿瘤的危险性达 20%。

因此,目前放疗只倾向用于 10%～20% 的高度 CNSL 复发的患儿,并减少剂量为 18Gy。增加中枢神经系统复发危险的因素包括:高危遗传学特征(如 ph 染色体),高肿瘤负荷(如白细胞数＞100×10^9/L),T 细胞 ALL,男性,脑脊液中出现一定数量的幼稚细胞(即使是诊断时腰椎穿刺损伤输入的白血病细胞)等。

延迟强化:此阶段的治疗可以显著改善标危和高危 ALL 的长期生存。多选择 VDLP 加 CAT 方案。

异基因造血干细胞移植:多在第一次完全缓解后进行,但需要严格把握异基因造血干细胞移植的适应证。

维持治疗:现多采用 6-巯基嘌呤＋氨甲蝶呤及长春新碱＋泼尼松(VP)序贯疗法。对儿童 ALL 究竟治疗多久,有赖于微小残留病的检测,但是一致认为少于 24 个月的维持治疗不能取得满意预后。

(六)治疗效果及预后

1.效果

目前国际上儿童 ALL 总的 5 年无病生存率为 70% 左右,BFM 协作组为 80%。ALL 中各型的疗效差异很大,标危型效果最好。国内相关儿童医院 ALL 患儿 5 年无病生存率 74.4%,上海附属交通大学医学院新华医院 ALL 患儿 4 年 CCR 为 81.3%。

2.预后

目前认为与预后最密切的因素主要包括:

(1)诊断时外周血 WBC 数 WBC>50×10^9/L 为预后不良因素,WBC<50×10^9/L 为预后良好。

(2)年龄:年龄<1 岁≥10 岁为预后不良因素,1～9.99 岁发病者预后相对良好。

(3)白血病细胞生物学特征。

DNA 指数(DI):高倍体的白血病细胞或 DI>1.16(FCM)测定是预后好的重要因素。80%的 SR-ALL 患儿 DI>1.16,而年龄/WBC 数评为预后不良者中 DI>1.16 者不足 10%;成熟 B-ALL 中 DI>1.16 者<3%。

细胞遗传学:染色体改变常为独立预后因素,t(9;22)及 t(4;11)为 HR-ALL;t(1;19)的前BALL 亦为预后不良;t(12;21)及存在 TEL-AML1 融合的患儿预后良好。存在 MLLAF4 融合基因、BCR-ABL 融合基因的预后较差。染色体 4 和 10 联合三体为预后好的因素;染色体异常者以超二倍体>50 条的预后最好,其次为假二倍体,而亚二倍体预后较差。

诱导化疗 CR 速度:12～14d 骨髓呈 CR 者是对药物敏感、预后良好因素,CR 速度是决定生存期长短的主要因素。德国 ALL-BFM 以诱导治疗 33d 仍未 CR 及初治接受 7d 泼尼松龙 60mg/(m^2·d)治疗后第 8d 外周血幼稚细胞数≥1.0×10^9/L 属高危因素。

(4)性别:男性预后较女性差,除易合并睾丸白血病(TL)外,其骨髓复发率较女性高。

(5)白血病的微量残留(minimal residual disease,MRD)的检测:如检测 T 细胞受体基因重排、免疫球蛋白重链(IgH)基因重排。在化疗期间的特定时间点 MRD 的检测能够提供特殊的预后信息。

(6)其他:凡诊断时已合并脑膜白血病的预后差。血小板数目对预后也有一定影响,凡血小板<3.0×10^9/L 常易发生脑膜白血病和 TL。

一般认为形态学分型中,L_1 型预后好,L_3 型预后最差。免疫分型以普通型 ALL 最好,其后依次为早期前 B-ALL、T-ALL,预后最差为 B-ALL。

B 细胞和 T 细胞 ALL 的临床预后是不同的。对于 B 细胞 ALL,年龄 1～9 岁,低白细胞数(<50×10^9/L)预后良好。T 细胞 ALL 根据对诱导治疗的反应来确定,年龄和白细胞数的临床意义不大。诊断时白细胞数>100×10^9/L 提示需要更强的针对 CNS 治疗。

四、急性非淋巴细胞白血病

儿童急性髓细胞白血病(AML)占儿童白血病的 15%～30%,新生儿期是发病的高峰,婴幼儿至青春期发病率相当,成年期发病率逐年升高。中国人中 AML 的发病率高达 11/100 万,而印度的发病率低,仅 3.5/100 万。AML 的发生与遗传和环境因素有关。目前已经发现 50%～93%的 AML 患儿有染色体即细胞遗传学异常。单卵双胎中一个在 5 岁以内患白血病,另一个患白血病的概率为 25%。白血病同胞发病率比普通人群高 4 倍。小儿时期的某些先天性畸形和遗传性疾病如 21-三体、Bloom 综合征、Fanconi 贫血、先天性纯红再障等患儿白血病的发生率明显高于正常儿童。环境因素包括出生前母亲接触放射线、药物、吸烟及母亲饮食习惯,出生后包括射线、化学药物和毒物接触、病毒感染等。

(一)临床特征

1.感染

发热是最常见的症状之一,可出现于病程的任何时期,热型不定,多为不规则发热。其主要原因是感染或白血病本身所致,白血病本身所致的发热抗生素治疗无效,由于白血病患儿中性粒细胞缺乏和免疫功能缺陷,易发生感染,且感染不能局限,极易发生败血症,白血病患儿70%死于感染。感染的主要部位为呼吸道和消化道,急性单核细胞白血病患儿由于牙龈肿胀、增生、出血,极易发生口腔感染。

2.出血

约占50%,以M_3多见。M_3患儿异常早幼粒细胞的颗粒中含有大量的促凝物质,治疗初期细胞破坏,促凝物质释放,极易诱发DIC。

3.组织器官浸润的表现

①AML患儿肝、脾和淋巴结肿大的发生率与严重程度较急性淋巴细胞白血病患儿轻,M_5型肝大占100%。②AML患儿中枢神经系统白血病的发生率明显低于急性淋巴系统白血病患儿,其中以M_4和M_5型高于其他类型。③10%～23%的患儿以骨关节疼痛为首发症状。常见的X线表现为骨髓腔和骨皮质的溶骨改变。④AML常见绿色瘤,多为较大儿童,男多于女,可发生在白血病之前,尸检发生率为80%,表现为骨膜上无痛性肿块,见于眼眶周围,也可见于颅骨、胸骨、肋骨或四肢骨。侵犯眼眶时可导致眼球突出、复视甚至失明,易被早期发现。⑤其他浸润:M_5主要为口腔浸润,表现为牙龈增生肿胀;皮肤浸润表现为白血病疹,呈淡紫色小丘疹伴瘙痒,还可表现为皮肤结节、肿块甚至剥脱性皮炎。

(二)AML的治疗

1.化疗

(1)诱导缓解方案:目前小儿AML诱导缓解治疗仍以经典的柔红霉素(DNR)、阿糖胞苷(Ara-C)组成的DA方案为基础,在此基础上加入其他药物。近20年多来,主要治疗药物的剂量在增加。目前DA方案中D的剂量可达45～60mg/m²,Ara-C从100mg/m²增加至200mg/m²。诱导缓解治疗的总剂量不仅与诱导治疗的CR率有关,也与OS和EFS.DFS有关。BFM协作组的AML-93方案比较了IDA与DNR的疗效,结果显示:治疗第15d骨髓原始细胞＞5%的患儿在IDA组占17%,而DNR组占31%,提示IDA清除骨髓白血病细胞的能力优于DNR;5年EFS(IDA为51%,DNR为50%)两组之间差异无显著性,IDA组诱导缓解期平均住院时间较DNR组延迟一周。也有用MIT代替DNR以减少心脏的毒性作用。

(2)巩固治疗:AML诱导缓解后主要有两种选择,即异基因骨髓移植(Allo-BMT)和化疗。一般认为如果能找到配型相合的供体,特别对于高危患儿,应首选Allo-BMT。若无条件行Allo-BMT,缓解后的巩固治疗有益于提高总生存率。巩固治疗应用大剂量Ara-C(HD-Ara-C)可以明显提高EFS和DFS,但各研究组的用量不一。如BFM方案是每次3g/m²,q12h×6,CCG则为每次3g/m²,q12h×4,英国MRC-AML方案为每次1g/m²,q12h×6。CCG在Ara-C应用结束后6h用门冬酰胺酶每次6000U/m²,认为可以增强Ara-C的作用,并降低其不良反应。由于HDAra-C可以克服某些耐药机制,目前尚未发现Ara-C的应用剂量与远期毒性存在关系,因而成为治疗的首选。含 HDAra-C 方案中的合用药物多为 DNR、MIT、VP-16 等。20 世纪 90 年代中期改为 2g/m² 时,q12h×6 次并联合 DNR 或 VP-16,共用 5～6 个疗程,5 年 EFS 提高到 40%～45%。美国 St.Jude 儿童医院采用 HDAra-C 3g/m²,q12h×6 次,联合 DNR 50mg/(m² · d)或 Mit 10～12mg/(m² · d)×3d 至少 3 个疗程,其 5 年 EFS 高达 60% 以上。为了减少 DNR 的心脏不良反应,目前采用 DNR、VP-16、MIT 交替与 HD-Ara-C 联合使用,疗程 5～6 个。疗程的选择与疾病的危险度相关,高危者一般选用 6 个疗程巩固治疗。目前的研究表明 AML 的维持治疗与否,不能提高 EFS,甚至增加药物的毒性相关死亡,因此,多不采用维持治疗。

药物累积剂量与疗效;蒽环类药物和 Ara-C 是治疗 AML 的基本药物,其累积剂量在各协作组有一定差异。各组蒽环类的累积剂量为 180～550mg/m² 不等。蒽环类累积剂量超过 375mg/m² 并不能使疗效进一步提高,而心脏的毒性会增加。目前对蒽环类和 Ara-C 的最合适剂量、疗程尚无定论。

(3)中枢神经系统白血病的预防:小儿 AML 中枢神经系统白血病(CNSL)复发率为2%～9%。预防主要采用鞘内注射(IT)化疗药物和头颅放疗,IT 随化疗疗程进行,一般每个疗程 IT 1 次或 2 次,IT 药物为 Ara-C 和 DEX。也有采用 Ara-C、MTX 和 DEX 三联 IT。头颅放疗多用于确诊 CNSL 的患儿。此外,HDAra-C 对 CNSL 也有预防作用。

(4)并发症及相关死亡:小儿 AML 的化疗十分强烈,治疗相关并发症多,病死率高,其中以严重感染最常见。

2.Allo-BMT

Allo-BMT 治疗 AML 的作用为:①预处理中的大剂量化疗根除白血病细胞;②健康供者的造血干细胞重建受体造血;③移植物抗白血病作用(GVL)。美国 CCG 报道近 8 年实际生存率 Allo-BMT 组为 60%,auto-BMT 组为 48%,化疗组为 53%。在北美强调 CR1 时进行配型相合的 Allo-BMT。预期 5 年 DFS 为 64% 和 54%。以 BFM、英国 MRC 为代表的欧洲部分协作组认为中危及高危小儿 AML 在 CR1 进行 Allo-BMT,而低危组则应在 CR2 进行。

3.复发难治性 AML 的治疗

难治性与复发者换用更强烈的诱导方案(如 IDA、MIX、IFO、VM-26、HDAra-C 等),停药复发者仍可试用原有效方案,或试用氟达拉滨(fludarabine,F)与 Ara-C 联合方案有 FLAG(Flu＋Ara-C＋G-CSF)、FLANG(FLAG＋MTZ)、FLAG＋IDA、FLAG＋IDA＋ATRA(全反式维 A 酸),CR 率为 42%～67%,以 FLAG＋IDA＋ATRA 方案最好。卡铂(或碳铂)是铂类第二代化合物,其肾与耳毒性比顺铂轻,与 VP-16、Ara-C 有协同作用,CR 率为 22%～64%,但毒性较大,应用时需非常谨慎。多采用 VP-16＋MTZ＋Ara-C(大剂量或中剂量)＋GM-CSF,CR 率 68%。难治性者长期存活率为 0,复发者 CR21 年仅 10%,而 Allo-HSCT 效果优于化疗,CR 后尽量争取异基因 HSCT。

五、急性早幼粒细胞白血病

急性早幼粒细胞白血病(acute promyelocytic leukemia,APL)是急性髓细胞白血病(AML)的特殊亚型。FAB 的形态学分型为 AML-M₃。在细胞遗传学上,APL 病者 95% 为 t(15;17)(q22;q21)相互易位,导致早幼粒白血病(PML)基因与维 A 酸受体(RARa)基因形成融合基因(PML/RARa)为特征。尚有 2%～5%少见的其他 RARa 基因的重排类型,分别是 t(11;17)(q23;q21)(PLZF/RARa)、t(11;17)(q13;q21)(NUMA/RARa)、t(5;17)(q35;q21)(NPM/RARa)和基因间染色体 DNA 缺失所形成的 Statb5-RARa 融合基因。共同的靶点是 RARa(对 ATRA 亲和力高),是一种功能蛋白,经不同途径产生病理效应,呈一"显性负癌基因",能显性灭活 RARa 和其他一些核受体的功能,与 ATRA 亲和力下降,降低了 RARa 调节靶基因表达的功能,阻止早幼粒细胞分化。这是 APL 发病及 ATRA 诱导分化效应的分子基础。伴 t(5;17)APL 对 ATRA 和三氧化二砷(ATO)敏感。PML-RARa 有两种融合转录本 S 型和 L 型,S 型预后比 L 型差。t(11;17)(q23;q21)对 ATRA 不敏感,ATO 耐药。t(5;17)(q35;q21)及 t(11;17)(q13;q21)对 ATRA 敏感。

(一)临床特点

1.严重出血倾向

发生率 72%～94%,致化疗前或化疗期死亡。出血主要是:①DIC:早幼粒细胞内颗粒含丰富促凝物质,大量异常早幼粒细胞死亡,释放出大量促凝物质引发 DIC;②纤溶亢进:FDP 持续升高,抗纤溶酶 α_2 水平下降,纤溶蛋白原及抗纤酶原半衰期缩短,AT-Ⅲ 水平正常;③合并严重血小板减少。

2.骨髓增生极度或明显活跃

异常早幼粒细胞≥40%或早幼粒:原粒>(3～4):1。典型 M_3 为多颗粒型,有 Auer 小体,核不规则。过氧化物酶、苏丹黑、非特异性酯酶染色阳性。M_{3a} 型发育较差,颗粒粗大,WBC 数比 M_{3b} 低,Hb 下降轻,平均寿命短;M_{3b} 发育相对较好,小颗粒,WBC 数较高,Hb 下降明显,生存期长。

3.染色体分析

90%～95%的患儿 t(15;17)(q22;q21),RARa/PML 融合基因 mR-NA[+]。

4.免疫分型

HLA-DR-、CD13[+]、CD33[+]、CD15[+]。

(二)治疗

APL 与治疗相关的生物学及临床特性:①APL 的白血病干细胞可能源于定型细胞而非造血干细胞;②白血病细胞对蒽环类药物高度敏感;③早幼粒细胞质含丰富的颗粒,奥氏小体,尤其化疗促发细胞溶解,可释放出大量促凝物质,诱发 DIC;④细胞遗传学异常,t(15;17)导致融合基因 PML/RARa 成为诱导分化的治疗靶点。

治疗原则:①特殊的抗白血病治疗:诱导分化+化疗;②支持治疗:逆转出凝血紊乱及维 A 酸综合征的早期治疗,以降低早期病死率。

1.支持治疗

一旦骨髓细胞形态学疑为 APL,应马上做急症处理。

(1)ATRA 治疗。

(2)出凝血疾病的治疗,直至出凝血紊乱的临床和实验室异常消失。

大量输入新鲜冰冻血浆或纤维蛋白原以维持纤维蛋白原水平高于 1.5g/L。

输注血小板,维持血小板数>(30～50)×10^9/L。

可试用低分子肝素及（或）抗纤溶治疗。

（3）维 A 酸综合征早期治疗。

2.诱导分化

APL 的分子靶向诱导分化和凋亡是靶向治疗的第一典范。ATRA 和 ATO 是目前最有效的诱导分化剂，以 ATRA/ATO/CT（化疗）治疗 APL 的 CR 率达 90%～94%。5 年 DFS 率＞90%。

（1）全反式维 A 酸（ATRA）：ATRA 是一种诱导分化剂，它在超生理浓度下与 PML-RARa 结合，激活其 AF_2（配基依赖）区，导致 RA 依赖的一些基因表达的激活，使得 PML-RARa 能像 RARa 那样调节靶基因表达，恢复了早幼粒细胞向成熟粒细胞分化进入凋亡，恢复正常造血达 CR。

剂量及方法：ATRA25mg/（m^2·d）（儿童）～45mg/（m^2·d）（成人），30～60d 获 CR，CR 率为 84%～96%。单用 ATRA 复发率为 50%，5 年生存率为 14.7%。适用于原发或复发病例，化疗后 2 次以上复发者效果差。

服药后血常规变化特点：治疗中 WBC 先升高后恢复正常，平均比治疗前升高 20.2（1.2～566.5）倍，WBC 最高值达 $340×10^9$/L，峰值及恢复正常时间分别为用药后（16.94±13.39）d 和（24.13±16.32）d，BPC 恢复正常时间为（28.98±17.00）d，Hb 则为（35.1±17.8）d。

不良反应及处理。①维 A 酸综合征：开始治疗后 2～24d 发生。表现为发热、呼吸困难、体重增加、水肿、胸腔积液或心包积液及发作性低血压，胸片呈肺间质浸润。综合征晚期可致命。应早期出现症状和体征时立即处理，地塞米松（dexamethasone）10mg/次，每日 2 次（成人），直至症状完全消失。只有维 A 酸症状很严重或地塞米松疗效不好才停用 ATRA 或 ATO，症状消失后重新应用。②高白细胞综合征：＞80% 的患儿 WBC 升高，可发生白细胞淤滞危险，诱发脑出血、呼吸窘迫综合征和脏器梗死。加用羟基脲 30～40mg/（kg·d），每日 2 次或柔红霉素 25mg/（m^2·d）。③高颅压综合征（假性脑瘤）：颅内高压症状而无 CNSL 实验室证据。可予地塞米松、止痛剂、脱水剂及 ATRA 减量或暂时停用。④高组胺血症：患儿 1/3 的早幼粒细胞有嗜碱性颗粒，血组胺浓度升高，表现发热、潮红、心动过速、休克。此症少见，可予抗组胺药、多巴胺纠正休克。

（2）砷剂[三氧化二砷（As_2O_3），ATO]或硫化砷（As_4S_4）：As_2O_3 具有诱导分化、促进细胞凋亡作用。主要作用于 PML 蛋白组水平（TATR 作用于 RARa 的转录重构）。ATRA 可增加细胞膜砷通道的水平，允许更多的砷进入胞内。两药间无交叉耐药性。

As_2O_3 注射液：0.06～0.2mg/（kg·d），加 5% 的葡萄糖溶液（GS）300～500mL 稀释，成人每日 1 次，儿童按年龄酌减，连续 28d 为一疗程，间歇期为 1～2 周，2～3 个疗程，CR 后继续用 As_2O_3 巩固维持。CR 率为 85%～90%，CCR5 年（EFP）为 72.7%，OS 为 84%。未巩固者可复发，对复发、难治及 TARA 耐药者仍有 CR 率 80%。

不良反应：高白细胞综合征发生率约为 68%，有消化道症状、手足麻木、颜面及下肢水肿、皮肤色素沉着、肝肾功能损害，停药后可消失。无慢性砷中毒表现。

复方青黛片（又称白血康）：含青黛、太子参、丹参、雄黄等。复方青黛片（0.25g/片）：开始每次 5 片，每日口服 3 次，1 周后每次 10 片，每日 3 次。30d 以上显效，60d 判断疗效。达 CR

时间为28～60d,CR率为98.3%。外周血常规变化有规律性:治疗后17～31d,WBC不同程度上升,经7～24d后降至正常,BPC也有回升,半数患儿外周血早幼粒细胞有增加趋势,当WBC回降时则消失。无骨髓抑制。

不良反应:主要有上腹不适、腹胀、轻度腹泻,皮肤面部潮红、皮疹,可有GPT暂时升高等,可加用泼尼松治疗。

(3)ATO+ATRA联合治疗:ATO 0.16mg/(kg·d),iv,至CR;ATRA 25mg/(m²·d),PO至CR。有报告单用ATRA/ATO非化疗方案。

ATO/ATRA直接作用于PML/RARa融合蛋白,诱导蛋白降解,两者有协同效应,诱导分化、凋亡,大幅度降低白血病负荷。

3.化疗

APL细胞对蒽环类药物及吖啶类药物高度敏感,在诱导分化,巩固治疗及维持治疗时可与诱导分化剂联用或交替使用。诱导治疗期应避免强化疗诱发、加重DIC出血。

柔红霉素(或DIA):25～60mg/(m²·d),于诱导缓解期及巩固期应用。阿糖胞苷(Ara-C)应用于APL仍有争议,仅在高危组的巩固治疗或CNSL时应用中剂量Ara-C[1g/(m²·d)×4]。加入中、大剂量Ara-C可提高透过血屏障的药物水平。

4.靶向治疗新药

(1)人源化抗CD33单克隆抗体,几乎100%的APL患儿可检出高密度CD33分化抗原表达。有报告吉妥珠单抗奥佐米星(抗CD33单抗)单用2次,分子学缓解率为81.8%,3次达100%。

(2)FLT3抑制剂:25%～45%的APL病者可检出FLT3基因突变,正研究FLT3抑制剂。

5.中枢神经系统复发处理

APL患儿中枢神经系统(CNS)复发少见,约1%。WBC计数升高是独立危险因素。WBC数<10×10⁹/L无须CNS预防。白细胞增多症患儿CNS复发率<5%,其CNS预防应于缓解期进行。

6.APL复发患儿挽救治疗

(1)ATO(或白血康口服)或与标准化疗联合,或HSCT。

(2)ATRA+化疗再诱导治疗(一般高剂量Ara-C),再做巩固化疗/HSCT(MRD阴性可做自体HSCT,非分子学缓解者做异基因HSCT)。

六、急性混合细胞型白血病

急性混合细胞型白血病(acute mixed lineage leukemia,AMLL),是急性白血病中髓细胞系和淋巴细胞系共同累及的一组疾病。儿童AMLL占AL的6.9%～20%。

(一)分型

AMLL常见以髓系和淋巴系混合为主。按照细胞来源与表达的不同,可将AMLL分为以下四个类型。

1.双表型(biphenotypic)白血病

白血病细胞比较均一,骨髓内白血病细胞同时表达髓细胞系和淋巴细胞系特征,也称嵌合体(chimeric)。

2.双克隆型(biclonal)白血病

白血病细胞不均一,一部分表达髓细胞系特征,另一部分表达淋巴细胞系特征,两者分别来源于各自的多能干细胞,并限定只有两种细胞并存,可同时发生或在 6 个月内相继发生,才属此型。

3.双系列型(bilineage)白血病

与双克隆型相似,但这两部分白血病细胞来自同一多能干细胞,亦称镶嵌型(mosaic)。

4.细胞系转变型

一种白血病经化疗后未获缓解或缓解后复发转变为另一种白血病;或初治诊断为双克隆型白血病,治疗后显性克隆消失而出现其他克隆,即克隆扩展或克隆选择。多由于内源性刺激以及化疗或其他治疗药物,直接影响细胞的分化,以致发生细胞系转化。多在病程 6 个月以上发生转变。

(二)发病机制

AMLL 的发生机制尚未完全清楚,目前有两种推论。

1.致白血病因素引起表达髓系、淋巴细胞系抗原的正常多能干细胞产生同时表达两系抗原的白血病细胞克隆。在 AMLL 中,CD34、HLA-DR 等早期非特异性抗原高表达,支持白血病细胞起源于较早阶段的多能干细胞,这些恶性干细胞生长和分化的异常使白血病细胞具有多系列的表现型和基因型,从而在免疫学上呈现多系列抗原阳性混合存在的情况。

2.髓系或淋巴细胞系干细胞基因错排,产生双表型白血病细胞。从治疗和预后角度,儿童 AMLL 可分为 2 个亚型:①粒系相关抗原阳性的急性淋巴细胞白血病(My^+ ALL);ALL 表达 2 种或 2 种以上的粒系相关抗原。My^+ ALL 在小儿中约占 16%,婴儿高达 49%,小儿淋巴系标志多为 B 系。此类白血病完全缓解和生存时间均明显低于 My^- ALL 患儿。②淋巴细胞相关抗原阳性急性粒细胞白血病(Ly^+ AML):AML 表达两种或两种以上淋巴细胞系相关抗原。

(三)临床特点

1.临床表现

发病时白细胞数较高,贫血明显,骨痛、肝脾淋巴结肿大、中枢神经系统和肾脏浸润多见,有 T 系表达时多有纵隔浸润。

2.血液学特征

(1)外周血白细胞明显升高,大部分超过 $100\times10^9/L$;外周血原始细胞比例高达 85% 以上,其细胞特征类似 $FAB-L_1$ 细胞和原始粒细胞,有时可有部分白血病细胞介于 I 型原始髓细胞与 $FAB-L_2$ 型细胞之间。在高白细胞的 AMLL 中,有相当部分细胞形态变异较多,往往具有慢性粒细胞白血病的背景特征,这部分细胞常 ph^+,并有个别病例在慢粒急变时发展为单核细胞增多的急性混合性白血病。

(2)中度正色素性正细胞性贫血,10%出现重度贫血。在患儿临床表现有不同程度的出血时,外周血网织细胞和嗜多色性红细胞会轻度升高,并可出现少量幼红细胞。

(3)初期诊断时 50%的病例血小板降低或降低不明显,一般$(50\sim80)\times10^9/L$。无论血小板数正常与否,血小板聚集率均下降。

（4）骨髓涂片所见髓系特征的白血病细胞类似 I 型原始细胞，为无颗粒的嗜碱性胞质，极细的染色质，并常有 2～4 个清晰的核仁；而淋巴系特征细胞类似 ALL-L$_1$ 型细胞，细胞偏小，直径 10～12μm，胞质少且呈浅蓝无颗粒，染色质粗糙，无明显核仁显示，而胞质比例较高；协同表达髓系和淋巴系特征的白血病细胞，其形态介于 ALL-L$_2$ 细胞与 II 型髓系原始细胞之间，胞体直径 12～14μum，胞质嗜碱性带少量嗜天青颗粒，核染色质较细致，核仁 1～2 个清晰可辨，核形类圆或轻度不规则；协同表达或分别表达 T、B 细胞特征的白血病细胞，其形态类似 ALL-L$_2$，白血病细胞绝大部分偏大，直径在 12～15μm，胞质浅蓝，可有少量嗜天青颗粒，核圆规则，染色质略粗，有 1～2 个清晰的核仁。

（5）通常具有髓系特征的白血病细胞 POX 呈阳性，并伴随有 SBB 和 ASDCE 的阳性；具淋巴系特征的白血病细胞 POX 阴性，SBB 阴性，PAS 反应阳性细胞不超过 20%；具 T 细胞特征的白血病细胞可呈 ACP 和 α-NBE 阳性。

3.免疫分型特点

细胞免疫标记检查是 AMLL 确诊的关键，在免疫标记技术应用以前，AMLL 与极微分化急性髓细胞白血病可能同列入未分化（未分类）白血病，占急性白血病的 20%。

（1）细胞膜和细胞质的免疫标记：髓系特征细胞大多呈泛髓标记，如 CD13、CD33 和 CD15 阳性，CD14 和 CD117 的阳性率不足 10%；淋巴系特征的白血病细胞可分 T、B 细胞：①T 细胞除胞质 CD3 阳性表达外，主要是泛 T 标记 CD2 和 CD5 阳性，以及早期 CD7 阳性；②B 细胞主要是泛 B 的 CD19 和 CD20 阳性，较早期的 B 细胞可呈非特异性的 CD10 阳性表达，CD7 阳性预后最差；对不同特征的 AMLL，上述标记也可在同一白血病细胞上呈阳性表达。

（2）细胞核标记：目前常用荧光探针对白血病的原始细胞或异常病理细胞做基因重排与核上标记的检测。对诊断 AMLL 比较有利的检查包括：①同一细胞具髓、淋两系特征的往往 TdT 阳性。②T 细胞特征的白血病原始细胞应有 TCR-γ 基因重排。③B 细胞特征的白血病原始细胞应有免疫球蛋白重链基因重排。④难以确定的 T、B 细胞白血病常常在 TCR-γ 基因重排的同时伴有 κ、λ 表达，或 TCR-β、TCR-γ 基因重排伴随有 IgH 基因重排。

4.细胞遗传学特征 60%～80% 的 AMLL 病例有染色体异常

（1）染色体数目异常：亚二倍体、超二倍体和部分染色体的三体性及单体性。

（2）染色体结构异常：最多是 t(9;11) 和 t(9;22)；其他常见的有 t(4;11)、t(11;17)、t(11;19)、t(6;9)、t(4;17) 及 inv(16) 和 t(15;17)。在 B 系和髓系（CD13 和 CD33）阴性时易发生 ph$^+$ 染色体；11q23 易位占 AMLL 的 40%，11q15 易位见于 MDS 转化的 AMLL。

（四）诊断标准

国内的标准如下。

1.证明有淋巴细胞系特征，以下 2 项有 1 项以上符合者：

（1）E-玫瑰花结阳性或 E 受体单抗阳性。

（2）胞质内或细胞表面膜 Ig 阳性。

或以下 3 项中有 2 项或 3 项符合者：

（1）细胞化学反应阳性（PAS，酸性磷酸酶或 TdT）。

（2）TCR。

（3）抗淋巴细胞单克隆抗体阳性。

2.证明有髓系细胞特征，以下两项中有一项或两项符合者：

（1）细胞化学（髓过氧化物酶、氰乙酸酯酶、非特异性酯酶）阳性。

（2）Auer 小体。

或符合以下 2 项者。

（1）苏丹黑反应阳性。

（2）抗髓细胞系单克隆抗体阳性。

（五）治疗

AMLL 患儿的疗效及预后均不佳，可能与下列因素有关：①患儿的 CD34、CD117、HLA-DR 阳性率较高，说明其细胞来源相对较早，对化疗敏感性差；②无成熟的治疗方案；③具有 ph$^+$ 染色体，11q23 等预后不良因素。一般化疗 CR 后应做 HSCT。

（1）Ly$^+$-AML 应以较强烈的 AML 化疗方案治疗。

（2）My$^+$-ALL 首先用抗 ALL 强化疗，如无 CR 可改用抗 AML 方案，或采取联合 AML/ALL 的化疗方案可获得较佳疗效。

（3）ph$^+$AMLL 应用伊马替尼（格列卫）治疗 CR 后应做 HSCT。

七、慢性粒细胞白血病

慢性粒细胞白血病（chronic myelogenous leukemia，CML）是一种起源于造血干细胞的恶性克隆性疾病。CML 发病的分子学基础是染色体异常即 t(9;22)(q34.1;q11.2)(ph 染色体)，易位导致 9 号染色体上的 c-ABL 原癌基因易位到 22 号染色体断裂点簇集区与 BCR 基因联结产生一种新的融合基因 BCR/ABL，编码 2104d 蛋白(P210)，可增加酪氨酸激酶活性和自动磷酸化能力，影响细胞内多个信号通路。正常的 ABL 是核内激酶，有肿瘤抑制物的功能，其活性在体内受到严格的控制，由于染色体易位使其功能受损，导致造血干细胞恶性转化。且认为 BCR/ABL 基因与 Bcl-2 基因一样具有抗细胞凋亡作用，从而导致正常造血干细胞增生、分化紊乱，产生 CML 细胞；BCR/ABL 蛋白还介导 CML 细胞对多种细胞毒类抗肿瘤药物的耐受性。

CML 加速或急变机制可能是：①BCR/ABL 融合基因导致 CML 干细胞基因组不稳定；②CML 干细胞对以 ABL 靶点治疗不敏感；③基因突变。CML 急变常伴 p53 突变。超倍体者与急粒变有关，亚倍体或假二倍体与急淋变有关。也可见其他染色体易位：t(7;11)、t(15;17) 或 t(11;14)。

小儿 CML 占儿童白血病的 2%～7%。起病后 1～4 年内 70% 的患儿发生急变呈 AL 表现，预后差，自然病程 3 年，放化疗后生存期为 1～10 年（平均 3～4 年）。

（一）临床表现

1.全身症状

起病慢，乏力，眩晕，多汗，食欲减退，消瘦，重者苍白，心悸，低热等。

2.肝脾大

以脾大为主，半数呈巨脾，轻度肝大。脾大与髓外造血有关，常与白细胞数成正比，可随病情缓解、粒细胞减少而缩小，但转为急变时脾脏可急剧增大，严重者并有脾出血和脾破裂。

3.骨痛

胸骨常有压痛,与白细胞浸润有关。

4.中度淋巴结肿大(50％)

一般为轻度肿大,明显肿大提示预后不良。

5.眼底变化

常见眼底出血、眼底静脉充盈、扩张,为白细胞浸润所致。

6.压迫症状

小胃综合征(巨脾压迫)、上腔静脉阻塞综合征及胸腔积液等。

7.其他

绿色瘤、中枢神经系统白血病等髓外浸润发生于进展期。白细胞和血小板显著升高可致阴茎勃起。

(二)实验室检查

(1)血常规:随病程进展呈正色素正细胞性贫血,Hb＞105g/L者急变可能性小。白细胞数为$(100\sim800)\times10^9$/L,也可＞1000×10^9/L,各阶段中性粒细胞均明显增多(多样化),原粒＋早幼粒0.20,以中性晚幼粒及杆状核为主,易见嗜酸性、嗜碱性粒细胞。1/2的病例血小板增多,可超过$(900\sim1000)\times10^9$/L。

(2)骨髓象:骨髓颗粒增多、黏稠、涂片困难,有时"干抽"。增生极度活跃,以粒细胞系为主,形态与外周血相似,原粒＜0.1,原粒＋早幼粒＞0.2或0.3,有核浆发育不平衡现象;慢性期原粒＋早幼粒＜0.1。嗜碱性、嗜酸性粒细胞增加。红细胞系相对减少,巨核细胞增多,小巨核细胞多见,血小板成堆。加速期嗜碱性粒细胞增加可超过20％。晚期红细胞系、巨核系明显抑制。骨髓活检各系细胞增生旺盛,在疾病过程中有不同程度的骨髓纤维化。

(3)中性粒细胞碱性磷酸酶(NAP)积分降低,伴感染或缓解时可上升。

(4)血清及尿中尿酸含量升高。

(5)血清维生素B_1,含量明显升高,LDH升高,血清及白细胞内锌含量低、镁含量高。

(6)细胞遗传学检查示90％以上的患儿伴有ph+染色体,分带技术显示t(9;22)(q34.1;q11.2)。

(7)分子生物学检测RT-PCR或FISH技术可检测BCR/ABL融合基因,RT-PCR可检出BCR-ABL融合基因转录体水平,用于CML诊断及治疗后监测微小残留病。

(8)免疫表型:慢性期CD15、CD11b明显升高。加速期、急变期CD34、CD33、HLA-DR明显高于正常。如为急淋变,则出现相应的淋系标志。

(三)临床分期

1.慢性期

(1)临床表现:无症状或有低热、乏力、多汗、体重减轻等症状。

(2)血常规:白细胞计数升高,主要为中性中、晚幼粒和杆状核细胞,原始细胞(Ⅰ型＋Ⅱ型)≤0.05～0.1,嗜酸性粒细胞和嗜碱性粒细胞增多,可有少量有核红细胞。

(3)骨髓象:增生明显至极度活跃,以粒系增生为主,中、晚幼粒和杆状核细胞增多,原始细胞(Ⅰ型＋Ⅱ型)≤0.1。

（4）ph 染色体阳性（BCR-ABL 融合基因）。

（5）CFU-GM 培养：集落和集簇较正常明显增加。

2.加速期

具下列的两项者，可考虑为本病。

（1）不明原因的发热、贫血、出血加重和（或）骨骼痛。

（2）脾脏进行性肿大。

（3）非药物引起的血小板进行性降低或升高。

（4）原始细胞（Ⅰ型＋Ⅱ型）在血中及（或）骨髓中＞0.1。

（5）外周血嗜碱性粒细胞＞0.2。

（6）骨髓中有显著的胶原纤维增多。

（7）出现 ph 以外的其他异常染色体。

（8）对传统的抗 CML 药无效。

（9）CFU-GM 增生和分化缺陷：集簇增多，集簇/集落比值升高。

3.急变期

具下列之一者可诊断为本期。

（1）原始细胞（Ⅰ型＋Ⅱ型）或原淋＋幼淋，或原单＋幼单在外周血或骨髓中＞0.2。

（2）外周血中原粒＋早幼粒＞0.3。

（3）骨髓中原粒＋早幼粒＞0.5。

（4）骨髓中原始细胞浸润。

此期临床症状、体征比加速期更恶化，CFU-GM 培养呈小簇生长或不长。急变细胞类型除常见急粒、急淋和急单变外，尚可见红白血病性急变，嗜碱性粒细胞急变，巨核细胞急变及网状细胞急变。可采用单克隆抗体进行免疫学分型检测以确定免疫学特征，有利于指导临床拟出治疗方案。

（四）鉴别诊断

1.骨髓纤维化

本病外周血有较多有核红细胞，泪滴状红细胞和碎片；骨髓穿刺"干抽"，骨髓象增生低下，活检为纤维组织增生，可与慢粒区别。

2.真性红细胞增多症

表现为多血质，三系增多，无幼稚细胞等，不同于 CML。

3.类白血病反应

常有原发病；贫血不明显，血小板数正常，中性粒细胞中毒颗粒，嗜碱性粒细胞不高；骨髓中一系增生，以成熟细胞为主；脏器浸润不明显；中性粒细胞碱性磷酸酶积分升高；无 ph 染色体，预后好等可与 CML 区别。

（五）治疗

治疗目标：①使白细胞数降至正常水平达到血液学缓解；②降低直至消除 ph 染色体达到细胞遗传学缓解和分子生物学缓解（即 BCR/ABL 融合基因转阴率）；③小儿 CML 经上述治疗 CR 后做 HSCT 达到治愈。

伊马替尼是一种特异的针对 BCR-ABL 酪氨酸激酶的靶向治疗药物,可使慢性期甚至加速期患儿获得细胞遗传学的显著缓解;α-干扰素治疗能使慢性期患儿达到部分细胞遗传学缓解。但由于伊马替尼治疗 CML 时不宜停药,停药后大部分患儿容易复发,因此,Allo-HSCT 仍是目前治愈小儿 CML 患儿的唯一措施,也是 CML 初诊患儿的一线治疗选择之一,有合适供体的患儿,应于慢性期早期接受异体造血干细胞移植。目前,国外已将伊马替尼或异基因造血干细胞移植作为成人 CML 慢性期患儿的首选治疗。

1.伊马替尼

伊马替尼亦称格列卫,或 STI-571(signal transduction inhibitor-571),是一种 BCR-ABL 融合基因酪氨酸激酶的竞争性抑制剂。新确诊的 CML 慢性期患儿采用 STI-571 作为一线治疗在血液学和细胞遗传学疗效、治疗耐受性、向加速期及急变期转化的可能性等方面均好于干扰素+小剂量阿糖胞苷。STI-571 现已替代干扰素成为各期 CML 患儿的标准首选药物治疗。伊马替尼用于儿童 ph 阳性的 CML 以下情况:①骨髓移植后复发;②INF 治疗失败;③加速期 CML。成人 CML 慢性期伊马替尼的推荐剂量为 400mg/d。儿童耐受剂量为 260~570mg/(m^2·d),一般剂量为 260~340mg/(m^2·d)。一般用药 1~2 周后白细胞下降,然后血小板下降,绝大部分患儿 3 个月达到 CR。伊马替尼治疗期间应定期进行全血细胞计数和白细胞分类、细胞遗传学和定量 RT-PCR 监测,如出现以下情况则考虑将剂量从 400mg/d 加至 600mg/d,或从 600mg/d 加至 800mg/d:①疾病进展;②3 个月后仍未获得完全血液学缓解;③6 个月仍未获得主要细胞遗传学缓解;④12 个月仍未获得完全细胞遗传学缓解;⑤先前已获得的血液学或细胞遗传学缓解丧失。应用伊马替尼治疗获得 CCR 后,应该继续治疗并且监测 BCR-ABL,以防复发。BCR/ABL 融合基因转录水平的动态变化评估疗效及复发风险:伊马替尼治疗 12 个月后转录水平下降>3log 者,其后 12 个月无病生存率达 100%,下降<3log 者仅 95%,若升高 2 倍以上提示对伊马替尼耐药。原发性血液学耐药发生率约为 5%,慢性期 CML 患儿更常见的是细胞遗传学耐药,其发生率约为 15%。伊马替尼耐药的机制主要有 BCR/ABL 依赖性耐药(主要是 BCR-ABL 激酶区突变,占耐药患儿的 50%~90%,其次是 BCR-ABL 过表达,约占耐药患儿的 10%)和 BCR-ABL 非依赖性耐药。克服伊马替尼耐药的主要策略有:加大伊马替尼用药剂量(800mg/d)、使用新的 ABL 抑制剂、使用下调 BCR-ABL 蛋白的药物以及联合使用其他信号转导抑制剂(如法尼基抑制剂)等。伊马替尼治疗的主要不良反应有骨髓抑制、恶心、肌肉痉挛、骨骼疼痛、关节痛、皮疹、腹泻、水肿、体液潴留和肝功能受损等。伊马替尼治疗 CML 效果显著,安全性高,但需长期坚持服药,费用高昂,而且急变期患儿多数出现耐药而失效,只能延长患儿的生存期,并不能最终治愈。

2.传统药物治疗

(1)干扰素:干扰素是慢性期 CML 的二线用药。其作用机制可能是直接抑制白血病细胞增生,间接增强非特异性抗白血病性细胞介导的免疫反应。

(2)白消安:白消安是第一个广泛应用于 CMI 治疗的化疗药物。常用剂量为 5~8mg/(m^2·d)分次口服。服药后 7~14d WBC 数开始下降,WBC 降至(10~15)×10^9/L 时逐渐减量,至 1~2mg/d 或每周 2~3 次,维持 WBC 降至(5~10)×10^9/L,3~4 周可 CR。约 95% 的慢性期患儿有效,白细胞计数下降、脾缩小、血细胞比容升高、一般状况恢复正常。白消安治疗不能使 ph 染色体消失,其目的是控制慢性期,减少病死率。严重的不良反应有骨髓抑制、肺间质纤维化、心内膜纤维化、白内障、皮肤色素沉着、停经、睾丸萎缩等。移植前接受过白消安治疗对患儿移植后生存有不良影响,目前已少用于临床。

(3)羟基脲:羟基脲(HU)优于白消安(BU),其中位生存期 HU 组明显好于 BU 组(分别为 58 个月和 45 个月),5 年生存率分别为 44%和 32%。依白细胞计数,起始剂量为 30～45mg/(kg·d),口服 2 周后 WBC 明显下降,4～6 周达 CR,调整用量;维持白细胞在 2.0～5.0×10^9/L 水平。HU 毒性小于 BU,主要不良反应为:恶心、呕吐、腹泻、黏膜溃疡、皮肤潮红等,应用 HU 不影响造血干细胞移植或干扰素的疗效。无细胞遗传学效应,HU 不能阻止 CML 急变,对加速期 CML 疗效差,急变期 CML 基本无效。

3.异基因造血干细胞移植

异基因造血干细胞移植(Allo-HSCT)仍是目前可望治愈 CML 的有效手段,也是小儿 CML 初诊患儿的一线治疗首选。

推荐患儿在获得血液学缓解后接受 Allo-HSCT。影响疗效的因素有患儿年龄、疾病阶段和诊断至移植的时间,移植前治疗、预处理方案等。诊断至移植的时间在 1～2 年的疗效好于超过 2 年。

(六)CML 治疗的选择

美国国家综合癌症网络(National Comprehensive Cancer Network,NCCN)2006 年版 CML 治疗指南如下。

(1)确诊慢性期 CML→进行 HLA 配型→找到 HLA 相合的供体→HSCT。

没有 HLA 相合供体或考虑延迟移植→伊马替尼。

(2)伊马替尼使用 3 个月后进行血液学评估→缓解→继续使用伊马替尼。

未缓解→患儿能耐受,伊马替尼剂量加大。

改用干扰素±Ara-C。

(3)伊马替尼使用 6 个月后进行包括细胞遗传学在内的评估有细胞遗传学疗效→维持原剂量,若患儿能耐受可将伊马替尼加大至 600～800mg/d;无细胞遗传学疗效→将伊马替尼剂量加大至 600～800mg/d(如能耐受)。

改用干扰素±Ara-C。

进行 HSCT。

(4)伊马替尼使用 12 个月后进行包括细胞遗传学在内的评估

获完全细胞遗传学缓解→继续使用伊马替尼。

获部分细胞遗传学缓解→伊马替尼剂量加大至 600～800mg/d(如能耐受)。①继续使用相同剂量或进行 HSCT。②进入临床试验。

轻度或无细胞遗传学疗效→进入临床试验。①进行 HSCT。②继续使用伊马替尼维持血液学缓解。

(七)加速期和急变期的治疗

一旦进入加速期或急变期应按急性白血病治疗,在加速期行骨髓移植仍有 15%～25%的患儿可长期无病生存,急变期骨髓移植疗效很差。

急变期的化疗方案根据急变类型而定,急粒变选用急性粒细胞白血病的联合化疗方案,其中大剂量 Ara-C 加米托蒽醌疗效似较好,IFN-α 治疗有效率仅 20%～30%。急淋变按照急性淋巴细胞白血病的治疗方案有 30%～40%的患儿可获缓解,但持续时间短,中数缓解期约为 4 个月。

(八)血液学缓解标准

1.完全缓解

(1)临床症状、体征消失,脾脏肿大消退。

(2)外周血 WBC 计数<10×10⁹/L,分类无中幼粒、早幼粒或原始细胞。

(3)血小板计数正常并<450×10⁹/L,Hb>100g/L。

(4)骨髓象正常。

2.部分缓解

(1)临床症状、血常规或骨髓象至少有一项未达完全缓解标准,外周血 WBC 计数<20×10⁹/L 或降至治疗前 50%,但分类存在幼稚粒细胞。

(2)血小板计数少于治疗前 50%,但>450×10⁹/L。

(3)脾脏肿大小于治疗前的 50%,但未完全消退。

3.未缓解

临床症状、血常规或骨髓象均未达完全缓解标准。

八、骨髓增生异常综合征

骨髓增生异常综合征(myelodysplastic syndrome,MDS)是一组起源于骨髓造血干细胞的异质性克隆性疾患。主要特征无效病态造血和高危演变为急性白血病。本病多见于老年人,中位发病年龄为 70 岁,男性多见。小儿少见,占 14 岁以下血液系统肿瘤比例 5%～9%。婴幼儿发病率高于年长儿童。原发 MDS 病因未明,可能的病因包括病毒性肝炎、苯暴露、吸烟、接触某些农药或溶剂以及家族血液系统肿瘤史等。

近年研究发现 50%以上 MDS 有染色体核型异常(主要有－5、5q⁻、－7、＋8、－11、20q 等),由于染色体缺失、易位等改变,引起癌基因的异常表达。发生早期 ras 基因突变占 30%～53%(在 JMML 中达 85%),选择性对 ras 依赖的信号传导通路下调失活导致对 GM-CSF 高敏感,易发展为白血病。在 RARS-T 和一些伴有血小板增多的 5q⁻ 患儿中发现活化的 JAK2。还有 p53 突变,fms 癌基因点突变,C-myc 和 bcl-2 表达异常,C-myb、C-abc 和 C-ets 基因过度表达以及 c-erbA 和 c-erbB 基因的重排,转录因子 AML1(RUNX1)突变等均可造成 MDS 细胞凋亡紊乱及病程演变。

总之,MDS 的发病为多步骤性,大部分(89%以上)向白血病演变(时间 1 个月～15 年),其中主要为 AML,少数为 ALL。而另一部分失去分化能力最终发展为进行性血细胞减少。

(一)临床表现

(1)贫血为主要症状,半数有不同程度出血(血小板可正常)及(或)发热,或仅有出血、发热而无贫血表现。

(2)轻～重度肝和(或)脾大(占 3/4),少数有淋巴结肿大或骨痛等。

(3)常伴有体质性异常(有相应临床表现)。

(二)实验室检查

1.血常规

全血细胞减少(约占 26%),或一、二系血细胞减少。可出现巨大红细胞,异形、有核红细胞,红细胞多嗜性、点彩、Howell-Jolly 小体;白细胞可增多,核左移或分叶过多,Dohle 畸形、Pelger-Huet 核畸形、双核,胞质颗粒过多或过少、空泡,单核细胞或淋巴细胞增多,可见原始或幼稚细胞、巨型或异形血小板、小巨核细胞。

2.骨髓象

正常或低下,呈两系以上血细胞的病态造血。红细胞系增生亢进,少数降低,可见核畸形、核碎裂、出芽、核间桥接、多核及巨幼样变,幼稚型增多;粒系增生活跃或低下,单核样变,成熟障碍,核浆发育紊乱,双核、畸形,巨幼样变,原粒+早幼粒增加可达 5%~30%;巨核细胞增多或正常、减少,小巨核(小淋巴样、多个小圆核)增多,大单个核、巨核或双核,产血小板少。骨髓活检时,可见造血细胞定位紊乱,进展的 MDS 在骨髓中央远离血管结构和骨小梁的内膜表面可见到幼稚细胞簇(3~5 个细胞)或幼稚细胞丛(>5 个细胞)。

3.细胞组织化学检查

中性粒细胞的过氧化物酶、氯酰酯酶、碱性磷酸酶均可降低,中性粒细胞 PAS 反应呈粗大颗粒,单核细胞非特异性酯酶,酸性磷酸酶降低;铁粒幼红细胞增加,可见环形铁粒幼红细胞;巨核细胞 DNA 含量异常,铁沉着、多糖沉着。

4.血小板功能异常

血小板数正常而有出血(约占 1/3),BT 延长,血小板凝集试验异常(主要对肾上腺素和胶原的凝集异常)。

5.细胞遗传学改变

应用高分辨分带技术,50% 的 MDS 有染色体异常,最多见的是染色体数目的增减,其中一半为 5q$^-$、-7、+21 和 +8,其他少见核型异常尚有 11q$^-$、12p$^-$、20q$^-$ 等。核型异常与预后相关,核型近于正常者预后较佳,核型全部异常者转化为白血病的可能性为 80%。

6.祖细胞体外培养

MDS 常见祖细胞生长不良,也因 MDS 的亚型不同而有所区别。RA 和 RARS 的 CFU-GM 可表现为正常生长,但若表现 CFU-GM、CFU-MK、CFU-E 和 CFU-Mix 集落形成低或阙如、无生长型和丛落比明显升高型均为白血病前期生长型,提示预后不良。

7.其他

HbF 增加或有 HbH,红细胞抗原异常(i 增加,A、B、H 减少),尿溶菌酶可增加,红细胞 PK,谷胱甘肽还原酶和乙酰胆碱酯酶活性低下,胸苷三磷酸和精氨酸酶活性升高。

(三)儿童 MDS 特点

(1)小儿 MDS 少见,婴幼儿显著高于年长儿童。

(2)儿童 MDS 约 1/3 继发于遗传性/获得性疾病及治疗相关性 MDS,如 Kostmann 综合征、Shwachman 综合征等。Down 综合征相关 MDS 占小儿 MDS 的 20%~25%,其与 Down 综合征相关髓性白血病具相同的独特生物学特性,应与其他小儿 MDS 相区别。

(3)儿童 MDS 中 RARS 及 5q$^-$ 相当少见。

（4）难治性血细胞减少（RC）：儿童 MDS 较成人更常观察到骨髓细胞减少，且单纯贫血少见，多伴全血细胞持续降低，谓之小儿难治性血细胞减少（refractory cytopenia of children，RCC），占小儿 MDS 的 50%。骨髓穿刺涂片应见 2 系以上的病态造血表现，若仅有一系改变，异常细胞应＞10%；无环状铁粒幼细胞；小巨核细胞强烈提示 RC。骨髓中原始细胞＜5%，外周血＜2%。多数 RC 核型正常，异常核型多见 7 号染色单体。

（5）儿童 MDS 可转化为 ALL 临床特点为短暂的骨髓增生低下（再障）期→自发缓解期→ALL 期：①再障期患儿表现为贫血、感染，偶尔也可有出血倾向；肝、脾、淋巴结不大；②外周血红细胞及白细胞减少，血小板减少不明显；③骨髓增生降低；活检常增生活跃；骨髓网硬蛋白增加，巨核细胞和淋巴细胞增多常误诊为再障。持续 6～30d，可自发或糖皮质激素治疗获临床和血液学完全缓解（缓解期）。持续 1～9 个月，呈现典型 ALL 的临床和血液学表现，常为 ALL-L$_1$ 型。Pre-ALL 转化 ALL 的临床表现、对治疗的反应及预后与原发性 ALL 无明显差异。

（四）鉴别诊断

MDS 的诊断应排除能引起骨髓增生异常的非克隆性疾病，骨髓细胞形态学与 MDS 有相似之处。儿童继发性 MDS 主要见于：①先天性骨髓衰竭综合征（如 Fanconi 贫血、Kostmann 综合征.Shwachman-Diamond 综合征、Blackfan-Diamond 贫血、家族性 MDS）；②放（化）疗可导致严重骨髓再生障碍；③中毒（重金属暴露、砷剂）；④营养性因素（如维生素 B$_{12}$ 缺乏、叶酸缺乏）；⑤微小病毒 B。感染可造成幼红细胞减少伴巨幼红细胞；⑥某些药物的使用，如磺胺甲噁唑可引起似 MDS 的中性粒细胞核碎裂增加，MMF 也可致幼红细胞减少，G-CSF 可导致明显的中性粒细胞颗粒增多及核碎裂增多。继发性 MDS 诊断分型标准同原发性 MDS，但应注明继发于何种情况。

应特别注意低增生性 MDS 与 AA 的鉴别，获得性 AA 的骨髓几乎仅见散在的髓系细胞，无未成熟红细胞组成的细胞岛，元病态造血，无小巨核细胞。免疫治疗前 AA 不见巨幼红细胞。骨髓活检有巨核系异常造血、ALIP 现象和网状纤维增生可除外再障。对一时难以确诊的病例应追查临床和各种指标的变化，有条件者可参考细胞遗传学和骨髓祖细胞体外培养的改变，以求明确诊断。

（五）治疗

应依照发病机制、分型、无效造血程度、转化为 AL 的可能性及预后等进行综合分析，制订个体化的治疗方案。小儿 MDS 应采取更积极的治疗策略，以求清除异常克隆，治愈疾病。

1.支持治疗

目的是提高生存质量，减少并发症的发生。

（1）造血生长因子：常用的造血生长因子有 EPO、GM-CSF、G-CSF、IL-11JIL-3 等。

①EPO：40000～60000U/W 皮下注射，对血清 EPO 水平＜500U/L 及 RA 患儿效果更好。若 2～3 个月内 Hb 提高不足 1.5g/L，或对输血依赖无改善，应停止用药。达依泊汀 α（darbepoetin α）是长效 EPO 类似物，其半衰期为标准 EPO 的 3 倍，成人剂量为 150～300（xg/W。②严重中性粒细胞减少和严重感染的患儿可间歇给予 GM-CSF 或 G-CSF，75%～90% 的患儿有效。EPO 与 GM-CSF 或 G-CSF 3～5μg/(kg·d)，每周联合给药 3d 有明显协同作用。

③IL-3:250～500ug/(kg・d),15d 为 1 疗程,共 3 疗程。

(2)去铁治疗:低危和(或)中危 MDS,血清铁蛋白＞1500μg/L 者去铁治疗,血清铁蛋白浓度＜1000μg/L 停药。

(3)成分输血,防治感染。

2.免疫抑制剂治疗

对于低危 MDS,HLA-DR15(+)、骨髓增生降低、无染色体核型异常、存在有 PNH 克隆与红细胞输注时间＜2 年的患儿,可采用似再障的免疫抑制剂治疗。CsA 可抑制 MDS 向 AML 进展,疗效与骨髓增生程度无关,对于 RA 治疗效果较佳。抗胸腺细胞球蛋白(ATG)或抗淋巴细胞球蛋白(ALG)与 CsA 联合治疗,可提高单药用药疗效。

3.免疫调节治疗

雷利度胺(lenalidomide,Revlimid)为沙利度胺的类似物,其抗肿瘤、促进红细胞生成及免疫调节作用比沙利度胺更强,且无沙利度胺的神经毒性与致畸性。雷利度胺可使伴 5q⁻ 染色体异常的输血依赖性低危和中低危 MDS 患儿获得细胞遗传学缓解或改善。对非 5q⁻ MDS、治疗相关 MDS 及 5q⁻ AML 也有效。起始剂量为 10mg/d,据血常规调节剂量。

4.DNA 甲基化抑制剂和 HDAC 抑制剂

DNA 甲基转移酶抑制剂 5-氮杂胞苷(5-azacytidine)与 5-氮-2-脱氧胞苷(地西他滨,5-aza-2-deoxycytidine,dectitabine)可显著提高 MDS 患儿的生活质量,推迟进展为白血病的时间及死亡时间。儿童患儿少用。

5.化疗

对于高危 MDS 采用细胞毒性化疗药物清除 MDS 恶性单克隆,恢复正常多克隆造血。该治疗常可获得诱导缓解,但长期缓解率极低,EFS 0～30％。根据化疗药物剂量不同分为两类:标准剂量或大剂量强化疗和小剂量化疗。

(1)强化疗方案可采用中大剂量阿糖胞苷(Ara-C)、伊达比星(idarubicin,IDA,去甲氧柔红霉素)、氟达拉滨、托泊替康(topotecan)、VP-16 等,根据个体化原则采用合适的剂量,用药联合,以降低早期病死率而不影响缓解率和生存率。

(2)小剂量化疗主要用于机体状况较差以及并发严重心、肺疾病等不适用强化疗的患儿。小剂量 Ara-C 联合其他药物较多,如 CAG 方案[Ara-C 10～20mg/m², 每 12h 1 次,d1～d14;阿克拉霉素 14mg/(m²・d),第 1～4d;G-CSF 200μg/(m²・d),第 1～14d]。

HSCT 前强化疗并不能提高生存率。

(六)儿童 MDS 的预后

小儿 MDS 发病相对急,病情变化快,预后不良,染色体异常发生率高,JMML、REAB 和 RAEB-T 相对较差,常较早发生骨髓衰竭或转化为急性白血病。染色体核型被认为是最重要的预后指标,儿童单体 7 的 RC 恶化的中位时间＜2 年,而 8 三体及其他核型病情可保持较长时间的稳定。此外,血清铁蛋白(SF)和 SLDH 的明显升高及伴嗜酸性粒细胞增多均为预后不良指标。

参考文献

[1]王显鹤.现代儿科疾病诊治与急症急救[M].北京:中国纺织出版社有限公司,2020.

[2]李霞.实用儿科学与儿童保健[M].北京:科学技术文献出版社,2020.

[3]徐纪荣.新编儿科学基础与临床实践[M].天津:天津科学技术出版社,2020.

[4]牟丽萍.儿科常见病诊断与治疗[M].北京:科学出版社,2020.

[5]郝菊美.现代儿科疾病诊疗[M].沈阳:沈阳出版社,2020.

[6]郭树贞.儿科学诊断与治疗要点[M].天津:天津科学技术出版社,2020.

[7]周春清.儿科疾病救治与保健[M].南昌:江西科学技术出版社,2020.

[8]张姣姣.实用儿科常见病临床诊疗[M].北京:科学技术文献出版社,2020.

[9]董玉珍.常见儿科疾病治疗精粹[M].哈尔滨:黑龙江科学技术出版社,2020.

[10]石晶,母得志,陈大鹏.新生儿疾病症状鉴别诊断学[M].北京:科学出版社,2020.

[11]车媛媛.儿科常见病诊断与治疗学[M].天津:天津科学技术出版社,2020.

[12]李倩.临床儿科常见病诊疗精要[M].北京:中国纺织出版社有限公司,2020.

[13]杜爱华.儿科诊疗技术与临床实践[M].北京:科学技术文献出版社,2020.

[14]于吉聪,夏盛帆,邹德阳,等.临床儿科诊疗进展[M].哈尔滨:黑龙江科学技术出版社,2020.

[15]王娇.新生儿常见疾病诊疗学[M].北京:中国纺织出版社有限公司,2019.